Doen wat werkt!

DOEN WAT WERKT!

Effectieve gezondheidsvoorlichting aan groepen door verpleegkundigen

M. van der Burgt

E. van Mechelen-Gevers

Bohn Stafleu Van Loghum
Houten 2004

© 2004 Bohn Stafleu Van Loghum, Houten
Alle rechten voorbehouden. Niets uit deze uitgave mag worden verveelvoudigd, opgeslagen in een geautomatiseerd gegevensbestand, of openbaar gemaakt, in enige vorm of op enige wijze, hetzij elektronisch, mechanisch, door fotokopieën, opnamen, of enig andere manier, zonder voorafgaande schriftelijke toestemming van de uitgever.
Voor zover het maken van kopieën uit deze uitgave is toegestaan op grond van artikel 16b Auteurswet 1912 j° het Besluit van 20 juni 1974, Stb. 351, zoals gewijzigd bij Besluit van 23 augustus 1985, Stb. 471 en artikel 17 Auteurswet 1912, dient men de daarvoor wettelijk verschuldigde vergoedingen te voldoen aan de Stichting Reprorecht (Postbus 3060, 2130 KB Hoofddorp).
Voor het overnemen van (een) gedeelte(n) uit deze uitgave in bloemlezingen, readers en andere compilatiewerken (artikel 16 Auteurswet 1912) dient men zich tot de uitgever te wenden.

ISBN 90 313 4255 6
NUR 897

Vormgeving omslag en binnenwerk:
Bottenheft, Marijenkampen

Bohn Stafleu Van Loghum

Het Spoor 2

Postbus 246

3990 GA Houten

www.bsl.nl

Distributeur voor België:

Standaard Uitgeverij

Belgiëlei 147^a

2018 Antwerpen

www.standaarduitgeverij.be

Inhoudsopgave

Een woord van dank   7

Inleiding   9

1   Gezondheid en gedrag   11
2   Opzetten van een voorlichtingsbijeenkomst   39
3   Werken met een groep   81
4   Praktische voorbereiding en uitvoering van een voorlichtingsbijeenkomst   109
5   Lokale en regionale projecten: het voortraject   141
6   Lokale en regionale projecten: ontwerpen en uitvoeren   163
7   Rol van verpleegkundigen in gezondheidsvoorlichting   193
8   Professioneel kader   215

Verklarende woordenlijst   231

Bijlagen   239

1   Checklist 'Verzoek om een voorlichtingsprogramma voor een groep te verzorgen'   241
2   Checklist 'Verzoek om een voorlichtingsbijeenkomst op te zetten en/of uit te voeren voor een bestaande groep'   245
3   Pretest (beknopt)   249
4   Evaluatieformulier van een bijeenkomst   253
5   Evaluatieformulier van een cursus   257
6   Open dag (open huis)   261
7   Stand   263
8   Persbericht voor een cursus voor mensen met chronische klachten   267
9   Adressen   269

Literatuur   273

Register   279

Over de auteurs   283

Een woord van dank

De verpleegkundige praktijk is divers en verschilt per werkveld en specifieke functie. Daarom laten we in het boek veel professionals zelf aan het woord. Zonder de vele ervaringen van verpleegkundigen en andere professionals in de praktijk zou het boek minder praktische handvatten bieden. Zij hebben ons deelgenoot gemaakt van hun ervaringen. Daar willen we hen voor bedanken: Monique Abbekerk, Elly Bezembinder, Hera Borst, Ingrid Brokx, Annet van Gennep, Paula Hansma, Arianne Hazebroek, Gerry Hoeks, Wilma Huiszoon, Jeanne Kastelein, Jacqueline Kolk, Anja Koornstra, Marijke van de Loo, Katrien Lucassen, Marleen van Neerven, Gerard Peeters, Tamara Raaymakers, Geeta Ramsaransing, Petra Salden, Anky Theelen, Nelly Vermeltfoort, Jolanda Vervloed, Christel Vos en Stefan Wigger. Zij laten gezondheidsvoorlichting aan groepen in de praktijk zien. Mede dankzij hun inbreng vinden verpleegkundigen in dit boek informatie op maat.

Tot slot bedanken we Berty Terra van Fontys Hogeschool Eindhoven voor haar bijdrage aan interviews, haar kritische blik en de waardevolle tekstadviezen over communicatie.

MARIEKE VAN DER BURGT
ELS VAN MECHELEN-GEVERS

Najaar 2003

Inleiding

Doen wat werkt! biedt praktische informatie over gezondheidsvoorlichting aan groepen door verpleegkundigen. In dit boek richten we ons op verpleegkundigen die gezondheidsvoorlichting geven; vaak zijn zij ook betrokken bij de ontwikkeling ervan. Er komen veel onderwerpen aan bod, zoals (preventie van) hart- en vaatziekten, depressie, opvoedingsproblemen, omgaan met astma, COPD en reuma, veiligheid, medicijngebruik, beweging, voeding en ondersteuning van mantelzorgers. Alcoholgebruik en roken vallen buiten het bestek van dit boek, omdat de verslavingsdimensie niet tot zijn recht zou komen.

Het accent ligt op voorlichtingssituaties die verpleegkundigen (vrijwel) allemaal tegenkomen. Ook wanneer zij de gezondheidsvoorlichting niet zelf opzetten, is het belangrijk te weten hoe deze totstandkomt. De verpleegkundige is immers een schakel in de keten van ontwikkeling, uitvoering, evaluatie en bijstelling. Daarom komt in dit boek de systematiek van voorlichting aan de orde, vanaf het begin (een gezondheidsprobleem) tot en met de evaluatie van een voorlichtingsproject. Grootschalige projecten en landelijke campagnes komen aan bod vanuit de vraag 'Hoe kan ik daarbij aansluiten?'.

Doen wat werkt! gaat uit van de competentie waarover de verpleegkundige beschikt om gezondheidsvoorlichting aan groepen te geven op basis van de huidige praktijk. We presenteren de aanpak van voorlichting en illustreren die met fragmenten uit interviews. Wie kunnen de praktijk immers beter schetsen dan mensen die met gezondheidsvoorlichting bezig zijn?

Ter onderbouwing bespreken we de theorie beknopt. Ook gezondheidsvoorlichting is immers zoveel mogelijk evidence based of is gebaseerd op de best practice.

TERMINOLOGIE

We gebruiken in dit boek termen die in de beroepsgroepen en gezondheidsvoorlichting gangbaar zijn. Bij voorkeur Nederlandse woorden, maar soms ook gangbare Engelse termen. De verpleegkundige duiden wij meestal aan met zij.

INDELING

Lezers kunnen het boek op verschillende manieren gebruiken: als introductie in gezondheidsvoorlichting, in het verpleegkundig beroep en als naslagwerk. Door de gekozen opzet kan de lezer onderdelen selecteren die aansluiten bij haar taak of belangstelling.

Het boek is opgebouwd van 'klein' naar 'groot'. Hoofdstuk 1 biedt een oriëntatie op gezondheidsvoorlichting aan groepen. Ook de rol van de verpleegkundige komt hier aan bod. Lezers die geïnteresseerd zijn in voorlichtingsbijeenkomsten vinden informatie hierover in de hoofdstukken 2, 3 en 4. Hoofdstuk 2 beschrijft het opzetten van een voorlichtingsbijeenkomst, hoofdstuk 3 is gewijd aan het werken met groepen en in hoofdstuk 4 komen de praktische voorbereiding en uitvoering aan bod.

Vanaf hoofdstuk 5 komen grotere voorlichtingsprojecten en voorlichtingscampagnes aan de orde. Daarin worden ook de analyse en planmatige ontwikkeling van gezondheidsvoorlichting uitgewerkt, evenals de uitvoering, evaluatie en implementatie ervan. Ter afronding staat in hoofdstuk 8 een beschrijving van de context waarin gezondheidsvoorlichting zich afspeelt

De bijlagen bestaan uit een aantal praktische hulpmiddelen die direct bruikbaar zijn in de praktijk.

Tot slot biedt de verklarende woordenlijst een toelichting bij de gebruikte begrippen.

Vanwege de leesbaarheid van de praktijkgerichte hoofdstukken spreken we de lezer vaak rechtstreeks aan. We hebben daarin gekozen voor de aanspreekvorm 'je' omdat die past bij het dagelijks spraakgebruik.

We hopen dat *Doen wat werkt!* in een behoefte voorziet en inspireert om er in de verpleegkundige beroepsuitoefening mee aan de slag te gaan.

Natuurlijk houden we ons aanbevolen voor opmerkingen en suggesties ter verbetering.

DE AUTEURS

1

GEZONDHEID EN GEDRAG

1.1 Voorlichting over gedrag en gezondheid   13

1.2 Gezondheid lijkt een optelsom   16

1.3 Gezondheidsgedrag is meer dan BRAVO   18

1.4 Ieder mens doet anders   19

1.5 Samen werken aan gezondheid   21

1.6 Gedrag en verklaringsmodellen van gedrag   27

1.7 Beïnvloeden van gezondheidsgedrag door voorlichting   30

Samenvatting   37

> **Voorlichting maakt het werk anders en leuk**
>
> 'De Stichting Welzijn Ouderen in onze regio organiseert in samenwerking met de Stichting GGZE al jaren voorlichtingsbijeenkomsten voor familieleden van dementerenden. Doel is enerzijds ze inhoudelijke informatie te geven, anderzijds om hen te helpen bij het begeleiden van de dementerende.
> Iedere sociaal-psychiatrisch verpleegkundige heeft zijn eigen zorggebied en ieder verzorgt daar de voorlichting aan de mantelzorgers. Daardoor zijn de lijnen naar de instellingen kort. Het unieke is dat ieder het op zijn eigen wijze doet. We hebben allemaal een verschillende stijl, dat is toch ook het mooie van ons vak, dat ieder dat op zijn eigen wijze invult.
> De meesten vinden het leuk om voorlichting te verzorgen, ook omdat het anders is dan direct cliëntencontact. Hier werk je met een heel gezonde doelgroep. Ook dat maakt het leuk.'
>
> MARLEEN VAN NEERVEN,
> *sociaal-psychiatrisch verpleegkundige,*
> *GGZE, Eindhoven*

1.1 Voorlichting over gedrag en gezondheid

Voorlichting aan individu en groep
Behalve gezondheidsvoorlichting aan individuele zorgvragers geven verpleegkundigen voorlichting aan groepen patiënten en aan risicogroepen. Zo geven ze in een ziekenhuis groepsvoorlichting om mensen op een totale heupoperatie voor te bereiden. Of zij begeleiden een bijeenkomst voor ouders met kinderen die binnen een week naar de dagbehandeling komen voor een tonsillectomie.

Verpleegkundigen van een thuiszorginstelling verzorgen een bijeenkomst over dementie voor mantelzorgers of over omgaan met COPD (chronisch obstructieve longziekten), verpleegkundigen van GGZ-instellingen begeleiden een cursus voor mensen met depressieve klachten. GGD-verpleegkundigen voorzien leerkrachten en kampeerboerderijen in de regio van informatie over tekenbeten en begeleiden samen met de infectieziekten-arts van de GGD een bijeenkomst voor ouders over vaccinaties. Ook in andere werksettings geven verpleegkundigen aan groepen voorlichting, bijvoorbeeld in de (medische) opvang van asielzoekers (MOA) en de penitentiaire instellingen. Zo zijn er tal van doelgroepen, onderwerpen en manieren van voorlichting geven aan groepen.

Werken met een groep werkt

'Op de afdeling (Cardiologie) geven we natuurlijk al veel voorlichting. En we geven praktische tips aan mensen die gedecompenseerd zijn. Soms gaat het om kleine dingen... bijvoorbeeld een mokkakopje gebruiken in plaats van een gewoon kopje, en goed kauwen. Dan leg ik uit: "Door goed te kauwen krijgt u meer speeksel, dan is het minder droog en heeft u minder het gevoel dat u erbij moet drinken." Maar toch, ik merk dat ik op de afdeling niet altijd voldoende toekom aan de voorlichting die ik wil geven. En niet alle informatie komt over.

Tijdens de opname zijn ze erg onzeker over wat er allemaal gaat gebeuren. Dat houdt ze erg bezig. Daardoor missen ze een deel van de informatie die ik geef.

In de cursus merken we dat. Tot sommigen is het niet doorgedrongen dat ze hartfalen hebben. Daar sta ik dan toch van te kijken, dat die boodschap kennelijk niet is doorgekomen. En dingen zoals herkennen van signalen, wat het betekent als de broekriem strakker zit. Dat je dan vocht vasthoudt. Dan weet ik zeker dat het tijdens de opname aan de orde is geweest, maar dat blijft kennelijk niet hangen.

In de cursus die we gegeven hebben, werd dat heel duidelijk. Er gaat een bel, mensen zijn gespannen als ze met hun partner en een kopje koffie aan tafel tegenover mij zitten. In de cursus, met lotgenoten, zijn ze meer ontspannen. Tijdens de cursus kun je belangrijke informatie nog eens vertellen, en weer op een andere manier presenteren. En herhalen, vaak herhalen, zodat de informatie uiteindelijk wel beklijft.'

CHRISTEL VOS EN PETRA SALDEN,
verpleegkundigen Cardiologie,
Máxima Medisch Centrum, Veldhoven

Observeren van gedrag in relatie tot gezondheid
Verpleegkundigen signaleren (on)gezond gedrag van zorgvragers. Ze observeren hoe zorgvragers met de beperkingen en de behandeling van hun ziekte omgaan; bijvoorbeeld of ze vroege signalen van ziekte of verergering herkennen en dan adequate maatregelen nemen. Kortom, verpleegkundigen vormen zich een beeld van de gezondheid en van het gedrag.

Door de aard van hun beroepsuitoefening zijn ze in staat groepen met gezondheidsrisico's te signaleren, risico's die kunnen samenhangen met gedrag.

(On)gezond gedrag heeft niet alleen betrekking op klassieke thema's zoals voeding, roken, hygiëne en beweging. Het kan ook gaan om slapen, vrijen, gebruik van (genot)middelen en medicijnen, omgaan met gevaren en zorgen voor een veilige omgeving. Ook omgaan met stress, langdurig voor een ander zorgen en jezelf wegcijferen behoren hiertoe.

Veranderen van gedrag kan bijdragen aan gezondheid
Er is veel winst te behalen door gezonder gedrag. Een substantieel deel van de gezondheidsproblemen heeft namelijk te maken met gedrag. Zo hangen in Nederland 140.000 sterfgevallen per jaar samen met gedrag. De belangrijkste factoren hiervan zijn: roken (15% van deze sterfte), te veel verzadigde vetten en te weinig groenten en fruit (5%), ernstig overgewicht en hoge bloeddruk (6%), te weinig beweging (6%) (1).

Veranderen van gedrag gaat niet altijd zomaar
Mensen willen soms wel gezonder eten, maar bij het kiezen van voeding is smaak voor hen toch belangrijker dan gezondheid, constateert Sonja van Dillen op basis van haar onderzoek (2). Voldoende lichaamsbeweging in het dagelijks leven is voor veel mensen niet vanzelfsprekend. Wanneer ze iets aan beweging willen gaan doen, kunnen ze soms geen groep vinden die bij hun mogelijkheden en beperkingen past.

Vrouwen die borstvoeding geven, stoppen daar vaak mee zodra ze na het kraamverlof of ouderschapsverlof weer gaan werken. De praktische problemen wegen dan niet (meer) op tegen de voordelen van borstvoeding.

Mensen die medicijnen krijgen voorgeschreven, lukt het niet altijd om die op de juiste wijze te gebruiken en dat vol te houden. Ook het opvolgen van voedingsadviezen is vaak moeilijk. Mensen met COPD of hartfalen leren welke signalen wijzen op een verergering, zodat ze maatregelen kunnen treffen om erger te voorkomen. Herkennen van signalen, ze goed interpreteren, besluiten wat te doen en dan maatregelen nemen, is echter een heel proces dat niet altijd zomaar lukt. Er kunnen opnieuw gezondheidsproblemen ontstaan, wanneer ze vervallen in oud gedrag, dat inadequaat was.

Programma's voor preventie en gezondheidsbevordering
Om gezondheidsrisico's te vermijden of de kans erop te verkleinen werkt de verpleegkundige mee aan individuele en collectieve vormen van preventie. Bij preventie gaat het om *voorkómen*. Bij gezondheidsvoorlichting (GVO, vroeger voluit geheten: gezondheidsvoorlichting en -opvoeding) gaat het om het *bevórderen* van gezondheid in de breedste zin van het woord. Bevorderen van een gezonde leefstijl als er nog geen sprake is van een ziekte, aandoening of handicap. Maar het omvat ook het bevorderen van de gezondheid van mensen die al leven met een ziekte, handicap of aandoening (3). Op dat terrein vervullen verpleegkundigen verschillende rollen en taken. Ze hanteren in dat kader een methodische aanpak: signaleren van een gezondheidsprobleem bij een groep mensen, analyseren van het probleem, kiezen van een passend doel en een passende interventie, uitvoeren van de interventie en evalueren daarvan. Daarbij werken verpleegkundigen vaak samen met andere disciplines. De methodische aanpak en de samenwerking worden in dit boek uitgewerkt.

Begeleiding buiten de individuele zorg
Steeds vaker houdt de verpleegkundige begeleiding niet op wanneer de individuele zorg afgerond wordt. Daarbij kun je denken aan een begeleidingsgroep voor mensen met COPD, hartfalen, depressieve klachten of eetproblemen, en aan partners van dementerenden.

Ook andere professionals begeleiden deze groepen of verzorgen een deel van de bijeenkomsten: artsen, paramedici, psychologen.

> **Samenwerken in de cursus 'In de put, uit de put'**
>
> 'Ik organiseer de cursus "In de put, uit de put", voor 55-plussers met somberheidsklachten en een enkele keer geef ik hem ook zelf en dan samen met een collega. De cursus wordt steeds gegeven door twee begeleiders. Van hen is er vaak één uitvoerend preventiewerker. De andere begeleider is een sociaal-psychiatrisch verpleegkundige, een maatschappelijk werker of psycholoog. We bieden de cursus ook lokaal aan in samenwerking met een plaatselijke organisatie, bijvoorbeeld het maatschappelijk werk of ouderenwerk. Dan is de tweede begeleider meestal afkomstig uit deze organisatie. Net als deze docenten vind ik het leuk en inspirerend om met iemand uit een andere organisatie te werken.'
>
> JACQUELINE KOLK,
> *verpleegkundige en algemeen sociaal wetenschapper, programmacoördinator preventie depressie en angst bij ouderen, Altrecht, Zeist*

Initiatieven voor groepen gezonde mensen
Verpleegkundigen begeleiden ook activiteiten voor gezonde mensen, al dan niet als onderdeel van een regionaal of landelijk project. Van oudsher kennen we in Nederland de zorg aan kind en ouder op consultatiebureaus. Ook verzorgen verpleegkundigen onderdelen van cursussen over gezond ouder worden, medicijngebruik, veiligheid in en om huis, stoppen met roken, veilig vrijen, gebruik van alcohol en drugs (wiet, partydrugs, cocaïne, heroïne, amfetaminen, slaap- en kalmeringsmiddelen). Deze activiteiten worden ook dikwijls multidisciplinair uitgevoerd.

1.2 Gezondheid lijkt een optelsom

Voor gezondheid is meer nodig dan zorg bij ziekte
Verpleegkundige zorg bij ziekte is één, preventie van ziekte of bevorderen van gezond gedrag is een ander aspect. Maar hoe doe je dat? En weten we eigenlijk wel welke factoren bijdragen aan gezondheid en aan minder gezond worden? Gezondheid hangt toch niet alleen van gedrag af?

Het model van Lalonde (4) laat zien dat er veel factoren zijn die bijdragen aan de gezondheid (determinanten van gezondheid). Gedrag van mensen (leefstijl) is slechts een van de factoren die de gezondheid beïnvloeden. Lalonde noemt in zijn determinantenmodel van gezondheid verder: endogene (biologische) factoren, fysieke omgeving, sociale omgeving en (gezondheids)zorg.

Determinantenmodel van gezondheid

Endogene, biologische factoren
Tot de endogene, biologische factoren rekent men sekse, leeftijd, erfelijke eigenschappen en etniciteit. Een voorbeeld van deze laatste factor is dat bij Hindostanen diabetes mellitus

vaker voorkomt. Deze factoren beïnvloeden de gezondheid, maar ze zijn niet of nauwelijks te veranderen. Toch is dat geen reden om te denken dat bepaalde groepen dáárdoor nou eenmaal een slechtere gezondheid hebben dan andere. De gezondheid van groepen mensen wordt veel meer bepaald door andere, wel beïnvloedbare factoren.

Fysieke omgeving
Tot de fysieke leefomgeving behoren de kwaliteit van water, lucht, behuizing, de veiligheid in en om huis en het binnenhuismilieu. De bouwconstructies, bouwmaterialen, installaties en het gebruik van ruimte maken de leefomgeving meer of minder gunstig voor de gezondheid. Daarnaast zijn de ruimte en veiligheid buitenshuis, het verkeer, de fysieke werkomstandigheden en de aanwezigheid van straling van belang. De fysieke omgeving is maar beperkt door individuele mensen te beïnvloeden.

Sociale omgeving
Onder gezondheidsbeïnvloedende factoren in de sociale omgeving verstaan we wat mensen in de directe leefomgeving en werkomgeving denken en doen. Familie, vrienden, klas- en studiegenoten, leraren, buren en collega's hebben een grote invloed op het gedrag van mensen. Individuele personen kunnen de 'sociale omgeving' maar in beperkte mate zelf beïnvloeden. Wat iemand in zijn eentje niet kan, is door een gezamenlijke inspanning wellicht wel mogelijk. In dat geval verdient het de voorkeur mensen uit de omgeving te betrekken bij gezondheidsprojecten. Dat kan door aandacht te besteden aan de familie en aan leef- en werkverbanden. Dat kan ook door wijkgericht te werken in lokale voorlichtingsprojecten en organisaties en mensen actief te betrekken bij de activiteiten. Op die manier kan de sociale omgeving een positieve invloed hebben op de gezondheid.

Leefstijl
De leefstijl heeft invloed op de gezondheid. Bekend is dat de leefstijlgedragingen *bewegen*, *roken*, *alcoholgebruik*, *voeding* en *ontspanning* de gezondheid beïnvloeden. Het ministerie van VWS heeft die gedragingen aangeduid met BRAVO. Het is duidelijk dat leefstijl voor een deel wordt bepaald door factoren van buitenaf en zeker niet alleen door individuele mogelijkheden en keuzes (zie paragraaf 1.4). Leefstijl is wel tot op zekere hoogte door individuen te beïnvloeden en daarom erg belangrijk. Dat onderdeel van het dagelijks leven hebben mensen min of meer in eigen hand.

Zorg
Overigens is niet alleen de beschikbaarheid van zorg van belang, maar ook de toegankelijkheid en het gebruik van de zorg. Daarvoor moeten mensen weten welke klachten een signaal zijn waarvoor medische hulp nodig is, dat daarvoor behandeling bestaat en dat de zorg betaalbaar is. En ten slotte is het noodzakelijk dat mensen daadwerkelijk hulp vragen of gebruikmaken van voorzieningen.

1.3 Gezondheidsgedrag is meer dan BRAVO

Lang niet alle gedrag heeft direct te maken met gezondheid
In de gezondheidszorg bestaat vooral interesse in gedrag dat van invloed is op de gezondheid, in positieve of negatieve zin. BRAVO (bewegen, roken, alcohol- en druggebruik, voeding en ontspanning) geeft de klassieke voorbeelden weer van 'leefstijlgedragingen' zoals die in de gezondheidsvoorlichting heten (zie kader determinantenmodel van gezondheid in paragraaf 1.2). Ze maken deel uit van het zelfzorggedrag. Sommigen voegen aan de V (veilig) vrijen toe en veiligheid in en om huis als onderdelen van iemands leefstijl. Al deze activiteiten hebben bewezen van invloed te zijn op de gezondheid, in positieve of negatieve zin. Vandaar dat gedragingen op de BRAVO-terreinen het aangrijpingspunt kunnen vormen voor bemoeienis vanuit de gezondheidszorg of de overheid. Verpleegkundigen zijn bij de meeste onderwerpen betrokken.

Gezondheid op koers
In Nederland leven we steeds langer, en steeds langer in goede gezondheid. Toch zakt Nederland af naar de middenmoot van Europa.
Ongezond gedrag is de belangrijkste oorzaak van stagnerende gezondheid. Bij volwassenen is ongezond gedrag de belangrijkste bekende oorzaak van de stagnerende levensverwachting. Vrouwen hebben veel van het ongezondere gedrag van mannen overgenomen. Ouderen zijn zich gezonder gaan gedragen. Behandeling van overgewicht en hoge bloeddruk kost 9% van de totale uitgaven van de gezondheidszorg.
Onder jongeren zijn bepaalde trends zorgwekkend, zoals roken, overmatig alcoholgebruik, te lage consumptie van groenten en fruit en te weinig bewegen (1).

Niet alleen BRAVO is gezondheidsgedrag
Ook heel andere handelingen dan BRAVO maken deel uit van gezondheidsgedrag. De handen wassen na gebruik van het toilet, zich laten vaccineren tegen hepatitis B als er in het privé-leven of binnen de beroepsuitoefening risico op bestaat, vaccinaties en antimalariamiddelen halen voor een verre reis zijn ook vormen van gezondheidsgedrag. Maar ook: zorgen voor voldoende slaap, adequaat omgaan met stress, hulp zoeken als de zorg voor een zieke partner te zwaar wordt, antipsychotica (blijven) gebruiken om nieuwe psychoses te voorkomen. Ongewenst gedrag is bijvoorbeeld het (langdurig) gebruik van slaap- en kalmeringsmiddelen.

Zeker chronische gezondheidsproblemen vereisen een scala van gedragingen om er adequaat mee om te gaan. Dat stelt hoge eisen aan zelfmanagement: de situatie inschatten, de mogelijkheden overzien, prioriteiten stellen, een adequate keuze maken, vaardigheden om ermee om te gaan en beoordelen hoe de keuze uitgepakt heeft.

Gezondheidsgedrag of zelfmanagement kan een belangrijk aangrijpingspunt zijn voor interventies door verpleegkundigen.

1.4 Ieder mens doet anders

Ieder kind, jongere en jongvolwassene ontwikkelt een eigen manier van leven
Veel factoren zijn van invloed op de ontwikkeling van iemands leefstijl. Er zijn factoren die ín het individu liggen, zoals genetische eigenschappen en sekse. Maar er zijn ook factoren buiten het individu. Tot de laatste behoren onder meer het gezin, de wijk en de school. En ook het opleidings- en inkomensniveau van ouders en hun manier van opvoeden. Ouders laten zich daarbij leiden door hun eigen opvattingen over wat hoort en niet hoort. Door dagelijks 'voorbeeldgedrag', belonen en straffen, maken ouders duidelijk welk gedrag zij gewenst en welk zij ongewenst vinden. Ieder leert zich op deze manier 'te gedragen'. Dit aangeleerde gedrag is ook weer af te leren, zij het vaak met veel moeite en maar beperkt. Wat iemand van thuis meekrijgt aan gewoonten, draagt veel bij aan de leefstijl die hij ontwikkelt, ook al kan iemand in die jaren thuis en in de jaren daarna eigen keuzes maken.

Borstvoedingscijfers en achtergrondkenmerken
Hoe lang vrouwen borstvoeding geven hangt samen met een aantal verschillende achtergrondkenmerken. Die verschillen zijn van belang als je vrouwen wilt stimuleren om langer borstvoeding te geven. Ze zijn ook van belang bij de keuze van de doelgroep, de wijze waarop je verschillende groepen kunt benaderen en de boodschap die je wilt overbrengen. Veel vrouwen stoppen met het geven van borstvoeding als ze na hun bevallings- en kraamverlof weer gaan werken. Weer gaan werken is een belangrijke factor om aandacht aan te besteden in de voorlichting over borstvoeding.

Moeders die borstvoeding geven (in procenten) (5).

	1 maand	3 maanden	6 maanden
Laag opleidingsniveau moeder	35	17	10
Hoog opleidingsniveau moeder	56	24	13
Moeder rookt niet	52	24	14
Moeder rookt (soms)	27	13	5
Moeder werkt > 16 uur per week	52	17	8
Moeder werkt < 16 uur per week	43	24	15

Behalve het individu zelf en de directe leefomgeving bepalen sociaal-economische omstandigheden waar en hoe iemand leeft: tijd, plaats, klimaat en cultuur. Hieraan kan iemand zich niet of (heel) moeilijk onttrekken.

Chronisch zieken

'Er zijn hier in Utrecht-Noordwest veel chronisch zieken. Zij maken veel gebruik van de huisarts, de fysiotherapeut en de thuiszorg, maar niet van andere voorzieningen.

Zij vinden hun situatie vaak uitzichtloos en hebben er weinig vertrouwen in dat ze zelf invloed kunnen hebben op hun leven en hun aandoening. Hebben vaak geen idee waar ze terechtkunnen, behalve bij de huisarts. Weten ook niet hoe ze dingen moeten aanpakken.

In deze wijken zijn het vaak mensen met weinig opleiding en heel veel moeite om zich uit te drukken. Om zich zo op te stellen dat een contact prettig verloopt en dat de ander hen begrijpt. De verschillen tussen hen en de hulpverleners zijn echt heel groot. En communicatie speelt een heel belangrijke rol bij hulp vragen en omgaan met problemen. Dus niet alleen sociaal-economisch en wat gezondheid betreft zitten ze in een ongunstige hoek, maar ook vaak wat betreft sociale en communicatieve vaardigheden.

De gesprekken met de huisarts, fysiotherapeut of specialist leveren niet op wat ze ervan verwachten. Het geeft hun het gevoel dat niemand écht naar hen luistert. Telkens weer lukt het niet om dié steun te krijgen die ze zoeken. Die neergaande spiraal proberen we te doorbreken.'

ANJA KOORNSTRA,
voormalig projectmedewerker cursus
'Met mij gaat het goed!', GG&GD, Utrecht

Bepaald gedrag 'hoort' bij iemand
Iedereen heeft voorkeuren en gewoonten ontwikkeld in zijn gedrag. Het gaat hierbij niet zozeer om handelingen als eten en drinken, maar om wat en hoe iemand eet, wanneer en met wie. Of iemand zijn activiteiten plant of die liever van het moment laat afhangen. Zo zijn er veel gedragingen die 'bij iemand horen'. Een dergelijk patroon van gedragingen op het gebied van voeding, gebruik van genotmiddelen, kleding, huisinrichting, relaties, recreatie en gebruik van media wordt aangeduid met 'leefstijl'. Mensen hebben vaak een combinatie van gedragingen gemeen met vele anderen. Zo zijn er groepen met een bepaalde leefstijl. Natuurlijk wil dat niet zeggen dat iedereen binnen die groep zich identiek gedraagt, verschillen in gedrag zijn er altijd. Een groep bestaat immers uit individuen.

Diversiteit
Binnen de allochtone bevolkingsgroepen worden generaties onderscheiden, zowel op grond van leeftijd als op basis van verblijfsduur in Nederland. Daardoor behoren allochtonen van de 'eerste generatie' tot verschillende leeftijdscategorieën. De nieuwkomers onder de jonge vrouwen uit Turkije en Marokko die naar Nederland komen voor huwelijk en gezinsvorming

zijn na 1960 geboren. Daarnaast onderscheidt men een tussengeneratie (migranten die tussen de 6 en 16 jaar waren toen ze naar Nederland kwamen) en de tweede en derde generatie. [...]

Veel Turkse en Marokkaanse vrouwen zouden in Nederland een geïsoleerd bestaan leiden, zo komt naar voren in de publiciteit over inburgeringscursussen. De diversiteit is echter groot. 'Voor vrouwen is een cursus vaak een bevrijding, lekker met vriendinnen naar het buurthuis. Hun mannen vinden dat de vrouw er voor hen is, niet voor Nederland' (6). Versus: 'De Turkse vrouw is al lang niet meer de ongeschoolde huisvrouw die met haar schare kinderen thuis zit en geen contact heeft met de Nederlandse samenleving. De arbeidsdeelname stijgt onder Turkse vrouwen, ook op hoger en wetenschappelijk niveau. De jonge Turkse meiden zijn ambitieus, ze doen het steeds beter op school en je ziet ze ook in verschillende studierichtingen' (7).

'Uit de literatuur is gebleken dat je niet kunt zeggen dat mantelzorgers dit of dat nodig hebben. Er is een grote diversiteit in hun behoeften, zowel tussen verschillende mantelzorgers als in de loop van tijd gezien. Je moet dus steeds goed kijken naar een individuele mantelzorger, naar de behoeften in die situatie, op dat moment.'

KATRIEN LUCASSEN,
Projectcoördinator GGZE, Eindhoven

Oog voor het individu is nodig
Het woord leefstijl kan de suggestie wekken dat mensen die op het ene terrein (roken) ongezond gedrag vertonen, zich ook op andere terreinen ongezond zullen gedragen (veel verzadigde vetten gebruiken en weinig bewegen). In een onderzoek naar de leefstijlfactoren onder scholieren uit het voortgezet onderwijs blijkt dat niet vanzelfsprekend. Er is maar een zwakke samenhang tussen roken, vetinname met maaltijden en tussendoortjes, eten van fruit en mate en intensiteit van bewegen (8). Bovendien blijken er ook flinke verschillen te bestaan tussen individuen in een groep. Oog voor het individu is daarom altijd nodig.

1.5 Samen werken aan gezondheid

In gezondheidsvoorlichting wordt veel met groepen gewerkt
Wanneer er geen contact is met individuele mensen die tot een risicogroep horen (bijvoorbeeld mensen met overgewicht, met spanningsklachten, of mensen die roken), is het niet mogelijk een individu gericht te benaderen en voorlichting te geven. Dan worden activiteiten gericht op een gemeenschap of populatie. In andere gevallen is dat wel mogelijk en is het een keuze een (risico)groep te benaderen in plaats van individuen.

Zowel efficiency als strategische redenen kunnen hieraan ten grondslag liggen. Wat de overwegingen ook zijn, het zijn altijd individuele mensen in de groep die de boodschap opnemen en ermee aan de slag gaan, of ze dat nu samen doen of niet. Gedragsverandering vindt plaats bij individuen en dat proces kan gemakkelijker verlopen wanneer er gelijkgezinden zijn. De sfeer, opvattingen en praktische hulp kunnen mensen in de omgeving immers aanzetten tot verandering van hun gedrag en hen helpen die verandering werkelijk uit te voeren.

Cursus 'In de put, uit de put'

'De cursus "In de put, uit de put" is bedoeld voor 55-plussers met somberheidsklachten. In preventietermen is het doel: voorkómen dat mensen met lichte tot matige somberheidsklachten een ernstige depressie ontwikkelen. Naar de deelnemers geven we aan: u krijgt handvatten, gereedschappen om met somberheid om te gaan, zodat u uit de put kunt klimmen. De titel helpt om duidelijk te maken wat de cursus biedt.
En je ziet dat het werkt. Sommige ouderen klimmen echt uit die put.'

JACQUELINE KOLK,
algemeen sociaal wetenschapper en verpleegkundige, programmacoördinator preventie depressie en angst bij ouderen, Altrecht, Zeist

---

Groepsconsultatiebureau: voordelen voor verpleegkundige en ouders

'Ouders in Almere komen van elders, dat is nog steeds zo. Ze kennen vaak weinig mensen hier en hun familie en vrienden wonen heel ver weg. Dan is het ideaal om ze het groepsconsultatiebureau te kunnen aanbieden. Dat je een gesprek kunt hebben en de meerwaarde van de groep kunt uitleggen. En uiteindelijk, als ze eenmaal in die groep zitten dat ze het dan heel leuk vinden en horen van andere ouders...
En voor ons, omdat we vaak hetzelfde moesten vertellen... en de stress en de druk van wat je in tien minuten moet. Toen dachten we... kan dat niet anders? Ouders kunnen toch van elkaar horen hoe lastig het soms is en ze kunnen elkaar goede tips geven. Dat was de start.'

INGRID BROKX,
verpleegkundige, gezondheidscentrum de Spil, Almere

Er zijn veel manieren om gezond gedrag te bevorderen
Om gezondheid te bevorderen kan de aandacht uitgaan naar de mensen zelf, inclusief hun leefstijl, en/of naar de omgeving. Gezondheidsvoorlichting richt zich vooral op de mensen zelf, hun gedrag, emoties en manier van omgaan met problemen (coping). Daarnaast zijn er manieren om de omgeving te veranderen om gezond gedrag te bevorderen. En de overheid kan de omgeving zo inrichten dat de gezondheid niet geschaad wordt. Er zijn veel onderwerpen die betrekking hebben op (bevorderen van) gezondheid en gezond gedrag. Soms verschillen ze, soms vertonen ze overlap.

Gezondheidsbescherming is gericht op de omgeving
Over het algemeen is gezondheidsbescherming een taak van de overheid. De overheid

zorgt voor maatregelen om de gezondheid van mensen te beschermen tegen schadelijke invloeden in de fysieke omgeving, zeker wanneer individuele mensen er zelf niet zoveel aan kunnen doen om zich ertegen te verweren. Denk aan bescherming tegen ziekte door de warenwet, de Arbeidsomstandighedenwet (Arbo-wet) waarin bescherming op het werk wordt geregeld, wetgeving over productie, vervoer en gebruik van giftige stoffen. Maar ook aan regels over de kwaliteit van drinkwater, toevoeging van jodium aan zout en kwaliteitseisen aan speelgoed en speeltoestellen. Deze collectieve bescherming tegen invloeden vanuit de fysieke omgeving heet gezondheidsbescherming.

Gezondheidsbevordering en ziektepreventie zijn gericht op gedrag en omgeving
Het is ook mogelijk gezondheid te verbeteren of ziekte te voorkomen door voorzieningen aan te bieden. Denk aan een betaalbaar, gezond voedingsassortiment in schoolkantines, stoppen-met-roken-cursussen in het gezondheidscentrum, voorlichting aan ouders over veilig vervoer van kleine kinderen op de fiets vergezeld van een demonstratie en aanbieding van veilige hulpmiddelen door een rijwielhandel, gezonde voeding met veel groenten en fruit op een buurtfeest.

Kolven in een designstoel
In het AMC zijn drie aparte cabines ingericht met moderne kolfapparatuur en flesjes waarin de melk opgevangen en bewaard kan worden. Verder staat er een speciale moedermelkkast op de afdeling. 'Die stond er al vanwege de patiënten op de afdeling (Verloskunde), die op bed kolven. Vanuit hygiënisch oogpunt is het beter om die flesjes niet tussen andere spullen te zetten', aldus Selma Bakker, teamleider van het verloscentrum.
Via een folder en in- en externe publiciteit is er wat ruchtbaarheid aan gegeven. Er komen nu zo'n twaalf medewerkers, van allerlei afdelingen, twee tot drie keer per dag kolven. 'Normaal geef je de baby om de twee of drie uur de borst, dus eigenlijk zou je op die tijdstippen ook moeten kolven. Dat lukt de meesten niet, maar twee keer per dag is toch het minimum.' Er staat nu tijdelijk een luxe relaxstoel. Straks komen er echte Jan des Bouvrie-stoelen te staan. Dat wordt dus straks 'kolven in stijl' in het AMC. En misschien wordt het nog professioneler. Er is een lactatiedeskundige, voor de patiënten. Maar ik hoor steeds vaker zeggen: 'Goh, ik heb eigenlijk ook nog wel wat vragen over borstvoeding. Misschien moeten we eens aankaarten, of de lactatiedeskundige meer uren kan draaien om ook personeel van dienst te kunnen zijn' (9).

Accentverschil tussen gezondheidsbevordering en ziektepreventie
Wanneer maatregelen of voorzieningen getroffen worden, gericht op mensen zelf, om hun gezondheid te verbeteren of ziekte te voorkomen, worden de begrippen gezondheidsbevordering en ziektepreventie gebruikt. Met gezondheidsbevordering wordt

verbetering van de algemene gezondheid beoogd, niet zozeer het voorkomen van één bepaalde ziekte: meer bewegen maakt mensen fitter, helpt bij ouderen de botmassa op peil te houden, voorkomt overgewicht.

Bij ziektepreventie ligt de nadruk op het voorkómen van één ziekte of risicofactor voor een ziekte. Zo spreekt men van preventie van hart- en vaatziekten (atherosclerose) of preventie van neurale-buisdefecten (open ruggetje). Om het ingewikkeld te maken wordt ook gesproken over preventie van hoge bloeddruk (een risicofactor) en overgewicht (een gezondheidsprobleem en risicofactor voor ziekten). En als klap op

Figuur 1.1 Voorlichting, voorzieningen voorschriften.

	Bewegen	Roken	Alcoholgebruik
Voorschriften (voor instellingen, bedrijven, overheden)	Belastingaftrek bij gebruik van fiets voor woon-werkverkeer	Rookverbod in openbare ruimten	Verbod op verkoop van alcoholhoudende drank aan jongeren < 16 jaar. Verbod op verkoop van gedestilleerde drank (> 15%) aan jongeren onder 18 jaar
Voorschriften (voor individuen)		Rookbeleid in een organisatie	Verbod op deelname aan verkeer boven 0,5‰ alcohol in bloed
Voorzieningen	Centra (aantal, toegankelijkheid, kosten), cursus- en activiteitenaanbod	Rookvrije ruimten, zones, gebouwen	
Voorlichting	Voorlichting over (het belang van) bewegen; voorlichting over gezond leven	Voorlichting over (het belang van) niet-roken, noch actief, noch passief roken	Alcoholvoorlichtingscampagnes en -activiteiten: 'Drank maakt meer kapot dan je lief is'; 'Ben jij sterker dan drank?' Voor jongeren: 'More drinking, less thinking'

de vuurpijl spreekt men over preventie van bijvoorbeeld roken en druggebruik. Dan gaat het om preventie van het ontstaan van ongezond gedrag. Bij ziektepreventie gaat het altijd om het verminderen van de kans op ziekte. Alleen de aanpak kan verschillen.

Zoals gezegd verschillen gezondheidsbevordering en ziektepreventie gradueel. In de Engelse publicatie *Health promotion and disease prevention* (10) worden ze steeds samen gebruikt en afgekort tot HPDP.

Voeding	Veiligheid	Ontspanning
Verplichte aanduiding van inhoud op de verpakking	Wettelijke eisen aan arbeidsomstandigheden, bouw, gebruik en transport van gevaarlijke stoffen, drinkwatervoorziening	Richtlijnen voor maximale duur (aaneengesloten) werk (rijtijden, werken met beeldscherm)
	Verkeersregels. Verplichting tot dragen van: – autogordel; – persoonlijke beschermingsmiddelen in de bouw	
Aanbod, kosten; cursus- en activiteitenaanbod	Nachttrein, nachtbus en café-taxi op uitgaansavonden	Bericht op beeldscherm na vastgestelde maximale duur (aaneengesloten) arbeid, om even te pauzeren. Recreatie- en sportvoorzieningen. Ontspanningscursussen, cursussen 'Omgaan met spanning', cursussen 'Beter slapen'
Voorlichting over (het belang van) gezonde voeding; voorlichting over gezond leven	Veiligheidsvoorlichting – verkeersvoorlichting – voorlichting arbeid en veiligheid – voorlichting veiligheid in en om huis	Voorlichting over spanningsklachten, onthaasting, slapen en recreatie

Drie manieren om mensen te stimuleren tot gezonder gedrag
Stimuleren van gezond gedrag door voorlichting maakt deel uit van gezondheidsbevordering en ziektepreventie. Andere middelen om gezond gedrag te bevorderen zijn voorzieningen en voorschriften (wet- en regelgeving). Ze worden ook wel aangeduid met drie V's (voorlichting, voorzieningen en voorschriften (zie figuur 1.1).

Gezondheidsvoorlichting en gezondheidsbevordering: twee druppels water
Een verpleegkundige maakt voornamelijk gebruik van gezondheidsvoorlichting om gezonder gedrag te bevorderen. En daarmee is in één zin aangegeven hoe dicht de begrippen (gezondheids)voorlichting en (gezondheids)bevordering bij elkaar liggen. Gezondheidsvoorlichting richt zich op personen, op hun gedrag. Als naast voorlichting ook voorzieningen aangeboden worden, zoals bewegingsactiviteiten of korting op gezonde producten, al dan niet in combinatie met regelgeving en beleid, dan heet de aanpak 'gezondheidsbevordering'. Overigens doen ook werkers buiten de gezondheidszorg aan gezondheidsbevordering en ziektepreventie, zoals op scholen, in gemeenten en milieugroepen.

Definities
Gezondheidsvoorlichting omvat alle combinaties van leerervaringen die bedoeld zijn om op vrijwillige basis gedrag te stimuleren (11).
Gezondheidsbevordering is een combinatie van gezondheidsvoorlichting en omgevingsveranderingen die samen gezond gedrag en gezonde leefcondities stimuleren (11).

In dit boek gebruiken we meestal het woord gezondheidsvoorlichting. Alleen als het expliciet over voorzieningen gaat, gebruiken we het woord gezondheidsbevordering. Beide begrippen maken deel uit van het professionele taalgebruik. In de communicatie met de doelgroep van voorlichting zijn woorden als informatie, informatiemiddag, cursus of gezondheidsproject geschikter. Het woord voorlichting heeft voor Nederlanders vaak de negatieve bijklank van betuttelling en is bij een aantal allochtone groepen binnen hun taal en cultuur als begrip onbekend. Informatie is een neutraal en bekend woord.

We beperken ons in dit boek tot niet-individuele voorlichting. Omdat gezondheidsvoorlichting aan een (groep) patiënten veel overeenkomsten vertoont met die aan gezonde mensen besteden wij ook aandacht aan groepsvoorlichting aan patiënten.

1.6 Gedrag en verklaringsmodellen van gedrag

> **Elkaar helpen**
>
> 'Wat heel goed werkt in de longrevalidatiegroep is het feit dat ze mensen ontmoeten met hetzelfde probleem. Het verbaast mij elke keer dat mensen zoveel van elkaar begrijpen en ook elkaar op weg kunnen helpen. Vaak hebben ze al voorlichting gehad en dan weten ze ergens wel hoe het in elkaar steekt maar op de een of andere manier beklijft het niet of willen ze het niet weten. En op het moment dat ze dan met elkaar in gesprek komen, dat werkt heel ontwapenend. Dan lukt het wel om dingen te bespreken. Ze horen van elkaar ook wat tips. Sommige tips sluiten dan beter aan dan andere. En dan blijkt dat het opeens wel lukt om leefgewoonten te veranderen. Of dat ze dan juist voor een hulpverlener als ik toegankelijker zijn. Dat ze dan wel willen luisteren of begrijpen wat er in het lichaam gebeurt. Dus daar is dat contact ontzettend belangrijk voor. Dan leren ze juist heel veel van elkaar.'
>
> GERARD PEETERS,
> *verpleegkundig specialist astma/COPD,*
> *Sint Elisabeth Ziekenhuis, Tilburg*

Gedrag wordt bepaald door determinanten
Mensen kunnen enige invloed op hun eigen gezondheid uitoefenen, maar dat wil niet zeggen dat mensen hun gezondheid helemaal zelf kunnen bepalen. En al kunnen ze in theorie hun eigen gezondheid beïnvloeden door bepaalde dingen te doen en andere te laten, dan is het nog maar de vraag of ze dat zouden willen en of het hun dan ook zou lukken.

Waarom doen mensen zoals ze doen?
Om als verpleegkundige mensen te stimuleren tot gezond(er) gedrag is het van belang te weten waarom mensen doen zoals ze doen. De verpleegkundige moet informatie hebben over de determinanten van gedrag. Pas dan zijn gerichte pogingen mogelijk om het gedrag te beïnvloeden door middel van de determinanten. Voor informatie over de manier van gegevens verzamelen over gedragsdeterminanten, zie paragraaf 5.2.3.

Sociaal-psychologische onderzoeken hebben verschillende modellen voortgebracht die gedrag verklaren. Een veelgebruikt model en een van de bouwstenen in dit boek, het model van beredeneerd gedrag, wordt hier besproken.

ASE-model van beredeneerd gedrag
Het ASE-model van beredeneerd gedrag (12) verklaart het proces vanaf het ontstaan van de motivatie om bepaald gedrag uit te voeren (gedragsintentie) tot het feitelijk uitvoeren van dat gedrag. Anders gezegd: dit model laat zien door welke factoren of determinanten de gedragsintentie totstandkomt en hoe deze vervolgens omgezet wordt in feitelijk gedrag.

De letters A, S en E staan voor de gedragsdeterminanten Attitude, Sociale invloed en Eigen effectiviteit. Deze drie factoren brengen samen de intentie tot bepaald gedrag voort.

Figuur 1.2 ASE-model.

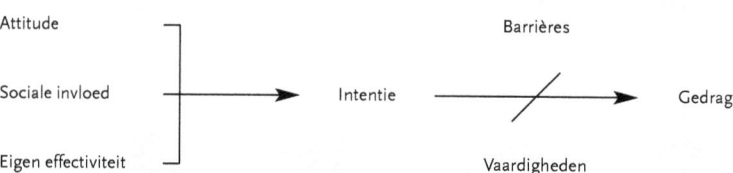

Attitude staat in dit model voor ideeën en opvattingen die mensen hebben over bepaald gedrag, hun overwegingen en beleving van voor- en nadelen van dat gedrag. Het gaat om wat mensen vinden, niet om de vraag of hun ideeën juist zijn of op feiten gebaseerd.

Sociale invloed geeft de rol aan van de ideeën, opvattingen en feitelijke gedragingen van de mensen in de directe leefomgeving. In de jaren negentig is roken iets 'wat je niet meer kunt maken!' in vergelijking met twintig jaren ervoor. De sociale omgeving kan wat dit betreft echter nogal verschillen. Op het vmbo roken veel meer leerlingen dan op havo en vwo. Roken op een verjaardag is bij de een vanzelfsprekend, bij de ander wordt overlegd en afgesproken dat buiten gerookt wordt.

Eigen effectiviteit geeft aan in hoeverre mensen denken dat zij in staat zijn het voorgenomen gedrag (de gedragsintentie) uit te voeren. Dat kan van persoon tot persoon verschillen. Bovendien kan iemand er best vertrouwen in hebben dat hij meer zal gaan sporten, maar niet geloven dat het hem zal lukken met roken te stoppen.

De ASE-determinanten van gedrag zijn te herkennen in uitspraken van mensen en door onderzoek te meten.

Determinanten van de intentie tot minder vet eten (13)

Attitude
- Ik denk dat ik minder vet eet dan een vergelijkbare andere Nederlander (15%).
- Ik zou minder vet moeten eten (39%).
- Ik zou minder verzadigde vetten moeten eten (33%).

Sociale invloed
- Druk: Ik denk dat mijn partner vindt dat ik minder vet moet eten (20%).
- Steun: Ik verwacht dat mijn omgeving (vooral mijn partner) mij steunt wanneer ik minder vet ga eten (12%).

Eigen effectiviteit
- Ik denk dat ik in staat ben minder vet te gaan eten (75%).

- Ik denk daarbij geen hulp nodig te hebben (83%).
- Ik denk te weten hoe ik minder vet kan eten (83%).

Intentie
- Ik overweeg serieus minder vet te gaan eten in het komende half jaar (21%).

Uitbreiding ASE-model met kennis en risicoperceptie
In het ASE-model komt de rol van kennis er mager af. Kennis zou als determinant kunnen voorafgaan aan de determinanten A, S en E. Overigens moet de rol van kennis ook weer niet overschat worden. Wat daarna komt is meer bepalend voor wat mensen uiteindelijk doen (gedrag) dan de factor kennis.

Risicoperceptie is een tweede aanvulling op het model. Risicoperceptie kun je zien als specifieke invulling van de determinant attitude.

Risicoperceptie is de inschatting van kans maal ernst
Het begrip 'risicoperceptie' is een specifieke invulling van de determinant Attitude. In het health belief-model van Jansz en Becker (14) is het begrip als volgt uitgewerkt. Mensen zijn meer geneigd hun gedrag te veranderen wanneer ze denken dat ze groot gevaar lopen. Als iemand denkt (inschat) dat de kans groot is om ziek te worden wanneer hij op de oude (ongezonde) voet doorgaat, is dat een prikkel om gedrag te veranderen. Wat hij denkt (inschatting), is meer bepalend dan het feitelijke risico. De prikkel om gedrag te veranderen is nog groter wanneer hij vindt dat het een ernstige ziekte is. Ook hier weegt de subjectieve inschatting of 'waargenomen ernst' zwaarder dan de feitelijke ernst van de aandoening.

Vaak is er een aanleiding om over de risico's na te denken. Een hartinfarct van een collega zet mensen aan het denken. Zo'n gebeurtenis in de nabije omgeving is soms aanleiding om stil te staan bij het eigen gedrag en het risico dat men loopt om zelf ziek te worden. Mensen die de ziekte in de nabije omgeving meemaken gaan soms anders denken over hun eigen gezondheid en gedrag. Hun attitude kan daardoor veranderen.

Figuur 1.3 Health belief-model.

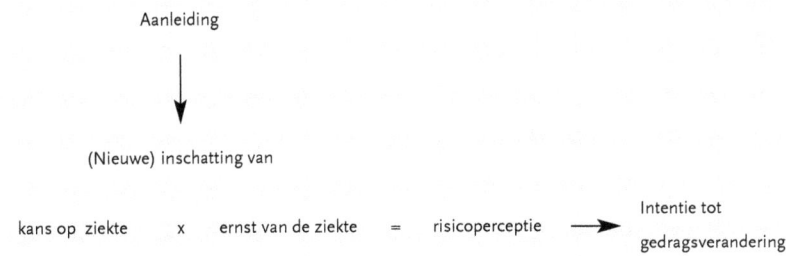

Gedrag is niet altijd even rationeel
Het model van beredeneerd gedrag en het health belief-model suggereren dat mensen weloverwogen hun gedrag bepalen. Dat is maar ten dele juist. Veranderen van gedrag is niet altijd rationeel. Gewoonten in een cultuur, in een familie, in het leven van een individu, zijn ook van belang. Pas de laatste jaren is daarvoor meer aandacht, maar er is (nog) geen theoretisch model voor. Dat betekent dat men vaak werkt vanuit de bestaande modellen, maar wel alerter is op de rol van cultuur en gewoonten.

De macht der gewoonte

In het ziekenhuis in Doetinchem zeiden oudere mensen met diabetes mellitus type II vaak: 'Ik ga elke maand wel een keer suikervrije waren halen in Duitsland. Mijn oma en tante deden dat ook... Ja, ik weet wel dat ik tegenwoordig suiker mag eten.'

1.7 Beïnvloeden van gezondheidsgedrag door voorlichting

Voorlichten is gericht communiceren
Zoals verpleegkundigen op basis van de verzamelde gegevens een diagnose stellen en passende interventies selecteren, zo worden in de gezondheidsvoorlichting beïnvloedbare factoren vastgesteld (determinanten van gedrag) en interventies geselecteerd. Wanneer onvoldoende kennis (mede) oorzaak is van minder gezond gedrag ziet de interventie er heel anders uit dan wanneer mensen voldoende op de hoogte zijn van de relatie gedrag-gezondheid, maar er niet toe kunnen komen om de stap te zetten naar gezonder gedrag. Of tegen praktische problemen aanlopen wanneer ze proberen hun gedrag te veranderen.

Voorlichten is systematisch werken
Voor de praktijk van de patiëntenvoorlichting is de stappenreeks van voorlichting ontwikkeld (zie figuur 1.4). Deze beschrijft de achtereenvolgende stappen van gedragsverandering: Openstaan – Begrijpen – Willen (A, S, E) – Kunnen – Doen en Blijven doen (15). Uit gedragingen van patiënten is af te leiden welke stap aan de orde is. Bij elke stap horen concrete activiteiten.

Voor de praktijk van gezondheidsvoorlichting heeft Kok (12) het proces van gedragsverandering aangeduid met de fasen Aandacht – Bewustwording – Attitude, Sociale invloed – Eigen effectiviteit – Intentie – Gedragsverandering – Gedragsbehoud. Hoewel er accentverschillen zijn, vertonen de modellen grote overeenkomsten. In dit boek voor verpleegkundigen hanteren we de stappenreeks. Tussen haakjes wordt de overeenkomstige fase of determinant uit het model van Kok vermeld.

Figuur 1.4 Stappenreeks van voorlichting.

Stappenreeks
Openstaan (aandacht)
Begrijpen (bewustwording)
Willen (intentie) – A (attitude) – S (sociale invloed) – E (eigen effectiviteit)
Kunnen – Barrières – Vaardigheden
Doen (gedragsverandering)
Blijven doen (gedragsbehoud)

Gedragsbeïnvloeding: een proces in tijd uitgezet
Modellen die gedragsverandering meer in tijd, naar fases, uitwerken zijn het health counseling-model en het transtheoretisch of stages of change-model

Het health counseling-model (16) bestaat uit drie fases (voorbereiding van advies, uitvoering van het advies en de nazorgfase). Elke fase heeft zijn specifieke aandachtspunten voor de begeleiding. Het stages of change-model (17) beschrijft vijf 'motivationele' fases:
1 precontemplatie (ongemotiveerdheidsfase): fase waarin niet overwogen wordt om gedrag te veranderen;
2 contemplatie (overwegingsfase): fase, waarin een persoon overweegt om gedrag te veranderen, maar hij heeft geen concrete plannen;
3 preparatie (voorbereidingsfase): fase waarin een persoon actief bezig is met plannen om op korte termijn gedrag te veranderen;
4 actie (actiefase): fase waarin een persoon het gewenste gedrag uitvoert;
5 behoud (volhoudfase): een fase van behoud van het gewenste gedrag en voorkomen van terugval.

Ook in dit model heeft elke fase zijn specifieke aandachtspunten. De fases zijn gemakkelijk te leggen naast de stappen uit de stappenreeks of de fases van gedragsverandering voor voorlichting (ASE-model).

Voorbereiden van een interventie 'Doorgaan met borstvoeding'

Huidig gedrag en gewenst gedrag

Veel vrouwen die hun baby borstvoeding geven, stoppen daar vrij snel mee, zo blijkt uit onderzoek. Sommigen al in de eerste weken, velen als ze weer gaan werken. Vrouwen die stoppen met borstvoeding in de eerste weken hebben daarvoor andere motieven dan vrouwen die er na drie maanden mee stoppen. In de eerste weken spelen technische problemen met de borstvoeding een grote rol (voeding komt niet op gang, drinktechniek, pijn), naast het idee of de ervaring te weinig borstvoeding te hebben. Vanaf vijf weken na de geboorte hebben of verwachten de moeders 'problemen om voeding en werk te combineren'. Na drie maanden zijn 'te weinig melk' en 'problemen om borstvoeding en werk te combineren' de hoofdmotieven (18).

De motieven om te stoppen zijn op te vatten als de determinanten van het (ongewenste) gedrag: het stoppen met borstvoeding geven. Deze determinanten zijn de aangrijpingspunten voor voorlichting over doorgaan met borstvoeding.

	Huidig gedrag en factoren die een rol spelen (gedragsdeterminanten)	Gewenst gedrag (= gedragsdoel) en tussendoelen gericht op de factoren
Doen (Gedrag)	Vrouwen die borstvoeding geven stoppen daarmee als ze weer gaan werken	Vrouwen die borstvoeding geven gaan daarmee door als ze weer gaan werken

Factoren die een rol spelen in het huidige gedrag met bijbehorende doelen

	Huidig gedrag en factoren die een rol spelen (gedragsdeterminanten) zoals blijkt uit onderzoek	Gewenst gedrag (= gedragsdoel) en tussendoelen gericht op de factoren
Openstaan (Aandacht)	Veel werkende a.s. moeders realiseren zich niet dat borstvoeding ook na drie maanden voor baby's het beste is Veel vrouwen staan er (nog) niet bij stil dat de combinatie van werk en voeding mogelijk is	Werkende a.s. moeders denken (opnieuw) na over de combinatie en borstvoeding en werken en betrekken informatie daarover op hun situatie
Begrijpen	Veel werkende a.s. moeders weten niet welke voordelen het kind heeft van langer dan drie maanden borstvoeding	Werkende a.s. moeders kunnen noemen: – het belang van > 3 mnd borstvoeding

		Veel werkende a.s. moeders weten niet dat het een récht is om op het werk borstvoeding te geven of te kolven	– het recht op geven van borstvoeding/kolven op hun werk
Willen – Attitude – Sociale invloed – Eigen effectiviteit		Veel werkende a.s. moeders verwachten: – dat de nadelen van borstvoeding en werk groter zijn dan de voordelen; – dat werk moeilijk is te combineren met borstvoeding; – weinig steun uit hun (werk)- omgeving; – gêne te voelen om te kolven op het werk; – dat het niet zal lukken om borst- voeding te blijven geven zodra ze weer gaan werken	Werkende a.s. moeders – zien het belang van borstvoeding > 3 maanden – zorgen voor steun, maken een plan – hebben vertrouwen in hun aanpak
Kunnen – Barrières – Vaardigheden		Veel werkende a.s. moeders: – ervaren praktische problemen als ze borstvoeding en werk willen combineren (apparaat, ruimte, privacy, tijd, koelkast voor gekolfde melk) – hebben onvoldoende vaardigheid om melk af te kolven – hebben onvoldoende vaardigheid om te anticiperen op problemen en de problemen en mogelijkheden te bespreken en op te lossen	Werkende a.s. moeders: – anticiperen op problemen bij combineren van werk en borst- voeding – beschikken over vaardigheden om melk te kolven – beschikken over vaardigheden om problemen te bespreken en op te lossen
Doen (Gedrag)		Werkende a.s. moeders die borst- voeding geven stoppen daarmee binnen drie maanden	Moeders blijven borstvoeding geven als ze weer gaan werken

Huidig en gewenst gedrag in kaart gebracht
Om een interventie methodisch op te zetten, helpt het om eerst het huidige (ongewenste) gedrag te beschrijven. Wanneer je wilt bevorderen dat meer vrouwen borstvoeding blijven geven als ze weer gaan werken, is het huidige (ongewenste) gedrag:

stoppen met borstvoeding binnen drie maanden of stoppen met borstvoeding als ze weer gaan werken. Daarna kun je het gewenste gedrag formuleren. Je stelt een gedragsdoel op. In dit voorbeeld zijn de gedragsdoelen:
1 Vrouwen die borstvoeding geven gaan daarmee door ook als ze weer werken.
2 Ze blijven langer dan drie maanden borstvoeding geven (zie kader op pag. 32; Huidig gedrag en gewenst gedrag).

Inventarisatie van factoren die een rol spelen
Na het beschrijven van het huidige en gewenste gedrag wordt de vraag beantwoord: welke factoren spelen een rol bij het huidige gedrag? In het voorbeeld 'Doorgaan met borstvoeding' houdt dat in: waarom doen de vrouwen zoals ze doen? Welke factoren spelen daarbij een rol? Deze factoren worden in de matrix ingevuld (zie in volgend kader: Gedragsdeterminanten, gedragsdoelen en tussendoelen).

Gezondheidsvoorlichting gaat uit van een communicatieproces
Communicatie wordt ingezet om het gedrag van mensen in een positieve richting te beïnvloeden. Je kunt de communicatie in een matrix weergeven. Horizontaal het communicatieproces, verticaal de determinanten van gedrag of fases van gedragsverandering.

In een communicatieproces gaat het erom dat iemand iets zegt/een boodschap overbrengt aan een ander. Een communicatieproces bevat de volgende elementen: zender, boodschap, kanaal en ontvanger. De zender is degene die iets zegt, die informatie geeft of een boodschap uitzendt. De boodschap is datgene wat hij zegt, de informatie die hij uitzendt. Het kanaal staat voor de weg waarlangs de informatie of boodschap wordt overgedragen: mondeling in direct contact, via de telefoon, via een folder of artikel of via de radio. De ontvanger is degene aan wie de informatie gericht is, degene die de boodschap ontvangt. Vaak gaat het om een groep mensen voor wie de boodschap bedoeld is, de doelgroep. Omdat de doelgroep centraal staat, is de klassieke weergave van het communicatieproces met zender, boodschap en ontvanger omgekeerd: de ontvanger voorop (figuur 1.5).

Mix van interventies bij gedragsverandering
Mensen verschillen dikwijls onderling wat betreft de stap (fase) van gedragsverandering. Bij een groep mensen spelen ook nog eens diverse factoren (determinanten). Daarom is voor gedragsverandering van verschillende individuen meestal een combinatie van interventies nodig. Elke interventie is gericht op een of meer determinanten, op een of meer stappen (fases) van gedragsverandering. Daar geldt niet 'hoe meer hoe beter', maar uitvoeren van zorgvuldig afgewogen en doelgericht gekozen interventies. Ook is het belangrijk ervoor te zorgen dat nieuw gedrag wordt voortgezet. Dat betekent dat activiteiten en stimulansen aangeboden moeten worden om mensen te helpen hun gezonde gedrag vol te houden. Daarom loopt een project (een activiteit of samenstel van activiteiten gericht op een welomschreven resultaat) vaak over langere

Figuur 1.5 Voorlichtingsmatrix.

Stappen	Ontvanger	Boodschap	Kanaal/ medium	Zender
Openstaan (aandacht)				
Begrijpen (bewustwording)				
Willen (intentie) Attitude Sociale invloed Eigen effectiviteit				
Kunnen Barrières Vaardigheden				
Doen (gedragsverandering)				
Blijven doen (gedragsbehoud)				

tijd en omvat het verschillende activiteiten. Soms wordt het gehele project als interventie beschouwd, in dit boek duiden we met het woord interventie de verschillende activiteiten aan.

Preventie van depressie bij bewoners van verzorgingshuizen

Het project 'Preventie van depressie bij bewoners van verzorgingshuizen' heeft drie pijlers, gericht op drie 'soorten' doelgroepen:

1 Gesprekken met het management; het management zorgt immers voor de noodzakelijke randvoorwaarden en maakt een plan van aanpak.
2 Informatie aan personeel:
   – scholing van verzorgenden, gevolgd door individuele begeleidingsgesprekken;
   – informatie aan andere medewerkers van het verzorgingshuis.
3 Informatie aan bewoners en familie:
   – bijeenkomst voor bewoners;
   – informatie aan familie.

De activiteiten zijn als volgt in tijd gefaseerd (19):

Het gehele project beslaat 12 maanden. De getallen geven het aantal bijeenkomsten voor de betreffende doelgroep aan.												
Personeel:												
Leidinggevenden	1						1					1
Verzorgenden			3				1					
Overig personeel						1						
Bewoners:												
Nieuwe bewoners							6				1	
Familieleden												1

Bevorderen om door te gaan met geven van borstvoeding

Interventie opzetten
Om te bevorderen dat (meer) vrouwen langer doorgaan met het geven van borstvoeding, kan een interventie opgezet worden. Die interventie maakt gebruik van het communicatiemodel, en richt zich op de determinanten van het gedrag die een rol spelen bij het doorgaan met borstvoeding na drie maanden. Daarnaast kunnen voorzieningen gecreëerd worden of kan aangesloten worden bij regelgeving, zoals de verplichting voor werkgevers om hun werknemers de gelegenheid te bieden op het werk de baby borstvoeding te geven.
De communicatie dient om stap voor stap toe te werken naar het doel: (meer) vrouwen gaan langer door met het geven van borstvoeding. Daarom staat het doel vermeld bij de stap Doen en Blijven doen. De interventie kan zich op één of een aantal doelgroepen richten; bijvoorbeeld werkende moeders, collega's van werkende moeders, werkgevers, thuiszorgmedewerkers. (Zie paragraaf 6.4.4 voor een overzicht van de communicatie naar de doelgroep werkende moeders.)

De praktijk van gezondheidsbevordering is weerbarstig
Bevorderen van gezondheid is meer dan beïnvloeden van (individueel) gedrag en gedragsdeterminanten. Het gaat om een combinatie van factoren, gedragingen en andere factoren, die gezondheid bevorderen.

Een integrale aanpak van gezondheidsbevordering lijkt beter te werken dan alléén voorlichting. En voorlichting leefstijlbreed lijkt beter te werken wanneer er daarnaast ook aandacht is voor de omgeving. Ook omgeving, school, werk, recreatie moeten gezond gedrag mogelijk maken. Daarbij is het belangrijk om, meer dan tot nu toe, uit te gaan van de behoeften van de mensen om wie het gaat (vraaggericht werken), om samen te werken met deze doelgroep en activiteiten uit te voeren samen met andere organisaties. Dat is een nieuwe koers die het ministerie van Volksgezondheid Welzijn en Sport steunt.

Integrale aanpak

Leefstijlthema's en aanpak
'Mensen zitten niet op leefstijlthema's te wachten. Je kunt beter via een omweg die thema's behandelen. Via participatie van de bevolking, intersectorale invalshoeken, noem maar op. Mensen willen tegenwoordig activiteiten op het gebied van stress. Een uitstekend thema om mee te beginnen, toch? Het heeft hun interesse en aan de stress kun je uiteindelijk thema's koppelen zoals roken en voeding' (20).

Nieuwe preventieve aanpak kan het tij keren
Een moderne aanpak gaat uit van een stimulerende omgeving en een geïntegreerde benadering binnen bestaande 'settings'. Dat kan door gezond gedrag een duidelijke plaats te geven binnen het gehele sociaal-culturele leven, op school, bij sport en recreatie, werk, in de wijk en in het verkeer. Ook kan er nog veel winst worden geboekt als preventie een explicietere plaats krijgt in de zorgverlening (1).

In de volgende hoofdstukken staat het ontwerpen en plannen van gezondheidsvoorlichting centraal, toegelicht met voorbeelden uit de verpleegkundige praktijk. De communicatiematrix wordt daarin als leidraad gebruikt voor de inhoudelijke ontwikkeling van de voorlichting. Hoofdstuk 2, 3 en 4 zijn gewijd aan kleinschalige voorlichting (een groepsbijeenkomst), hoofdstuk 5 en 6 zijn gewijd aan lokale en regionale projecten.

Samenvatting

Verpleegkundigen zien veel gezondheidsproblemen die samenhangen met (ongezond) gedrag. Voorlichting over gezondheid en gezond gedrag aan groepen behoort tot hun preventieve taken.

Niet elk gedrag heeft invloed op gezondheid. 'Klassiek' op dit terrein zijn de BRAVO-gedragingen: *b*ewegen, *r*oken, *a*lcoholgebruik, *v*oeding en *o*ntspanning. Dit gedrag maakt deel uit van iemands leefstijl. Leefstijl is vaak gekoppeld aan groepen zoals sociaal-economische groepen en leeftijdsgroepen.

Gezondheidsvoorlichting is vaak op gedrag gericht. Men spreekt dan van gedragsgerichte gezondheidsbevordering en ziektepreventie.

Omdat leefstijlen vaak gekoppeld zijn aan groepen, wordt de gezondheidsvoorlichting vaak op groepen gericht. Ook al is gedragsverandering een individuele verandering, de groep vormt de invalshoek voor voorlichting.

Voor gedragsgerichte gezondheidsbevordering en ziektepreventie is echter vaak meer nodig dan voorlichting. Andere middelen zijn voorzieningen en regelgeving.

Voor effectieve beïnvloeding van gezondheidsgedrag is een planmatige aanpak nodig, gebaseerd op theorieën van gedragsverandering, zoals het model van beredeneerd gedrag (ASE-model), het health belief-model en het stages of change-model. Een combinatie van interventies moet gericht zijn op de verschillende, opeenvolgende stappen van gedragsverandering in een groep van individuen. Elke interventie bestaat uit een doelgericht ingevulde communicatie.

Een integrale aanpak van 'gezond leven' lijkt meer kansen op succes te hebben dan een aanpak die zich beperkt tot een van de gezondheidsgedragingen.

Literatuurverwijzingen

1. Van Oers, 2002.
2. Blom, 2002.
3. Pool e.a., 2001.
4. WVC, 1986.
5. Burgmeijer en Reijneveld, 2001.
6. Gilliot, in: Crébas, 2001.
7. Dwarskasing, 2000.
8. Paulussen, 1997.
9. Blok en Gilssenaar, 2002.
10. Huff, 1999.
11. Green en Kreuter, 1999.
12. Brug, Schaalma en Kok, 2000.
13. Jansen, 1996.
14. Van der Burgt en Verhulst, 2003.
15. Terra e.a., 2000.
16. Gerards, 1997.
17. Prochaska en DiClemente, 1994; Brug e.a., 2000.
18. Burgmeijer, 2001.
19. Van Mierlo, 2001.
20. Koelen, 2001.

2

OPZETTEN VAN EEN VOORLICHTINGSBIJEENKOMST

2.1 Groepsvoorlichting als voorbeeld van kleinschalige voorlichting   41

2.2 Opzetten (ontwerpen) van een bijeenkomst   42

2.2.1 Doelgroep   43

2.2.2 Doel   45

2.2.3 Boodschap en werkwijze   49

2.2.4 Zender   56

2.3 Voorlichting geven aan een groep   58

2.3.1 Communicatieve vaardigheden zijn het basisgereedschap   59

2.3.2 Beïnvloedingsmethodieken   68

2.3.3 Overzicht van werkvormen   74

2.4 Invullen van het programma   74

Samenvatting   78

Veel verpleegkundigen geven wel eens voorlichting aan een groep mensen, bijvoorbeeld tijdens een informatiebijeenkomst of cursus. Soms doen ze dit naar aanleiding van een verzoek mee te werken aan groepsvoorlichting, een andere keer pakken zij een signaal op en nemen zelf het initiatief.

Het kan gaan om voorlichting aan een groep patiënten als onderdeel van bijvoorbeeld (hartrevalidatie)behandeling. Ook is voorlichting mogelijk aan mensen die niet in zorg zijn, bijvoorbeeld over hoe mensen kunnen omgaan met hun depressieve klachten. Verpleegkundigen geven ook voorlichting aan mensen met gezondheidsrisico's: mantelzorgers van dementerenden, kinderen van ouders met psychiatrische problemen, zwangeren, ouders, mensen die onveilig vrijen. De groep verschilt in die gevallen sterk in samenstelling van een groep die voorlichting krijgt in het kader van een behandeling.

Dit hoofdstuk volgt de stappen van de voorlichter vanaf het begin. Vanaf het moment waarop een verpleegkundige een vraag krijgt of een probleem signaleert, tijdens het ontwerpen (opzetten) van voorlichting tot en met het uitvoeren en evalueren ervan.

2.1 Groepsvoorlichting als voorbeeld van kleinschalige voorlichting

Een voorlichtingsbijeenkomst kan op zichzelf staan of onderdeel zijn van een reeks. In dit hoofdstuk presenteren we de voorlichtingsbijeenkomst als voorbeeld van kleinschalige en kortdurende gezondheidsvoorlichting. Het gaat dan om een of enkele bijeenkomsten voor een groep van ongeveer acht tot twintig mensen. In een groep van deze omvang is meer mogelijk dan alleen informatieoverdracht. De groep moet immers klein genoeg zijn om uitwisseling van meningen en ervaringen mogelijk te maken en om vaardigheden te kunnen oefenen.

Natuurlijk kan een bijeenkomst ook deel uitmaken van een grootschalig voorlichtingsproject waarin nog veel meer voorlichtingsactiviteiten plaatsvinden. Daar komen heel andere zaken bij kijken. Daarvoor verwijzen we naar projecten en campagnes (hoofdstuk 6).

2.2 Opzetten (ontwerpen) van een bijeenkomst

Bij het begin beginnen
Wanneer een verpleegkundige het verzoek krijgt of het initiatief neemt voorlichting aan een groep te verzorgen, is het van belang goed na te gaan wat de vraag of bedoeling precies is (zie bijlage 1 en 2, checklist bij een verzoek om een voorlichtingsprogramma op te zetten of uit te voeren). In dit hoofdstuk is een van de elementen in de communicatiereeks van ontvanger-doel-boodschap-kanaal-zender al ingevuld. De keuze voor het kanaal ligt vast: een bijeenkomst. Die situatie komt in de praktijk regelmatig voor. We gaan ervan uit dat die keuze weloverwogen is. In de praktijk staat soms ook de bijeenkomst nog ter discussie!

Groepsconsultatiebureau

'We zijn veertien jaar geleden gestart met het groepsconsultatiebureau in Almere. De aanleiding was dat heel veel jonge ouders die hier wonen van elders kwamen, dat is trouwens nog steeds zo. Ze kennen meestal weinig mensen hier. En hun familie en vrienden wonen heel ver weg. De ouders hebben ook weinig contacten met andere ouders. En zijn onzeker en hebben het idee dat ze de enigen zijn. In je werk merk je dat en dat betekende dat we heel vaak hetzelfde moesten vertellen. De stress van wat je in tien minuten moet bespreken! Dan ga je toch denken of het niet anders kan. Overigens niet alleen omdat het voor ons handig is. Ouders kunnen ook van elkaar horen hoe lastig het soms is en elkaar goede tips geven. Ik vind dat ouders zelf heel deskundig zijn, alleen ze zijn daar erg onzeker over. En het leuke is dat je juist in een groep ouders kunt gebruiken voor andere ouders om sterker te worden. En dat sterkt hen als ouders.'

INGRID BROKX,
verpleegkundige, gezondheidscentrum de Spil, Almere

Goede vragen zijn het halve werk
Om een voorlichtingsprogramma te ontwerpen breng je de voorlichtingssituatie (wat betreft de communicatie) in kaart. Dat kan aan de hand van vragen over de volgende communicatiereeks:
- voor wie (ontvanger, doelgroep);
- waartoe (doel: gedragsverandering of stap daarin);
- wat (onderwerp en boodschap);
- hoe (kanaal: de bijeenkomst);
- door wie (zender of zenders).

De antwoorden op deze vragen vormen het begin van het ontwerp. Ze worden uitgewerkt en opgenomen in het draaiboek van de voorlichting. In het draaiboek staat verder beschreven wat er tijdens een bijeenkomst gebeurt.

2.2.1 DOELGROEP

Je wilt weten wie je straks voor je hebt
Het is het eenvoudigst informatie over de doelgroep te verzamelen wanneer het een bestaande groep mensen is die op gezette tijden, op een bepaalde plaats (instelling) bij elkaar komt. In die situatie is het relatief gemakkelijk om *algemene* informatie over de groepsleden te achterhalen. Het zijn bijvoorbeeld deelnemers aan het hartrevalidatieprogramma van een ziekenhuis, deelnemers aan een cursus beter slapen of de meidengroep van tien tot vijftien jaar van een naschoolse opvang. Deze informatie is belangrijk, maar niet voldoende. Voor voorlichting wil je nog meer weten.

55-plus

'Bij de cursus "Gezond en vitaal" komen vooral mensen die bewust iets willen doen om "niet oud" te worden, ik bedoel daarmee: die "jong" willen blijven. Dat zijn meestal niet de mensen die inactief zijn, die je graag zou willen bereiken. Die zijn niet zo gemakkelijk binnen te halen.'

PAULA HANSMA,
seniorenvoorlichter

Het begrip (doel)'groep' gaat uit van overeenkomsten
Groepsvoorlichting werkt beter wanneer de groep niet al te divers is. In elk geval is het belangrijk om te weten hoe homogeen of hoe divers de groep is. Daarbij kun je kijken naar drie soorten kenmerken: demografische kenmerken, kenmerken van gezondheid en gezondheidsgedrag en ten slotte communicatiekenmerken (zie kader op pag. 44).

Beginsituatie van de groep is relevant
De voorlichter vormt zich een beeld van de beginsituatie: wie zijn de deelnemers en welke verwachtingen hebben ze. Voor de voorlichting aan een (doel)groep zijn niet alleen de demografische kenmerken en het gezondheidsprobleem van belang. Minstens even belangrijk is het gezondheidsgedrag, de kennis en de opvattingen over het probleem. 'Speelt' het gezondheidsprobleem bij de doelgroep? Hoe kijken mensen uit de doelgroep tegen het onderwerp aan? Wat weten ze ervan? Wat zijn de belangrijkste onderwerpen die hen bezighouden? Hebben ze een bepaalde manier van zich dingen eigen maken: willen ze al doende leren of eerst weten wat en hoe, en pas daarna uitvoeren? Ook is relevant hoe de doelgroep aan informatie komt en met informatie omgaat. Daartoe behoort ook de vraag of ze gewend zijn met elkaar te praten over gezondheid en over privé-zaken.

Behalve al deze kenmerken is het van belang te weten met welke verwachtingen deelnemers naar de bijeenkomst zijn gekomen.

Kenmerken van een doelgroep

Demografische kenmerken
- sekse en leeftijd;
- leefvorm; kinderen;
- woonomgeving en sociaal-economische status (SES);

Kenmerken van gezondheid en gezondheidsgedrag
- (kans op) een gezondheidsprobleem;
- hoe men aankijkt tegen het onderwerp, het gezondheidsprobleem;
- fase van gedragsverandering, de beïnvloedende factoren;

Communicatiekenmerken
- cultuur; waarden, normen, gedragscodes, gewoonten;
- opvattingen, zelfbeeld, interesse;
- taal en dagelijks taalgebruik (mate van directheid, niveau van abstractie; Nederlands en/of andere taal;
- voorkeur voor manier van leren.

Zwangerschapscursus voor Turkse en Marokkaanse vrouwen

Turkse en Marokkaanse zwangeren die niet in Nederland zijn opgegroeid, zijn vaak blij met voorlichting over de zwangerschap, de verloskundige zorg en alles wat ermee te maken heeft. Ook al kennen veel van deze vrouwen het fenomeen 'zwangerschapscursus' niet uit hun land van herkomst, ze stellen de informatie op prijs. De vorm, een cursus, vinden ze geschikt. Dat wil niet zeggen dat ze het belang zien van bijvoorbeeld oefeningen doen. 'Het is toch een natuurlijk proces, daarvoor hoef je toch niet te oefenen!', hoor je nogal eens (1).

Er zijn verschillen binnen een groep

Niet alleen overeenkomsten zijn van belang, maar ook de punten waarop individuen in een groep verschillen: in kennis, opvattingen, ervaringen, manier van omgaan met problemen en mogelijkheden om zelf iets aan hun gezondheid bij te dragen. De verschillen kleuren de bijeenkomst het sterkst. Het kan heel goed zijn dat jongens om andere redenen een hekel hebben aan dik zijn dan meisjes. Dan zijn het wellicht ook andere dingen die jongens motiveren om gezond te eten en meer te bewegen dan meisjes.

Verschillen in een groep, verschillen tussen groepen

'Als je de deelnemers dan rond de tafel ziet zitten, besef je dat ieder leven anders is. Deze mannen tussen 45 en 65 jaar hebben gemeen dat ze kortgeleden een hartinfarct hebben doorgemaakt en dat ze daarmee op een of andere manier zullen moeten leren omgaan. Hoe ze dat doen, met veel vragen, opstandig, druk oplossingen zoekend, onzeker, bang, met hulp of juist met verwijten van een partner, daarin verschillen ze onderling sterk.'

GERRY HOEKS,
diëtist, cursus hartrevalidatie

Elke groep van de cursus 'In de put, uit de put' is weer anders. Soms ligt het opleidingniveau wat hoger, soms zitten er vooral de toch wat actievere ouderen. Dat heeft ook te maken met de plaats waar de cursus wordt aangeboden. Op de regionale cursus komen vooral mensen af die een auto hebben en dus mobiel zijn. De ene groep is wat luchtiger, meer ontspannen; daar wordt meer gelachen dan in de andere groep. Dat varieert per keer. Van sommige groepen houden de deelnemers daarna onderling contact, van andere groepen niet.

JACQUELINE KOLK,
algemeen sociaal wetenschapper en verpleegkundige;
programmacoördinator Preventie depressie en angst bij
ouderen, Altrecht, Zeist

2.2.2   DOEL

Het doel (het waartoe) bepaalt de keuze van onderdelen
Een voorlichtingsbijeenkomst heeft een doel: gedragsverandering of beïnvloeden van een fase daarin. Bij het bepalen van voorlichtingsdoelen is het daarom verstandig het model van gedragsverandering in het achterhoofd te houden. Het precieze doel van de bijeenkomst hangt af van de huidige situatie van de groep (de determinanten van gedrag: wat weten ze, hoe kijken ze aan tegen..., waar komen ze voor) en van wat haalbaar is, om met een bijeenkomst te bereiken.

Deelnemers moeten er iets aan hebben

De een komt om nieuwe dingen te horen, ook al zijn het misschien maar een paar kleine dingen. Sommigen vinden het belangrijk van anderen te horen hoe die ermee omgaan. En anderen willen hun verhaal kwijt. Al die persoonlijke doelen zijn belangrijk.
Uitgangspunt voor mij is dat iedereen naar huis moet gaan met het gevoel dat hij of zij er iets aan gehad heeft. Dat ze zich niet tekortgedaan voelen. Want zo'n gevoel doet al het andere teniet, van wat ze opgedaan hebben.
Een ander essentieel onderdeel is dat de mensen ervaringen moeten kunnen uitwisselen. Informatie is wel belangrijk, maar hun eigen ervaring is nog belangrijker als bron van informatie, herkenning en steun. Een bijeenkomst ontleent een groot stuk van zijn waarde juist aan die onderlinge uitwisseling.

PAULA HANSMA,
seniorenvoorlichter

Nuttig om helder te formuleren wat je precies wilt bereiken
Zo worden doelen nuttige hulpmiddelen om voorlichting te ontwerpen, de bijeenkomst voor te bereiden en na afloop te evalueren. Belangrijk is om de doelen niet te hoog te stellen. Het is niet realistisch om te verwachten dat deelnemers op basis van één bijeenkomst hun gedrag veranderen. Er is al heel wat winst wanneer deelnemers kennis hebben opgedaan en een eindje opschuiven in hun voornemen om iets meer... of een keer... te gaan doen. Of gemerkt hebben dat er meer mensen in de groep zijn die met het probleem te maken hebben en verschillende handige manieren hebben om ermee om te gaan.

Doelen formuleren gemakkelijker gezegd dan gedaan
Veel projecten en draaiboeken werken met doelen die niet volgens de regels geformuleerd zijn. Nogal eens zijn de doelen niet concreet genoeg, hebben ze geen betrekking op wat de doelgroep weet of doet maar geven ze aan wat de voorlichter doet. Of de formuleringen geven aan waaraan men in het voorlichtingsproject wil bijdragen, zoals een beter leefklimaat in de wijk, meer participatie bij gemeentelijke activiteiten, meer zelfvertrouwen. Dat zijn belangrijke dingen om naar te streven, maar als concreet doel niet werkbaar. Ze bieden onvoldoende houvast bij het concreet invullen van de activiteit. Kennelijk is het formuleren van doelen moeilijker dan het lijkt.

Een elegante oplossing is het werken met doelen op twee niveaus:
1. algemene doelstellingen, die een intentie aangeven;
2. specifieke doelen, die concrete resultaten aangeven.

Door dit onderscheid is er ruimte om eerst bij de algemene doelstellingen de brede intentie te verwoorden en nevendoelen aan te geven. De gewenste resultaten worden vervolgens bij de specifieke doelen beschreven.

Doelen

Astma, thuis en op school, onderdeel: cursus voor kinderen

ALGEMENE DOELSTELLINGEN
- Kennis en inzicht vergroten over astma en het nut, de functie en wijze van innemen van de inhalatiemedicijnen.
- Een positievere attitude ten aanzien van therapietrouw.
- Vergroten van de vaardigheid de klachten te beheersen.
- Versterken van de eigen effectiviteit om zelf de klachten te kunnen hanteren.
- Verbeteren zelfmanagementvaardigheden.

Ondersteuningsgroep voor familieleden en partners van mensen met psychosen

ALGEMENE DOELSTELLING
- Steun en herkenning bij groepsleden.
- Handreiking voor het omgaan met het gedrag van uw familielid met schizofrenie.

SPECIFIEKE DOELEN
- U voelt zich gesteund.
- U herkent signalen van een beginnende psychose.
- U kunt aangeven op welke manieren u iemand met een psychose kunt benaderen en welke daarvan meer en welke minder effectief zijn.
- U heeft enkele manieren uitgeprobeerd en gemerkt welke voor u bruikbaar zijn.

Zorg dat de specifieke doelen haalbaar en concreet zijn
Na de algemene, brede doelstelling volgt de stap om aan te geven wat het specifieke doel (het concrete resultaat) is voor de deelnemers, na afloop van de voorlichting of van het project. Het concrete doel moet *haalbaar* zijn bij die bepaalde groep in de gegeven tijd. Bij specifieke doelen gaat het om het resultaat dat je wilt bereiken bij de doelgroep. Je wilt dat de doelgroep iets weet (stap Begrijpen), iets overweegt (stap Willen), tot iets bereid is (stap Willen), iets kan (stap Kunnen), iets doet (stap Doen). Maar zowel de doelgroep als het resultaat moet concreet en specifiek worden verwoord. Anders is een doel niet bruikbaar als ijkpunt bij evaluatie.

In het geval van een bijeenkomst kun je de doelgroep concreet aangeven als deelnemers aan een bijeenkomst. Vaak helpt het de omschrijving van een doel (van een bijeenkomst) te beginnen met: 'Ik wil bereiken dat de deelnemers na afloop van de bijeenkomst...'. Dan kun je daarna alle aandacht besteden aan wat je precies wilt bereiken.

Zorg dat het doel meetbaar is
Ook de beginzin 'Ik wil bereiken dat de deelnemers...' biedt geen garantie dat het doel concreet genoeg is. Zo zijn de begrippen weten, kennis of inzicht nogal breed en niet direct meetbaar. Wat 'moeten' de deelnemers dan precies weten? Zoek naar een passend werkwoord. Dat werkwoord kun je verwerken in het doel: 'De deelnemers kunnen... noemen, of ze kunnen... uitleggen.' Dan heb je een *meetbaar* doel. Je kunt dan namelijk meten of het doel bereikt is (zie voorbeeld in kader). Lang niet altijd is het haalbaar om een doel zo concreet te formuleren. Als er geen mogelijkheden zijn om het resultaat te meten in een effectevaluatie, dan volstaat men vaak met een minder concreet doel.

Doelen formuleren in stappen

Stap 1 Begin de doelformulering met:
- Ik wil bereiken dat de deelnemer na afloop van de bijeenkomst/cursus...

Stap 2 Stel vast wat je met de bijeenkomst wilt beïnvloeden (welke onderdelen van gedragsverandering): kennis, attitude, sociale invloed, eigen effectiviteit, barrières, volhouden.
- Ik wil bereiken dat de deelnemers... noemen, ... beschrijven of... uitleggen (stap Begrijpen).
- Ik wil bereiken dat de deelnemers voor- en nadelen kunnen noemen en kunnen aangeven wat zij voor zichzelf zwaarder vinden wegen (stap Willen).
- Ik wil bereiken dat de deelnemers in staat zijn om... (stap Kunnen).

Stap 3 Gebruik de RUMBA- of SMART-criteria om het doel concreet en specifiek te maken.
- RUMBA: *r*elevant, *u*nderstandable, *m*easurable, *b*ehavioral, *a*ttainable.
- SMART: *s*pecifiek, *m*eetbaar, *a*cceptabel, *r*ealistisch, *t*ijdsgebonden.

Stap 4 Geef de omvang van de verandering aan. Deze stap is vooral nodig bij grotere groepen en een groter aantal bijeenkomsten. Geef aan hoeveel verandering je wilt bereiken bij hoeveel (procent) van de deelnemers.
- Alle deelnemers hebben hun woning beoordeeld op (on)veilige situaties (stappen Openstaan en Begrijpen).
- Driekwart van de deelnemers kan na afloop zeven van de tien kennisvragen goed beantwoorden (stap Begrijpen).
- Alle deelnemers hebben stilgestaan bij voor- en nadelen van het aanbrengen van veranderingen om de veiligheid te vergroten (stap Willen).
- De helft van de deelnemers heeft een voornemen uitgesproken om binnen een maand een verandering aan te brengen om de veiligheid te vergroten (stap Willen).

Specifieke doelen

Alle deelnemers
- kunnen na afloop van de bijeenkomst vijf situaties in huis noemen die onveilig zijn en vijf situaties of producten die veilig zijn;
- kunnen na afloop van de bijeenkomst vijf producten of veranderingen in hun huis noemen die de veiligheid vergroten;
- hebben na afloop van het bezoek aan de 'hulpmiddelenbus' het gebruiksgemak van minimaal twee hulpmiddelen ervaren;
- hebben met een medecursist besproken in hoeverre hun verwachtingen over veiliger maken van hun eigen huis klopten.

> **Haalbare doelen**
>
> 'Tijdens de groepsbijeenkomsten hoor je meer verhalen over wat ze doen dan op de poli. Dat komt ook doordat ze in de cursus bezig zijn met doelen. Een deelneemster nam zich voor weer mee te doen met haar gymclubje. Dat had ze lang niet meer gedaan.
>
> Een andere vrouw in de groep wilde graag weer gewoon in haar eentje naar het citycentrum. Dat deed ze niet, toen het hartfalen zoveel problemen gaf. Ze was ook erg boos toen. Boos over alles wat gebeurd was. "Waarom moet mij dat overkomen? Ik zit er maar mee." Nu is ze een stuk opgeknapt. Ze gaat ook weer naar haar kleindochter.'
>
> CHRISTEL VOS EN PETRA SALDEN,
> *verpleegkundigen cardiologie, cursus hartfalen,*
> *Máxima Medisch centrum, Veldhoven*

2.2.3 BOODSCHAP EN WERKWIJZE

Wat je wilt overbrengen (boodschap) en hoe je dat doet (werkwijze), hangt van het doel af.

De boodschap geeft aan wat het allerbelangrijkste is dat de doelgroep 'meeneemt' of onthoudt van de voorlichting. Wanneer een andere organisatie de voorlichting opgezet heeft, laat de boodschap zien wat die organisatie het belangrijkste vindt om aan de groep 'mee te geven'. De boodschap zegt ook iets over de manier waarop de organisatie tegen het probleem aankijkt.

Een positieve boodschap werkt beter en langer dan een angstaanjagende
Veel mensen, en zeker jongeren, vinden dat voorlichting 'harder' moet zijn. Toch zijn er aanwijzingen dat een positieve boodschap over het algemeen meer effect sorteert. Daarom is de voorlichtingsboodschap in Nederland meestal positief: 'Gezond oud worden', 'Een half uur bewegen doet wonderen' en 'Leef je uit met groenten en fruit'. Met de boodschap wil men een prettige associatie of een positief gevoel oproepen: 'Beter in je vel', 'De spanning de baas', 'Donkere dagen, lichte dagen'.

Niet altijd verwijst de boodschap naar gezondheid
Gezondheid houdt lang niet iedereen bezig en trekt niet de aandacht van iedereen. Zo laten jongeren zich in het algemeen weinig gelegen liggen aan gezondheid, laat staan gezondheid in de toekomst. Gezondheid vormt voor hen geen motief voor gedragsverandering. Om ze te 'verleiden' tot gezonder gedrag, is het beter om aan te sluiten bij andere dingen waaraan zij waarde hechten: 'uitstraling hebben', 'goed in je lijf zitten', 'relaxed zijn', een 'cool' product gebruiken. Voor wie sportprestaties belangrijk zijn, wordt het dan: 'scoren', 'een goede prestatie neerzetten'.

Voor ouderen gelden dezelfde overwegingen bij het formuleren van de boodschap. Het werkt vaak beter om te appelleren aan 'je fitter voelen of fit blijven', gezelligheid, samen bezig zijn, dan de nadruk leggen op sportieve prestaties of gezondheid.

Stress of gevoelens

'In de cursus "Hartfalen" sloeg het thema over stress en omgaan met stress in die groep met ouderen niet zo aan. De deelnemers waren allemaal boven de zeventig jaar. Ze beleven die stress misschien niet of ze noemen het anders. Dan slaat het thema stress niet aan. Ze herkennen wel gevoelens. Ze maken zich druk over hun man of vrouw, of het wel goed ging. "Dan wordt hij 's nachts wakker en dan heeft hij die benauwdheid of moet hij plassen... dan gaat hij alleen op pad... dan denk ik wel eens... Als dat maar goed gaat, als hij maar niks krijgt. Op die manier."'

CHRISTEL VOS, PETRA SALDEN,
verpleegkundigen cardiologie, cursus hartfalen,
Máxima Medisch centrum, Veldhoven

Werkwijze hangt samen met doel en beginsituatie van de doelgroep
'Hoe je de boodschap overbrengt duiden we aan met de werkwijze of werkvorm. Sommige werkwijzen zijn alleen geschikt voor informatieoverdracht, andere vooral om ervaringen en meningen zichtbaar te maken. In het algemeen kun je zeggen dat onderling gedachten uitwisselen nodig is om opvattingen en voornemens van deelnemers te beïnvloeden. Uitvoering van voornemens kun je bevorderen door praktische vaardigheden te oefenen, door aandacht te besteden aan problemen die ze kunnen tegenkomen en door de deelnemers hun voornemens op papier te laten zetten en ze al dan niet met elkaar te laten bespreken.'

Een vaste volgorde geeft houvast

'De bijeenkomsten "Omgaan met spanningen" hebben in principe een vaste structuur. Ik begin elke bijeenkomst met een vragenrondje. Dan vertellen ze hoe de oefening thuis ging. Vervolgens ontstaat er een gesprek in de groep: Heb jij dat gedaan en ging dat dan? En hoe ging dat dan?... Ik heb het ook geprobeerd en bij mij ging dat dus echt niet!
Dan geef ik wat aanwijzingen: probeer het eens zus of zo. Soms werk ik even één op één.
Het gebeurt wel eens dat iemand zijn problemen op tafel legt, maar dat is niet de bedoeling. Mensen komen om te leren ontspannen, heel praktisch. Daarom bewaak ik dat.

Daarna is er een theoriegedeelte. Per keer komt een onderwerp aan bod: slaapmiddelen, levenswijze, gevoelig maken voor bepaalde gedachten. Bij elk stuk theorie horen bepaalde oefeningen. Dat geldt zowel voor ontspanningsoefeningen als voor oefenen in anders leren denken met de Rationeel Emotieve Therapie (RET). Elke keer weer iets anders, of met een ander aandachtspunt. Die oefening wordt het huiswerk voor de volgende keer. Ik eindig een les altijd met ontspanningsoefeningen.'

NELLY VERMELTFOORT,
GVO-functionaris en verpleegkundige,
Gezondheid Service Thuiszorg Kempenstreek

Gereedschappen voor methodische opzet
Om een programma voor een bijeenkomst methodisch op te zetten staan twee gereedschappen ter beschikking:
1 basisstructuur van een programma: Inleiding-Kern-Afronding;
2 didactische principes:
   - leerproces en leerstijl;
   - gebruik van effectieve elementen voor leren.

Ad 1 De basisstructuur
De basisstructuur is: Ontvangst-Inleiding-Kern-Afronding. De onderdelen hebben, ongeacht hun precieze invulling, een specifieke functie.

Ontvangst. Een prettige ontvangst maakt duidelijk dat deelnemers welkom zijn (Openstaan; aandacht). Denk aan bewegwijzering, verlichting, een open deur, koffie en thee en een persoonlijke begroeting.

Inleiding. De inleiding bestaat uit een welkom aan de deelnemers, voorstellen van personen en informatie over het programma en de manier van werken. Doel daarvan is dat deelnemers zich welkom voelen. Een ronde waarin deelnemers zich voorstellen en verwachtingen uitspreken biedt hun herkenning en geeft de voorlichter informatie over de behoeften. Door informatie te geven over het programma, het onderwerp en de werkwijze weten deelnemers wat ze kunnen verwachten (Openstaan; aandacht).

Kern. De kern van de bijeenkomst is gericht op stappen van gedragsverandering. De keuze van de stappen bepaalt de invulling (informatieoverdracht, probleemverheldering, meningsvorming, oefenen). De stap(pen) is (zijn) herkenbaar in de werkvormen die passen bij de doelgroep, het doel en het onderwerp. Meestal omvat het kerndeel meer dan één werkvorm. Actieve werkvormen verdienen de voorkeur, omdat ze mensen betrokken houden (zie kader effectieve elementen).

Pauze. Vaak is er een pauze in het kerndeel, met een eigen functie. Niet alleen kunnen de deelnemers hun concentratie loslaten en zich even vertreden. De pauze biedt ook de mogelijkheid voor deelnemers om informeel met anderen te praten, contact te zoeken met de voorlichter of materiaal te bekijken.

Afronding. De afronding geeft een samenvatting van de belangrijkste informatie. Doel hiervan is de boodschap nog één keer te laten horen. Tevens kunnen deelnemers verwezen worden naar informatiebronnen of hulpverlening.
   Het is wenselijk de bijeenkomst plenair af te sluiten, om ervaringen te delen en van elkaar te leren. Tot slot is een dankwoord aan de deelnemers op zijn plaats. Bij die gelegenheid kan eventueel vermeld worden dat zij materiaal kunnen meenemen of bij het verlaten van de ruimte een attentie krijgen.

> **Goede voorlichting staat of valt met kijken en luisteren**
>
> 'Dat begint al als mensen binnenkomen. Daarom moet je altijd zorgen dat je er zelf als eerste bent. Je ziet mensen binnenkomen, en je krijgt een indruk wie het zijn en hoe ze in zo'n nieuwe omgeving zijn. Zelfverzekerd, rondkijkend, zoekend, aarzelend. Komen ze alleen, komen ze met z'n tweeën. Ik begroet ze natuurlijk; niet alleen om de namen uit te wisselen, maar ook om contact te maken, en zo de sfeer te proeven.'
>
> PAULA HANSMA,
> *seniorenvoorlichter*

Samenvattend is de structuur van een bijeenkomst: ontvangst, inleiding, kern en afronding. Naast de structuur is de werkwijze, de didactiek, van belang. Deze wordt hierna toegelicht.

Ad 2 Didactiek sluit aan bij leerproces en leerstijl
Mensen leren op verschillende manieren. Iemand die leert, doorloopt daarbij een aantal 'stappen' of 'taken'. Als hij de mogelijkheid krijgt, kiest hij daarbij de insteek die het beste bij hem past. De een wil eerst achtergronden weten, voordat hij… De ander begint er liever meteen zelf aan en leert al doende. En een derde kijkt de kunst af en probeert het dan pas zelf. Zo zijn leerstijlen te benoemen: denkers, doeners, dromers en beslissers (2). Veel mensen met een laag opleidingsniveau leren liever al doende. Voordoen of een voorbeeld zien is dan een eerste stap die wordt gevolgd door zelf doen. Al doende merken ze dat het lukt en raken meer geïnteresseerd in het waarom. Dan kan de achtergrond, de theorie, helpen om wat ze geleerd hebben te begrijpen, vervolgens zelf in hun leven toe te passen en aan te passen.

Figuur 2.1 Leeractiviteitencirkel, gebaseerd op de leercirkel van Kolb (3).

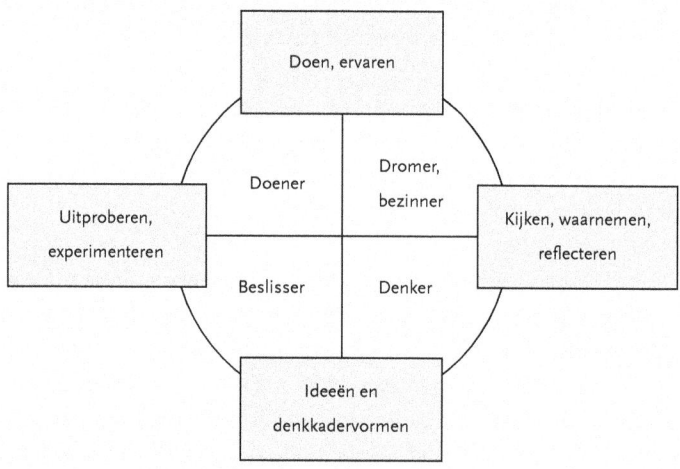

Iedereen doorloopt dezelfde 'taken', alleen in een andere volgorde. Anders gezegd: iedereen stapt op een andere plek in de leercirkel.

Deze manier van kijken naar leren is voor de praktijk van de voorlichting aan een groep mensen van belang. De ene manier van leren is niet beter dan de andere. Er is niet één manier die past bij alle mensen. Om aan te sluiten bij de verschillende leerstijlen van deelnemers is een variatie in werkvormen wenselijk (2).

Gebruik van 'effectieve elementen' vergroot de kans op succes. Effectieve elementen zijn beproefde principes of mechanismen die de deelnemers aanzetten het leerproces (gedragsveranderingsproces) te doorlopen. Effectieve elementen in groepsvoorlichting zijn (4):
- programma op maat dat aansluit bij de behoefte en interesse van de doelgroep;
- ruimte voor individuele benadering;
- afwisseling van werkvormen;
- activiteit van deelnemers;
- feedback over effecten;
- beloning (positieve feedback);
- betrokkenheid van sociale omgeving; sociale steun;
- aanleren van praktische en sociale vaardigheden;
- anticiperen op barrières; bij voorkeur: barrières wegnemen;
- aanbieden van follow-up.

Effectieve elementen

Programma op maat
Een programma dat aansluit bij de behoefte en interesse van de doelgroep bevordert dat de deelnemers ontvankelijk zijn voor de boodschap (Openstaan) en bereid zijn ermee aan de slag te gaan. Om een programma op maat te maken is een beproefde manier de deelnemers zowel te laten participeren in de opzet van het programma als tijdens de bijeenkomst.

Ruimte voor individuele benadering
Ruimte voor individuele doelen binnen het programma kan voor de groep de betrokkenheid en de kans op succes vergroten: 'Ik wil voorlopig alleen meer gaan bewegen; ik wil niet mijn hele eetpatroon nu veranderen; dat is te veel ineens, dan lukt het me zeker niet.'

Afwisseling van werkvormen (zie ook overzicht werkvormen en functie in paragraaf 2.3.3)
Diversiteit van werkvormen zorgt ervoor dat deelnemers betrokken blijven en aandacht houden voor het onderwerp. Bovendien komt variatie aan werkvormen het best tegemoet aan de diversiteit van 'leerstijlen' die mensen in een groep kunnen hebben.

Activiteit van deelnemers
Actieve werkvormen hebben over het algemeen de *voorkeur*. Zij bieden meer mogelijkheden om actief met het onderwerp en de problematiek bezig te zijn en stil te staan bij de eigen situatie. Hierdoor kunnen mensen informatie beter verwerken en onthouden. Voor andere doelen zijn actieve vormen een *noodzaak*. Zonder ervaringen en tips uit te wisselen en praktisch te oefenen is een doelstelling als 'ervaren van onderlinge steun' of 'vergroten van vaardigheden' niet haalbaar.

Mensen onthouden 10% van wat zij lezen;
20% van wat zij horen;
35% van wat zij zien;
55% van wat zij horen en zien;
80% van wat zij zelf zeggen;
90% van wat zij zeggen en tegelijkertijd demonstreren (5).

Feedback
Voor gezond gedrag (en dit vol te houden) is het belangrijk dat mensen informatie krijgen over hun vorderingen en het effect van hun gedrag. Dat is des te belangrijker, wanneer ze slechts indirect voordelen merken van hun inspanningen of zelfs alleen nadelen ervaren.

Beloning (positieve feedback) voor inspanningen en het bereikte resultaat maakt het voor mensen gemakkelijker in dat gedrag te volharden. Soms levert gezond gedrag zelf een positief gevoel en vervult daarmee de feedbackfunctie. Vaker fungeren de voorlichter zelf of de deelnemers als bron van feedback.

Betrokkenheid van sociale omgeving; sociale steun
Mensen kunnen hun nieuwe gedrag langer volhouden wanneer ze steun of complimentjes krijgen van anderen, uit de groep of uit hun eigen leefomgeving. Programma's die erin slagen de omgeving bij de verandering te betrekken hebben meer succes dan programma's waarbij de deelnemers het veel meer van hun eigen kracht moeten hebben.

Aanleren van praktische en sociale vaardigheden
Voor ander gedrag zijn vaak praktische en/of sociale vaardigheden nodig. Door deze vaardigheden te leren zijn deelnemers beter in staat barrières te overwinnen en het gewenste gedrag in de praktijk te brengen.

Anticiperen op barrières; bij voorkeur: barrières wegnemen, middelen aanreiken
Deelnemers kunnen problemen tegenkomen wanneer ze het gewenste gedrag in de praktijk brengen. Door te anticiperen op deze problemen en de situaties waarin ze die problemen tegenkomen (risicosituaties) kunnen deelnemers vooraf bedenken hoe ze daarmee kunnen omgaan. Dat verkleint de kans op 'falen'.

Vaak is voorlichting onvoldoende om barrières te overwinnen. Een bredere aanpak is dan nodig: gezondheidsbevordering, waarin behalve gezondheidsvoorlichting ook voorzieningen worden geboden en belemmeringen worden weggenomen.

Mensen met een chronische ziekte stimuleren om meer te gaan bewegen lukt waarschijnlijk beter als het sportaanbod op hun behoefte wordt afgestemd en de sportaccommodaties voor deze groep beter bereikbaar worden.

Aanbieden van follow-up
Een follow-up, enige tijd na een (reeks) bijeenkomst(en), helpt om de gedragsverandering vol te houden of opnieuw aan te pakken.

Binnen een programma en de werkvormen zijn veel variaties mogelijk
Een groepsgesprek kan bijvoorbeeld plaatsvinden aan de hand van vragen die de voorlichter stelt. De voorlichter kan hierbij de rol van gespreksleider vervullen. De voorlichter kan de vragen stellen of de deelnemers uitnodigen vragen naar voren te brengen. De voorlichter kan ook vragen of stellingen op kaartjes zetten en deze uitdelen. De vragen kunnen plenair worden besproken of in kleine groepjes; of eerst in kleine groepjes en daarna plenair. Zo zijn er tal van mogelijkheden de algemene werkvorm nader in te vullen, afhankelijk van de groep, het doel en de praktische mogelijkheden.

De beschreven basisstructuur en didactische principes gelden als algemene richtlijn. Bij de opzet en de uitvoering van een programma kan de voorlichter redenen hebben om daarvan af te wijken.

Voor een beschrijving van de algemene werkvormen en enkele concrete voorbeelden hoe zo'n werkvorm ingevuld kan worden, zie paragraaf 2.3.2.

Programmavoorbeelden

Programma van eerste bijeenkomst cursus
'Leren leven met pijnklachten voor Turkse en Marokkaanse vrouwen' (6)

OPENING
- Kennismaking
- Uitleg cursus

KERN
- In tekening aangeven welke plaatsen van het lichaam pijn doen
- Inventarisatie van klachten aan de hand van vragen
- Bespreken van geheimhouding
- Ontspanningsoefening

SLOT
- Huiswerk
- Afronding

Programma 'Slaapproblemen' (eenmalige bijeenkomst) (7)

ONTVANGST
- Opening
- Welkom; programma

KERN
- Associatie met slaap en slaapproblemen
- Gezonde slaap (lezing)
- Slaapverwekkers en wakkerhouders (werken in groepen)
- Pauze; informatie in informatiehoek en leestafel
- Slaapmiddelen (groepsgesprek)
- Slaaptechnieken (oefeningen)

SLOT
- Hulpaanbod
- Evaluatie

2.2.4   ZENDER

De 'soort' zender bepaalt veel van het succes
Degene die de boodschap overbrengt, heet de zender. Deze heeft veel invloed op het bereiken van het doel. Daarom moet de voorlichter voldoen aan een aantal algemene voorwaarden om de voorlichterrol goed te kunnen vervullen 'bij die groep, over dat onderwerp, in die situatie'. Vanuit de doelgroep bezien moet de voorlichter
- aantrekkelijk zijn;
- deskundig zijn;
- geloofwaardig zijn.

Een voorlichter moet aantrekkelijk zijn voor de doelgroep
Aantrekkelijk betekent hier: de voorlichter moet de groep aanspreken. Het criterium 'aantrekkelijk' is des te belangrijker wanneer de voorlichter een voorbeeldfunctie met identificatiemogelijkheid vervult (rolmodel; modeling). Daarvoor is nodig dat hij of zij min of meer lijkt op de doelgroep. Het kan dan gaan om dezelfde sekse, leeftijd, moeder zijn of culturele achtergrond (8). Maar herkenning kan ook plaatsvinden door voorbeelden die de voorlichter gebruikt. Voorbeelden waardoor mensen uit de doelgroep merken dat de voorlichter hun situatie kent en begrijpt.

Voorlichting door lotgenoot

'Om voorlichter te zijn bij de cursus "Omgaan met artrose van de knie" moet je niet alleen ouder dan 55 jaar zijn, maar ook ervaring hebben met artrose. Dat laatste is wel een bijzondere eis. Daarnaast moet je natuurlijk voldoende kennis en didactische kwaliteiten bezitten of die tijdens een training kunnen leren. Het uitgangspunt dat de deelnemers ervaringsdeskundige zijn, net als ik, vind ik belangrijk. Zij zijn gelijkwaardige partners van mij. Ik benoem dat ook: "U bent ervaringsdeskundige. U weet al heel veel. Dat zijn uw persoonlijke ervaringen. U kunt deze vergelijken met die van anderen en er misschien iets van leren. Daar wil ik graag bij helpen."
Verder moet je natuurlijk de materie wel beheersen. Inhoudelijk, het onderwerp, daar moet je voldoende in thuis zijn. Maar belangrijker is dat je met een groep overweg kunt, niet bang bent voor een groep. En didactiek zo beheerst, dat je kunt "spelen" met het programma en met het onderwerp. Dat je je kunt aanpassen aan interesses en aan wat er in een groep gebeurt.'

PAULA HANSMA,
seniorenvoorlichter

De voorlichter moet deskundig en geloofwaardig zijn

De groep zal informatie eerder serieus nemen en opnemen wanneer ze vertrouwen hebben in de deskundigheid van de voorlichter. Daarom moet duidelijk zijn vanuit welke 'hoek' en met welk belang de voorlichter informatie geeft. Dan pas kan de informatie geloofwaardig zijn. Natuurlijk moet de voorlichter zichzelf ook voldoende deskundig vinden, wat betreft het onderwerp en wat betreft de voorlichting aan deze groep over dit onderwerp.

Verpleegkundige én ouder zijn deskundig

'Op het consultatiebureau zien ouders mij als autoriteit. Ik ben natuurlijk ook inmiddels redelijk vaardig, maar in hun ogen ben ik superdeskundig, en dan staat de kast open, en dan zien ze daarin al die dossiers en dat versterkt dat beeld... Het groepsbureau straalt iets heel anders uit. Er is gewoon een heel andere sfeer. De ouders zijn als groep "sterker". Ze kijken nog wel naar mij voor het laatste woord, als ze er niet meer uitkomen, zo van: wat is het nou? Maar toch, het contact met andere ouders, de ontspannenheid die dat uitstraalt... De deskundigheid van de ouders staat er meer centraal dan de deskundigheid van de verpleegkundige.'

INGRID BROKX,
verpleegkundige, gezondheidscentrum de Spil, Almere

Deelnemers aan bijeenkomsten, waarbij een Voorlichter eigen taal en cultuur (Vetc'er) wordt ingezet, geven aan zich vertrouwd te voelen, gemakkelijker over hun problemen te kunnen praten, de levenservaring van de Vetc'er te kunnen waarderen. Een Vetc'er is ook rolmodel (9).

Er zijn verschillende 'soorten' voorlichters
- professionals, deskundig op een specifiek terrein: diëtist, oefentherapeut, docent lichamelijke opvoeding, cardioloog;

- professionals, deskundig op een breed terrein van gezondheid: huisarts, verpleegkundige;
- professionele Voorlichter eigen taal en cultuur (Vetc'er): mensen met verschillende culturele achtergronden en taalgebieden zijn opgeleid om gezondheidsvoorlichting in de eigen taal te geven;
- mensen die de doelgroep goed kennen;
- sleutelfiguren uit de doelgroep;
- 'peers' (mensen uit de doelgroep zelf). Als het om patiënten gaat worden ze vaak lotgenoten genoemd. Ze heten ook ervaringsdeskundigen. De methode om voorlichting door peers (Engels: *peer*) te laten uitvoeren heet de 'voor-en-door'-methode of *peer education*. Voorbeeld: seniorenvoorlichters, bezoekmoeders van het MIM-project (Moeders Informeren Moeders), jongeren van een 'smoke-free team' of een beachteam voor voorlichting over alcohol.

MIM: Moeders Informeren Moeders

'Als collega-moeder kun je veel beter steun geven en reageren. Veel beter dan een deskundige omdat collega-moeders het zelf aan den lijve ondervonden hebben. De kracht van MIM is dat de bezoekmoeders vrijwilligers zijn. Als hulpverlener zit je meer in een rol van: ze vragen mij iets, ik moet advies geven, ze verwachten van mij van alles en daar moet ik antwoord op weten. Hier is het gewoon anders, je doet het samen. Je reikt wat dingen aan, je vertelt wat dingen, moeders vertellen wat, maar ze gaan uiteindelijk hun eigen gang. Het is een andere manier van communiceren, het is van mens tot mens, een heel gelijkwaardige relatie. En het is dankzij hen ook heel laagdrempelig. Dat is een belangrijk voordeel bij preventie en voorlichting.

Je maakt zo beter gebruik van de ervaringsdeskundigheid en competentie van elke moeder: van de bezoekmoeder, maar ook van de programmamoeders. Deze moeders gaan niet naar huis met een pasklare oplossing voor hun individuele problemen, maar wel met veel bagage, en ze voelen zich gesterkt.'

MARIJKE VAN DER LOO EN ANNET VAN GENNEP,
MIM, Breda

Stapsgewijs is zo zicht gekomen op de doelgroep. Het doel, de boodschap en de vorm van de voorlichting zijn vastgesteld. Er is gekozen voor een bepaalde voorlichter (zender). Essentieel voorwerk is daarmee gedaan.

2.3 Voorlichting geven aan een groep

Tijdens een bijeenkomst kunnen mensen informatie, ervaringen en meningen uitwisselen. Dat is een van de voordelen van een bijeenkomst boven individuele voorlichting of voorlichting via een folder, radio of televisie. Overigens hangt het erg af van de gebruikte werkvormen hoeveel uitwisseling plaatsvindt. Bij een presentatie (lezing) is er meestal meer sprake van eenrichtingsverkeer dan van informatie-uitwisseling. Een groepsgesprek zorgt voor dynamischer communicatie, zowel tussen voorlichter en deelnemers als tussen deelnemers onderling.

Behalve overeenkomsten tussen de deelnemers aan een groepsbijeenkomst, zoals interesse voor een (mogelijk) gezondheidsprobleem, zijn er ook altijd verschillen in meningen, waarden en normen. Het is de kunst om als voorlichter gebruik te maken van de overeenkomsten én de verschillen.

Een voorlichter richt zijn communicatie zowel op het individu als op de groep
In een groepsbijeenkomst zijn dezelfde communicatieve vaardigheden bruikbaar als in individuele voorlichting. De voorlichter probeert immers individuele processen uit te lokken en te begeleiden. Daarbij kan hij gebruikmaken van processen die in een groep spelen.

Overal suiker in

'Je ziet dingen veranderen, ook al zijn ze soms niet gemeten. In de diabetesvoorlichting voor Hindostanen, mensen die dan bijvoorbeeld in een groep zeggen dat ze overal suiker in doen. Die dan de hele groep over zich heen krijgen. Die dan met z'n allen zoetjes gaan kopen. Dat soort dingen is het meer.

Zo viel me op dat de Voorlichter Eigen Taal bij de Marokkaanse vrouwen ging vertellen over de alvleesklier. Dat was voor bijna iedereen nieuw. Toen was ik verwonderd. Ik ken die mensen al jaren en het is helemaal nieuw voor ze! Hoe is het mogelijk! Wat komt er dan over van wat je vertelt? Dan zie je hoe belangrijk het is in zo'n groep. Dat ze ook zien hoe andere mensen ermee omgaan. Goh, dat heb ik ook. Hoe ga jij daarmee om? Dat is niet gemakkelijk te meten, maar het is wel waar het om gaat. En dat is welbevinden van mensen.'

JOLANDA VERVLOED,
diabetesverpleegkundige Stichting Thuiszorg Den Haag

2.3.1 COMMUNICATIEVE VAARDIGHEDEN ZIJN HET BASISGEREEDSCHAP

Communiceer doelgericht
Een voorlichter gebruikt zijn communicatieve vaardigheden om onder meer doelgericht een gesprek te voeren (zie kader over gespreksvaardigheden op pag. 60). Dat doet hij al bij de ontvangst van de deelnemers, om te bereiken dat ze zich op hun gemak voelen. Deze vaardigheden vormen tevens het basisgereedschap dat hij bij verschillende werkvormen kan inzetten.

In dit boek besteden we extra aandacht aan de volgende vaardigheden:
- vragen stellen;
- omgaan met vragen uit de groep;
- omgaan met situaties en vragen die méér vragen;
- omgaan met verschillende meningen.

Communicatieve vaardigheden (10)

Gespreksvaardigheden

Luistervaardigheden
'Niet'-selectieve luistervaardigheden (aandachtgevend gedrag)
- non-verbaal gedrag
- verbaal volgen
- gebruik van stilten

Selectieve luistervaardigheden
- vragen stellen
- parafraseren van inhoud
- reflecteren van gevoel
- concretiseren
- samenvatten

Regulerende vaardigheden
- openen van het gesprek en het vaststellen van doelen
- terugkoppelen naar (begin)doelen
- situatie verduidelijken
- hardop denken
- afsluiten van het gesprek

Zendervaardigheden
- feitelijke informatie geven
- uiting geven aan persoonlijke gedachten en gevoelens
- assertieve vaardigheden

Voor werkvormen om communicatieve vaardigheden toe te passen, zie hoofdstuk 3.

Vragen stellen (aan de groep)
Vragen stellen aan deelnemers is een effectieve manier om hen bij het onderwerp te betrekken en uit te nodigen aan het gesprek deel te nemen. Bovendien prikkelen vragen hen om over het onderwerp na te denken en het op zichzelf te betrekken.

Vragen dienen ook om iets te weten te komen of een gesprek op gang te brengen. Het is belangrijk je te realiseren wat je met vragen stellen wilt bereiken. Dat bepaalt de manier waarop je dat doet en welke (soort) vragen je stelt. Je kunt vragen stellen over kennis, om deze te peilen of op te frissen. Daarna kun je ontbrekende kennis aanvullen en nieuwe informatie geven. Vragen kunnen stimuleren om relaties te leggen tussen stukjes informatie en om het geheel van de informatie te overzien en te interpreteren.

Vragen kun je ook inzetten om na te gaan of deelnemers begrepen hebben wat je verteld hebt. Hun antwoorden vormen dan feedback voor de voorlichter.

Verder kunnen vragen dienen als 'starter' voor een gesprek.

Een vraag stellen

Stel een open vraag aan alle deelnemers:
- Stel één vraag tegelijk. Formuleer de vraag kort en duidelijk; stem taalgebruik af op de deelnemers.
- Kondig aan dat je de gelegenheid geeft rustig na te denken. Vertel dat je daarna reacties zult vragen. Geef aan dat reacties heel verschillend kunnen zijn en dat ze allemaal bijdragen aan de discussie. Maar wanneer mensen liever niet op een vraag ingaan, mag dat natuurlijk ook.
- Geef een ruime denkpauze.

Vragen om reactie

Vraag vervolgens aan wie je als eerste het woord mag geven. Observeer wie verbaal of non-verbaal reageert. Nodig uit het woord te nemen of een aanvulling te geven op wat anderen ingebracht hebben.

Reactie geven

Ga altijd in op een antwoord. Dat kan door te parafraseren of de kern te benoemen. Of door te bedanken ('Fijn dat u...'), of te knikken. Daardoor geef je blijk van waardering voor de geleverde bijdrage. Niet-reageren ontmoedigt reacties van anderen en geeft het gevoel genegeerd te worden. Zorg ervoor dat je niet te uitgebreid op het eerste antwoord ingaat, omdat het risico bestaat dat daardoor nauwelijks meer andere reacties mogelijk zijn. Om die reden kan het prettiger zijn, en voor de deelnemers 'veiliger', eerst een paar reacties te vragen, en eventueel kort te noteren, en dan op de reacties in te gaan. Kondig dat van tevoren aan.

Als het antwoord niet duidelijk of onvolledig is, vraag dan door. Zo kun je bijvoorbeeld ook doorvragen naar alternatieven. Formuleer hiervoor bij voorkeur open vragen.

Afhankelijk van het soort vraag:
- feitelijke vragen waarop een juist antwoord bestaat
  Wanneer het antwoord niet (geheel) juist is: bevestig het goede (deel van het) antwoord. Geef aan dat de vraag wellicht op een verkeerde manier gesteld is, probeer de oorzaak van het 'verkeerde' antwoord te achterhalen (redenering). Bedank de antwoorder voor zijn reactie. Speel het antwoord eventueel door naar anderen om een discussie op gang te krijgen.
- vragen naar ervaringen en meningen
  Vraag reacties van anderen: 'Wie wil nog meer reageren?'

Nodig expliciet uit tot andere reacties: 'Ik kan me voorstellen dat er ook heel andere opmerkingen zijn. Wie mag ik het woord geven?'

Afronden
Herhaal kort wat de deelnemers ingebracht hebben en bedank tot slot iedereen voor zijn inbreng.

Werken met mensen en materiaal

Mensen

'In de cursus "In de put, uit de put" bespreken we altijd het huiswerk. Soms door een open vraag: "Wie wil beginnen?" Andere keren spreek ik iemand aan. Van belang is dat iedereen aan bod komt. De ene cursist doet dat gemakkelijker en neemt meer tijd dan de andere, maar iedereen "moet" vertellen wat hij gedaan heeft, hoe hij ermee aan het werk is geweest. Bij mensen die hun verhaal wat kort houden, vind ik het van belang even na te gaan of ze hun verhaal echt hebben kunnen vertellen.'

JACQUELINE KOLK,
*algemeen sociaal wetenschapper en verpleegkundige,
programmacoördinator Preventie depressie en angst bij ouderen, Altrecht, Zeist*

Materiaal

'Mensen vonden het cursusboek over hartfalen moeilijk. En veel. Zeker deze ouderen in de cursusgroep zijn niet gewend aan lezen en nog minder aan opdrachten maken. Kleine dingen, zoals een plannetje maken of vijf positieve dingen opschrijven, dat gaat nog wel. Maar stapsgewijs opschrijven hoe ze een doel willen bereiken, dat lukte niet. Een enkeling heeft het cursusboek nooit ingekeken, denk ik. Ze konden wel lezen, maar kennelijk was het te moeilijk of te veel gevraagd. Al doende pas je het programma dan een beetje aan.'

CHRISTEL VOS, PETRA SALDEN,
verpleegkundigen cursus hartfalen, cardiologie, Máxima Medisch Centrum, Veldhoven

---

Omgaan met vragen (uit groep)

In een groepsgesprek en na een presentatie stellen deelnemers vaak vragen. Een goede voorbereiding op vragen die te verwachten zijn, levert veel gemak op tijdens de bijeenkomst zelf.

Soms kun je kiezen tussen zelf beantwoorden of de vraag doorspelen naar collegavoorlichters (geldt alleen als er verschillende voorlichters zijn of in een groepsgesprek). In andere situaties moet je kiezen tussen vragen meteen beantwoorden en vragen inventariseren om ze vervolgens in een logische volgorde te bespreken. Schrijf in het laatste geval de vragen op (liefst op bord, flap of sheet), zodat de vragensteller ziet dat zijn vraag genoteerd wordt.

Beantwoord vragen één voor één en 'to the point':
- Luister goed naar de vraag en kijk de vragensteller aan. Laat de vragensteller uitpraten. Geef nog niet te veel reactie.
- Herhaal kort de vraag. Zo win je tijd om na te denken hoe je de vraag gaat beantwoorden. Bovendien kun je nagaan of je de vraag juist hebt begrepen en weet je zeker dat iedereen de vraag gehoord heeft. Begin pas met antwoorden als je de vraag goed hebt begrepen.
- Geef antwoord op één vraag tegelijk. Wanner één persoon meer vragen gesteld heeft, geef dan aan dat je x (aantal) vragen gehoord hebt. Uw eerste vraag is..., uw tweede vraag is... Wanneer je ze kort kunt beantwoorden is dat geen probleem. Wanneer de serie vragen leidt tot een lang antwoord, geef dan aan dat je ook andere mensen de gelegenheid wilt geven hun vragen te stellen. Laat de vragensteller kiezen op welke vraag hij nu het liefst antwoord wil hebben.
- Geef een eenvoudig antwoord. Richt je tot de hele groep en niet alleen tot de vragensteller.
- Wanneer iemand een vraag stelt die al eerder aan de orde is geweest, geef een kort helder antwoord, liefst met andere woorden. Geef aan dat je er al eerder op bent ingegaan.

Houd je bij het onderwerp:
- Ga bij het beantwoorden van een vraag niet in discussie. Laat je evenmin verleiden tot uitspraken die je niet wilt doen.
- Als je het antwoord niet weet, geef dat dan aan. Wanneer er mogelijkheden zijn om het antwoord later alsnog te geven, beloof het antwoord op te zoeken en geef aan wanneer je erop terugkomt.
- Als blijkt dat de vragensteller je antwoord niet goed begrepen heeft of niet wil geloven, herhaal je uitleg dan kort in andere woorden. Schakel eventueel andere deelnemers in om het antwoord uit te leggen.
- Soms stelt een deelnemer een vraag over bijvoorbeeld een familielid, terwijl je als voorlichter denkt dat de vraag eigenlijk betrekking op de deelnemer zelf heeft. Geef dan gewoon antwoord op de vraag en laat je vermoeden voor wat het waard is. Respecteer de behoefte van de deelnemer om niet openlijk te zeggen dat hij een probleem heeft, door schaamte of een andere reden.

    Ga eventueel in de pauze of na de bijeenkomst naar deze deelnemer toe om te vragen of hij voldoende informatie heeft gekregen of behoefte heeft aan meer. Desgewenst kan de deelnemer iets meer vertellen over zijn probleem (11).

Situaties en vragen die méér vragen
Een programma verloopt niet altijd volgens het boekje. Er kunnen altijd onverwachte situaties optreden. De voorlichter moet er met tact en creativiteit mee omgaan. Het is daarom zinvol om vooraf stil te staan bij eventuele lastige situaties en vragen. Enkele daarvan passeren hierna de revue.

- *Niemand stelt vragen.* Prikkel het publiek bijvoorbeeld met een korte samenvatting of een stelling.
- *Een vragensteller steekt een heel verhaal af.* Wanneer de vragensteller veel vertelt, maar geen vraag stelt, onderbreek hem dan. Vraag hem tot de kern te komen: 'U heeft veel te vertellen. Toch wil ik graag eerst horen welke vragen er zijn, bij u en bij anderen. Hebt u een vraag die u wilt stellen?'
- *Een vraag valt buiten het kader van de bijeenkomst of buiten het onderwerp.* Ga niet op deze vraag in. Geef wel aan dat het een interessante vraag is, maar dat deze buiten het kader van de bijeenkomst of het onderwerp valt.
- *Een deelnemer zegt dingen die feitelijk onjuist zijn.* Probeer kort en zakelijk de juiste informatie te geven. Zorg er daarbij voor dat de deelnemer zich toch gewaardeerd voelt om zijn inbreng. Je kunt bijvoorbeeld zeggen dat dit inderdaad vaak wordt gedacht, maar dat uit onderzoek is gebleken dat het toch niet waar is. Verlies je niet in details, hoewel je er veel van af weet.

Fabels

'Als een moeder op het groepsbureau iets inbrengt, waarvan wij vinden dat het niet goed is of onzinnig is, dan vraag ik wel eens: "Waar heb je dat vandaan? Heb je het ergens gelezen?" Dan is de reactie vaak: "dat hoor je wel eens..." Ik geef dan neutrale informatie, de algemene richtlijn als tegenwicht. Een enkele keer zeg ik gewoon: "dat zijn echt fabeltjes". Maar het belangrijkste is die dingen op een plezierige manier te relativeren.'

INGRID BROKX,
verpleegkundige gezondheidscentrum de Spil, Almere

- *Een deelnemer brengt een persoonlijk probleem in.* Een mededeling of vraag kan betrekking hebben op de specifieke, persoonlijke situatie van de vragensteller. Soms leent het onderwerp zich niet voor gezamenlijke bespreking of er is binnen het programma geen tijd voor. Geef dan aan dat je merkt dat het onderwerp voor de vragensteller erg belangrijk is, maar te specifiek is om te beantwoorden of te specifiek om voor de hele groep te bespreken. Verwijs zo nodig naar een later tijdstip om individueel over het onderwerp verder te spreken.
- *Vijandige vragen.* Ook als je de vijandigheid niet begrijpt, is vijandig reageren op een dergelijke vraag meestal niet adequaat. Soms kun je de vraag in eigen woorden herhalen, zodat je deze kunt ombuigen naar bijvoorbeeld een antwoord waarin je de belangrijkste punten nog eens aangeeft. Een andere mogelijkheid is hardop te reflecteren en begrip te tonen voor de moeilijke taken waarvoor mensen zich geplaatst zien.
- *Vragen over de persoonlijke situatie of mening van de voorlichter.* Soms stelt een deelnemer een vraag aan de voorlichter over diens persoonlijke gedrag of persoonlijke

mening: 'Hoe eet u zelf?' Geef een antwoord waarbij je je prettig voelt. Soms werkt het drempelverlagend en stimulerend wanneer de voorlichter eigen ervaringen inbrengt. Maar het is ook mogelijk om aan te geven dat het niet aan de orde is of er niet toe doet, wat je als voorlichter denkt en doet. Maak dan wel duidelijk dat je achter het belang van het onderwerp staat en staat voor wat je zegt.

De voorlichter gewogen

'Er zijn altijd wel deelnemers die je deskundigheid als peer-voorlichter uittesten, soms al in het kennismakingsrondje. "Wat is uw functie eigenlijk?" of expliciter: "Heeft u dan wel verstand van artrose?" Het zijn een soort "spelletjes" waarmee mensen zich een positie in de groep willen verwerven. Mannen doen dat vaker dan vrouwen. Mannen zoeken bondgenoten om hun positie duidelijk te maken van "wij mannen". In een bijeenkomst over overgewicht bracht ik daarom ook mijn eigen ervaringen in om mijn gewicht een beetje op peil te houden. Een man maakte toen een opmerking, zoiets van "goed gevuld". Ik probeer daar met humor op te reageren. Ik heb gezegd: "Nou, er is dus niks mis met uw ogen."'

PAULA HANSMA,
seniorenvoorlichter

- *Partners van patiënten hebben andere zorgen dan de patiënten.* In een bijeenkomst voor patiënten en hun partners kunnen de partners andere zorgen en belangen hebben dan de patiënten. Patiënten of hun partners kunnen een vraag stellen om 'gelijk' te krijgen tegenover de ander. Zorg dat je buiten een mogelijk conflict blijft. Maak de posities van beiden duidelijk en toon begrip voor ieders positie.

Rolverdeling tussen partners

'In de cursus "Hartfalen" zat een echtpaar, waarvan de man hartfalen had. Zijn vrouw was heel nadrukkelijk aanwezig. Zij had behoefte om haar verhaal kwijt te kunnen, dat mag ook. Maar zij gaf vaak antwoord op een vraag die we aan haar man stelden. Dan probeer je terug te koppelen door je op de man te richten: "Vindt u dat ook?" of zo'n soort vraag. Je moet stellig en duidelijk zijn, zonder onbeleefd te zijn.'

CHRISTEL VOS, PETRA SALDEN,
verpleegkundigen cursus hartfalen,
Máxima Medisch Centrum, Veldhoven

- *Mensen haken af als ze zich niet betrokken voelen of het niet kunnen volgen.* Probeer deelnemers te betrekken bij het onderwerp. Let op signalen dat mensen afhaken. Breng structuur aan om de kern van je verhaal kracht te geven. Herhaal de kern. Maak gebruik van de kennis en ervaringen van de deelnemers. Zorg voor interactie.

Schipperen

'Een groot deel van de mensen met COPD komt uit de sociaal-economisch lagere klasse. Een deel daarvan is in praktische zin vrijwel analfabeet. Die kunnen het tempo vaak nauwelijks bijhouden. En dat is lastig. Ik bouw al veel herhaling in. Alle dingen die ik vertel komen binnen het uur misschien wel drie keer terug. En dan nog merk je dat een aantal mensen de boodschap echt niet begrepen heeft. Dan worden ze onrustig. Of ze stellen vragen over iets wat ik al twee keer heb uitgelegd. Meestal zijn het de non-verbale signalen waar je het aan merkt.
Wat doe je er dan aan? Meestal probeer ik ze het eerste halfuur er wel bij te betrekken en een vraag te stellen aan hen. "Goh, meneer... of Harrie..., snap je nog een beetje wat ik net verteld heb?" Ik durf die vraag wel te stellen hoor. En als blijkt dat het hem niet duidelijk is, dan geef ik weer een voorbeeld en vertel een stukje opnieuw, maar ik kom dan wel in tijdnood. Want ik wil bepaalde dingen vertellen en de vaardigheden laten oefenen in een practicum. Dat is dan wel eens lastig.'

GERARD PEETERS,
verpleegkundig specialist astma/COPD,
Sint Elisabeth Ziekenhuis Tilburg

Omgaan met verschillende meningen
Er is een verschil tussen 'dat is zo' en 'dat vind ik'. Mensen houden er vaak verschillende meningen op na. Daar is niets mee mis. Het is belangrijk om in een groepsgesprek meningen uit te wisselen. Wel kan het voor een voorlichter lastig zijn dat meningen en 'feiten' door elkaar gehaald worden. Van een feit kan worden gezegd of het juist is. Van een mening moet duidelijk zijn, dat een ander er anders over kan denken.

Bewaak het onderscheid tussen feitelijke informatie en een mening. Geef in samenvattingen van de inbreng van deelnemers duidelijk aan waar het om een mening gaat: 'U vindt dat...' of 'U zegt dat ik in een week geen vier kilo kan aankomen. Maar na de kerstweek zie ik dat de weegschaal vier kilo meer aangeeft dan de week daarvoor.'
    Soms kun je deelnemers vragen om zelf aan te geven of het om een feit of hun mening gaat.
    Maak verbaal en non-verbaal duidelijk dat verschillende meningen in de groep het gesprek interessant en uitdagend maken. Dat geeft een positieve waarde aan het feit dat er verschillende meningen zijn. Geef aan dat de mening van de een niet beter of slechter is dan die van de ander.
    Bespreken van verschillende meningen maakt een gesprek levendig. Door argumenten uit te wisselen kunnen de deelnemers de argumenten opnieuw afwegen en hun mening bijstellen.

Betweters

'Er zijn natuurlijk altijd "betweters". Mensen die aan hun baby bijvoorbeeld gewone melk gaan geven. Of fruit en groentehapjes, alles gewoon veel eerder. Want: "hij vindt het zo lekker, en hij is eraan toe".

De kunst is natuurlijk om haar in haar waarde te laten en toch aan te geven hoe andere ouders het doen. Je kunt bijvoorbeeld zeggen: "Wat jij doet is 'n manier, maar er zijn ook andere manieren. En aan sommige dingen zitten wel risico's." Je moet wel een goede timing kiezen, wanneer je die algemene richtlijn geeft.

Laatst was er een keer een moeder niet op het groepsbureau. Die moeder deed alles wat zij goed vond voor haar baby, terwijl ik soms denk:... is dat nou werkelijk goed? Ik vroeg aan de groep: "Mis ik nog iemand?" Toen zei iemand uit de groep: "Ja, die moeder die alles veel eerder geeft en doet." Toen begonnen er een paar te lachen. Met andere woorden: mensen hebben wel heel veel dingen in de gaten: O, ja, die mevrouw doet het zo...'

INGRID BROKX,
verpleegkundige gezondheidscentrum de Spil, Almere

Vraag bij meningen door. Vraag naar de achtergrond en besteed aandacht aan de argumenten: 'Kunt u wat meer vertellen over uw standpunt?'

Erken de ervaring waarop de deelnemer zijn mening baseert. Eigen ervaringen spelen immers vaak een belangrijke rol in een mening. Maar maak ook duidelijk dat ervaringen niet de enige basis hoeven te vormen voor een mening. 'Ik begrijp dat u persoonlijk eigenlijk geen schade ondervindt van roken en iedereen zijn vrijheid gunt. Dat is fijn. Toch ben ik ook benieuwd naar de ervaringen van anderen en andere meningen.' Of: 'Wie wil reageren? Wie is het hiermee eens? Of juist niet?' Zo zorg je ervoor dat er ruimte blijft voor andere meningen. Drijf verschillen echter niet op de spits. Een ruzie heeft een negatieve invloed op de sfeer tijdens de bijeenkomst en erna (11)!

Geef niet te snel je eigen mening als reactie op de inbreng van deelnemers. Soms geven zij sociaal-wenselijke antwoorden, zeker wanneer zij elkaar nog niet goed kennen. Het is beter om te zeggen dat het ook anders kan zijn dan uit de (sociaal-wenselijke) antwoorden lijkt.

Veelpraters

'Als bepaalde mensen (te) veel aan het woord zijn, kun je dezelfde technieken gebruiken als in vergaderingen. Van belang is dat je als docent laat merken dat je mensen gehoord hebt, dat hun inbreng belangrijk is, maar dat je terug wilt naar het programma. Dat kun je doen door een samenvatting te geven en te zeggen: "Dat heb je goed duidelijk gemaakt", of "Dat is interessant", of "Dat komt terug dan en dan..." "En dan wil ik nu terug naar het onderwerp van vandaag..." Je moet dan wel het cursusprogramma door en door kennen. Dan kun je concreet maken tijdens welke bijeenkomst het onderwerp aan de orde komt.'

JACQUELINE KOLK,
algemeen sociaal wetenschapper en verpleegkundige, programmacoördinator Preventie depressie en angst bij ouderen, Altrecht, Zeist

> **Tussen 'laten gaan' en begrenzen**
>
> Je moet wel heel goed weten wat je doet. Je moet het kunnen laten gaan, maar je moet de mensen ook bij het thema houden: begrenzen. Sommige mensen vertellen soms een heel persoonlijk verhaal waar ze later spijt van hebben. Dan is het goed om te begrenzen. Je zegt dan: ik heb straks nog even tijd voor u. Je weegt dan zelf af wat in de groep besproken wordt en wat goed is voor een onderling gesprek later.
>
> MARLEEN VAN NEERVEN,
> *sociaal-psychiatrisch verpleegkundige* GGZE, *Eindhoven*

2.3.2 BEÏNVLOEDINGSMETHODIEKEN

Een voorlichter maakt behalve van basale communicatievaardigheden gebruik van beïnvloedingsmethodieken (12). Deze zijn in wezen niet anders dan die in individuele voorlichtingsgesprekken. Je kiest een methodiek die geschikt is om gedragsverandering te beïnvloeden. De methodiek moet afgestemd zijn op de stap die je wilt beïnvloeden en de factoren die in die stap een rol spelen. Uiteraard moet de methodiek ook passen bij de groep. Voor een overzicht zie het kader 'Wanneer zijn welke methodieken bruikbaar?'. De methodieken zijn toe te passen in verschillende werkvormen.

Wanneer zijn welke methodieken bruikbaar(13)?

Stap	Methodieken
Openstaan (aandacht)	Voorbeelden geven, uit het leven gegrepen Anekdote vertellen Een onverwachte aanpak hanteren Vragen (laten) invullen
Begrijpen (bewustwording)	Informatie geven (bruikbaar, belangrijk, betekenisvol) (Laten) bespreken (beklijvend; actieve verwerking)
Willen *(intentie)*	
Attitude – risicoperceptie	Feitelijke informatie over risico's geven of bespreken Confronteren met risico's of gevolgen (Laten) evalueren van eigen gedrag

– voor- en nadelen	(Laten) ervaren	
	Overreden met (nieuwe) argumenten	
	Zelf(her)evaluatie plannen of uitvoeren	
	Bespreken van geanticipeerde spijt (Kunt u zich voorstellen hoe u zich achteraf zou voelen?)	
Sociale invloed		
– norm	Gewenst gedrag van 'model' als norm tonen	
	Sociale vergelijking (laten) toepassen	
– druk/steun	Mobiliseren sociale steun	
	Versterken sociale netwerk	
	Versterken assertiviteit	
	Vermijden van druk (risicosituaties)	
Eigen effectiviteit	Zelf (laten) doen en succes (laten) ervaren; zorgen voor positieve feedback	
	Modeling toepassen	
	Attributie bespreken	
Kunnen		
– barrières	Anticiperen op barrières	
	Gezamenlijke strategie ontwikkelen	
	Versterking contacten in wijk/tussen organisaties (wijkgericht werken)	
– vaardigheden	(Laten) oefenen	
	Modeling toepassen	
	Demonstreren	
Doen (gedrags- verandering)	Stellen van doelen	
	Afspraken vastleggen	
	Inpassen in dagelijks leven	
	Beloning in vooruitzicht (laten) stellen	
	Anticiperen op falen	
Blijven doen (gedragsbehoud)	Zorgen voor feedback	
	Regelen van follow-up	
	Attributie bespreken	
	Voorbereiden op risicosituaties	
	Zelfmanagement aanleren en bevorderen	

Figuur 2.2 Welke werkvorm is geschikt voor welke stap (fase).

Stap (fase)	Communicatieve interventie:	Werkvormen
Openstaan (aandacht)	– aandachtgevend gedrag – afwisseling van zender – uitnodigen tot interactie – aansluiten bij behoeften	Afwisseling van werkvormen: – aandachttrekkend en uitnodigend.

Stap (fase)	Communicatieve interventie:	Presentatie/lezing	Groepsgesprek (discussie)
Begrijpen (bewustwording)	– informatie geven – informatie bespreken	+	+
	verwerken van informatie: – informatie laten bespreken		+
Willen (intentie)	– (laten) bespreken van ervaringen, voor- en nadelen van gedrag		+
Attitude, Sociale invloed, Eigen effectiviteit	– laten ervaren van effect van gedrag – voorbeeld geven (modeling)		
Kunnen Vaardigheden en barrières	– (laten) voordoen en laten oefenen – bespreken van te verwachten problemen		+
Doen (gedrag)	contracting: doelen stellen en afspraken maken		+
Blijven doen (gedragsbehoud)	– actief navragen van verloop – feedback		+

Onderling bespreken van informatie of stelling	Spel, oefening (geen vaardigheidstraining)	Rollenspel	Demonstratie	Training/ oefening
	+			
+	+ (quiz, spel, casusbespreking)			
	+	+		+
	+	+	+	
		+	+	+
+				
+				

Figuur 2.3 Specifieke kenmerken van werkvormen.

	Lezing, presentatie	Groepsgesprek	Onderling bespreken van informatie, stelling
Groepsgrootte Min/max	12-onbeperkt	– 6-12 – sommige: 6-20	In (sub)groepen van 2-6
Interactie Voorlichter - groep	I.h.a. beperkt; in kleine groep. Tussentijdse vragen mogelijk, afhankelijk van de vaardigheden van de spreker	+	De voorlichter houdt vinger aan de pols m.b.t. inhoud en vorm
Interactie in groep; meerwaarde voor groepsproces	Zeer beperkt. Eventueel ondervangen door vervolgbespreking in groepjes	++	Mogelijkheid om stil te staan bij eigen ervaringen. Biedt gelegenheid informatie te verwerken en toe te passen op de eigen situatie
Voordelen	– Is een 'veilige' start voor deelnemers – Brengt deelnemers op gelijk niveau van informatie – De voorlichter heeft sterke invloed op de inhoud en het verloop van de bijeenkomst – De inhoudelijke deskundigheid kan effectief worden gebruikt	– Deelnemers zijn actief – De voorlichter kan aansluiten bij deelnemers (informatie op maat) – De voorlichter kan nagaan of de informatie is overgekomen – Belangrijke vorm voor meningsvorming en verandering van houding	Gelegenheid om zich voor te bereiden op uitwisseling of informatie te verwerken
Nadelen	– Accent op informatie geven – Niet gericht op mening en houding – Groep is passief, kan afhaken – Geen controle of informatie begrepen is	– In het algemeen: geen – Discussie kan 'uit de hand lopen'	– Als het te lang duurt, verzandt het gesprek – Het groepje moet zelf het proces bewaken

Spel of oefening (geen training)	Rollenspel	Demonstratie	Oefening/training
Afhankelijk van de aard van het spel	6-20	6-10; soms tot 20	6-10
+	+	+, als de groep niet te groot is	+
++	++	+, afhankelijk van situatie en soort demonstratie	+, afhankelijk van trainingsopzet
– Draagt bij aan sfeer, samenwerking in de groep – Helpt om informatie te verwerken en houding te bepalen – Biedt variatie t.b.v. leren	– Draagt bij aan vinden van oplossingen en alternatieven op maat – Biedt mogelijkheid aanpak uit te proberen en vaardigheden te oefenen	– Je kunt iets laten zien: voorwerp, handeling, effect van handeling	– Biedt mogelijkheid om vaardigheden eigen te maken – Versterkt vertrouwen in eigen kunnen
Kan onrustig zijn	– Kan bedreigend zijn. – Groep kan het flauw of onzinnig vinden – Kost relatief veel tijd	– Voorlichter soms erg geconcentreerd op voordoen	– Kan bedreigend zijn – Groep moet klein genoeg zijn om voldoende feedback te kunnen geven aan elke deelnemer

Figuur 2.3 Specifieke kenmerken van werkvormen (vervolg).

	Lezing, presentatie	Groepsgesprek	Onderling bespreken van informatie, stelling
Aandachts-punten	Maximaal 20 minuten	Ongeschikt wanneer een onderwerp helemaal nieuw is en de deelnemers er erg weinig van weten of er erg weinig ervaring mee hebben	Terugkoppeling naar de groep

2.3.3 OVERZICHT VAN WERKVORMEN

Een voorlichter heeft in groepsbijeenkomsten de keuze uit een aantal werkvormen, zoals een presentatie (lezing), een groepsgesprek, een demonstratie, spelen van situaties ('rollenspel') en opdrachten. In figuur 2.2 en 2.3 staan overzichten van werkvormen, hun functies en hun specifieke kenmerken. In hoofdstuk 3 staat een beschrijving van de verschillende werkvormen.

2.4 Invullen van het programma

Er is nu antwoord op de drie belangrijkste vragen: voor wie (de doelgroep), wat (de boodschap en vorm) en waartoe (het doel). Duidelijk is ook op welke determinanten de voorlichting gericht moet zijn. Dat laatste geeft al aanwijzingen voor de keuze van de beïnvloedingsmethodieken en werkvormen. Misschien is ook duidelijk wie de voorlichting kan opzetten of uitvoeren. Dit is het moment om na te gaan of er bruikbare programma's bestaan. Pas als die niet beschikbaar zijn of niet geschikt zijn voor de doelgroep en het doel, komt zelf ontwikkelen in het vizier.

Maak gebruik van bestaande programma's
Ga na of er programma's bestaan en of die effectief gebleken zijn. Soms zijn er programma's die met een kleine aanpassing te gebruiken zijn. Je kunt ook programma's op het spoor komen die weliswaar niet direct bruikbaar zijn, maar die wel voor inspiratie kunnen zorgen.

Spel of oefening (geen training)	Rollenspel	Demonstratie	Oefening/training
– Vereist veiligheid – Vereist heldere spelregels – Ieder moet een bijdrage kunnen leveren	– Vereist (grote mate van) veiligheid (meestal pas mogelijk in de loop van een cursus) – Vraagt zorgvuldige voorbereiding, begeleiding tijdens het rollenspel en nabespreking	– Contact houden met groep en reageren op opmerkingen en vragen	– Vereist veiligheid (afhankelijk van soort oefening) – Vraagt zorgvuldige voorbereiding, begeleiding tijdens het oefenen en nabespreking

Zoek mensen en instellingen die ervaring hebben met voorlichting
Benader het liefst mensen die de doelgroep kennen en/of ervaring hebben met voorlichting over hetzelfde onderwerp. Er bestaan nogal wat draaiboeken voor voorlichting. Die zijn te vinden via (documentatiecentra van) lokale en landelijke organisaties.

Wie beschikken er over draaiboeken

- Collega's
- Stivoro
- GGD
- GGZ-instelling
- LCV&V
- Trimbos-instituut
- Thuiszorg
- Ziekenhuis
- Nationaal Instituut voor Gezondheidsbevordering en Ziektepreventie (NIGZ)
- Nederlands Instituut voor Zorg en Welzijn (NIZW)

Categorale organisaties zoals:
- Nederlandse Hartstichting (NHS)
- Nederlands Astma Fonds (NAF)
- Voedingscentrum
- Koningin Wilhelmina Fonds voor de kankerbestrijding (KWF)

Ga na of een bestaand programma bruikbaar is
De kwaliteit van een programma, beschreven in een draaiboek, kun je beoordelen aan de hand van de paragrafen 2.3.2 en 2.3.3. Hierin staat de methodische aanpak van gezondheidsvoorlichting beschreven. Een beknopt overzicht van punten waarop je een programma kunt beoordelen is het *preventie effectmanagement instrument* of Preffi (paragraaf 5.2 en 7.4) (14).

In een reeks bijeenkomsten behoort de stapsgewijze gedragsbeïnvloeding herkenbaar te zijn: de eerste bijeenkomst is gericht op de eerste stap(pen) van gedragsverandering, de laatste bijeenkomst op een of meer van de laatste stappen. In de beschrijving van de programma's van de bijeenkomsten moet deze opbouw herkenbaar zijn.

Project 'Astma, thuis en op school'

Onderdeel: Cursus voor kinderen

PROBLEEMBESCHRIJVING
Veel kinderen met astma hebben onvoldoende kennis, vaardigheden en zelfvertrouwen om goed met hun astma om te gaan. Daardoor hebben ze meer last van hun astma en ondervinden ze meer beperkingen en handicaps in hun leven dan nodig is.

Het interventiepakket bestaat uit drie onderdelen: een cursus voor kinderen, een cursus voor ouders en een informatiepakket voor leerkrachten.

CURSUS VOOR DE KINDEREN:
Doelgroep: kinderen met astma uit groep 5-8 (8-12 jaar)
Doel: bevorderen van zelfmanagement van kinderen met astma op de basisschool
Interventie: zes groepsbijeenkomsten van vijf kwartier, gevolgd door halfjaarlijkse bekrachtiging (in het volgende kader zijn hiervan drie bijeenkomsten nader uitgewerkt)

Overzicht doelen, werkvormen en materialen (15).

Doelen	Werkvormen	Materialen
Eerste bijeenkomst		
a Kennismaken	a Begeleider stelt zich voor Kringgesprek Groepsthermometer bespreken: streepjes bij goed meedoen; cadeautjes	a Groepsthermometer

b Doel van de groep verduidelijken	b Informatie geven	b Praatmodel van de longen Kleurplaat van de longen Dikke en dunne rietjes
c Communicatie over astma verbeteren	c Kringgesprek of elkaar in tweetallen interviewen Zelf kwartet maken op lege kaartjes	c Kaartjes voor kwartetspel
d Inventarisatie kennis over astma en kennisoverdracht over astma	d Quiz en leergesprek	d Quizvragenlijst; kaartjes met JA en NEE
Tweede bijeenkomst		
a Kennis vergroten over medicijnen	a Informatie geven Demonstratie van gebruik van inhalatieapparatuur door een van de kinderen Eigen medicijnen naar werking indelen in het stoplichtmodel	a Inhalatie-instructieset Dummy's van medicijnen. Groot vel met stoplicht erop Groene, oranje en rode stickers
b Attitude verbeteren t.a.v. medicijngebruik	b Vraagspel 'Geen ja, geen nee': op vragen over medicijnen bij astma antwoorden zonder 'ja' of 'nee' te antwoorden	b Kaartjes met vragen Fiches
c Therapietrouw vergroten	c Groepsgesprek Pantomime (emoties uitbeelden) Toneelstukje (rollenspel): praten over astma met de dokter	c Lijst van situaties die emoties oproepen Kaartjes voor rollenspel
Vierde bijeenkomst		
a Vergemakkelijken om thuis te praten over astma	a Toneelstukje (rollenspel): vragen om niet te roken	a Kaartjes voor rollenspel
b Herkennen van emoties	b Spel 'Hoe voel je je'; gaan staan bij het gezicht dat het beste past bij je gevoel	b Vellen papier met gezichten erop met emoties

| c Verruimen van probleemoplossingsstrategieën (start) | c Groepsgesprek/brainstorm om oplossingen te bedenken bij problemen aan de hand van vijf stappen | c Flapover/schoolbord |

Ga methodisch te werk bij het ontwikkelen van een programma
Wanneer er geen geschikt programma is, moet je een voorlichtingsprogramma ontwerpen. Pak dat methodisch aan, met behulp van voorgaande paragrafen. Ook hierbij kan het preventie effectiviteitsinstrument (het Preffi, zie paragraaf 5.2 en 7.4) zijn dienst bewijzen. Ontwikkel eerst de inhoud en leg die vast in een draaiboek.

In een draaiboek staan antwoorden op de vragen omtrent methodische voorlichting: voor wie (ontvanger, doelgroep), wat (boodschap en vorm), waartoe (doel: gedragsverandering of fase daarvan) en door wie (voorlichter of zender).

Op basis van de antwoorden op die vragen kunnen beïnvloedingsmethodieken en werkvormen gekozen worden. Het programma en een beschrijving van de werkvormen en materialen staan in het draaiboek.

Samenvatting

Effectieve voorlichting aan een groep wordt volgens een bepaald plan opgezet en uitgevoerd. In de opzet spelen de communicatiereeks 'ontvanger-boodschap-kanaal-doel-zender' en de stappen van gedragsverandering een cruciale rol.

De doelgroep (ontvangers) wordt gekarakteriseerd aan de hand van demografische kenmerken, gezondheid, gezondheidsgedrag en communicatiekenmerken. Daarnaast is de beginsituatie, waaronder de voorkennis, van een groep relevant.

Het doel van voorlichting geeft het gewenste resultaat bij de doelgroep aan, zo concreet mogelijk, liefst in maat en getal. Soms werkt men met algemene doelstellingen en specifieke doelen. De boodschap en de wijze van presenteren zijn afgeleid van het doel en afgestemd op de doelgroep.

Voor de manier van overbrengen staan twee principes ter beschikking: de structuur van het programma 'ontvangst-inleiding-kern-slot' en didactische principes. Tot de laatste behoren de leerstijl en het gebruik van 'effectieve elementen' in de voorlichting.

De voorlichter (zender) ten slotte moet aantrekkelijk, geloofwaardig en deskundig zijn. Er zijn verschillende 'soorten' voorlichters: professionals, ervaringsdeskundigen/lotgenoten, mensen uit de doelgroep die getraind zijn om voorlichting te geven (voor-en-door-methode, *peer-education*).

In groepsvoorlichting richt de voorlichter zich zowel op de groep als op het individu. Hij maakt daarbij gebruik van basale communicatievaardigheden, die de informatieoverdracht, informatieverwerking en interactie bevorderen. Vragen stellen is daarbij minstens even belangrijk als informatie geven en vragen beantwoorden.

De voorlichter maakt doelgericht gebruik van verschillende werkvormen, die elk hun eigen mogelijkheden en beperkingen hebben.

Literatuurverwijzingen

1 Crébas, 2001.
2 Brinkman, 1995.
3 Rijkers, 1999; Van Woerkom & Van Megeren, 1999.
4 Hommels en Molleman, 2000; Huff, 1999.
5 Maertens en Maris, 1992.
6 Leren leven met pijnklachten, 1997.
7 Naar Van Os, Perrée en Cremers, 1996.
8 Voorham en Kocken, 2000; Drewes en Van Haastrecht, 1998.
9 Van der Valk, 1998.
10 Van der Molen e.a., 1995.
11 Drewes en Van Haastrecht, 1998.
12 Bool, 2003.
13 Van der Burgt en Verhulst 2003; Brug e.a., 2000.
14 Peters, 2003; Molleman, 2003.
15 Colland, 1999.

3

WERKEN MET EEN GROEP

3.1	Leren werken met groepen	83
3.2	Presentatie (lezing)	85
3.3	Groepsgesprek	89
3.4	Werkvormen in een groepsgesprek	96
3.4.1	Vragen aan elkaar	96
3.4.2	Subgroepen en plenaire rapportage	96
3.4.3	Rondje	97
3.4.4	Denkpauze	97
3.4.5	Brainstorm	97
3.4.6	Werken met plakbriefjes (stickerparade)	98
3.4.7	Situatiebespreking	98
3.5	Andere werkvormen in een groep	99
3.5.1	Demonstratie	99
3.5.2	Oefeningen	100
3.5.3	Spelen van situaties (oefenen van communicatieve vaardigheden)	103

3.5.4   Opdracht en spel   105

Samenvatting   106

Het komt nogal eens voor dat verpleegkundigen voorlichting geven aan groepen, daarom besteden we een hoofdstuk aan het (leren) werken met groepen en aan werkvormen die voor dergelijke bijeenkomsten geschikt zijn (zie figuur 2.3 'Specifieke kenmerken van werkvormen'). Enkele werkvormen en hun bruikbaarheid bij bepaalde stappen komen aan bod. Een open dag en een stand zijn andere vormen van voorlichting aan groepen, waar veel verpleegkundigen mee te maken hebben (zie bijlage 6 en 7).

3.1 Leren werken met groepen

Tijdens de opleiding leren verpleegkundigen de basisprincipes van werken met groepen, maar veel leren zij daarna in de praktijk en door aanvullende scholing. Hoe zij dat doen, vertellen twee verpleegkundigen in de volgende interviews.

Op verschillende manieren leren werken met groepen

Onzekerheid

'Voor veel verpleegkundigen die net van de opleiding komen is het een hele stap om in een groep te stappen en het groepsproces aan te gaan. Ze zijn soms bang dat ze daar onvoldoende grip op hebben. En vooral bang dat ze dingen niet weten, bepaalde vragen niet kunnen beantwoorden. In een één-op-één contact kun je reageren met: "Dat is een goede vraag. Ik kan daar nu niet goed een antwoord op geven. Weet je wat, ik schrijf hem even op en dan bel ik u daar nog over." In een één-op-één contact is dat toch makkelijker dan dat je in een groep met je mond vol tanden staat.'

Gespreksvaardigheden toepassen

'Verpleegkundigen zouden ervaring moeten kunnen opdoen, zich de methodiek eigen moeten maken. Heel systematisch, zo van wat moet ik allemaal weten voor een gesprek met een ouder, wat voor informatie moet ik geven. Je moet je toch een bepaalde systematiek eigen maken en dan kun je die daarna ook weer loslaten. Maar dan heb je voor jezelf duidelijk wat je in je hoofd moet hebben. Als je die vaardigheid hebt dan kun je de systematiek die je gebruikt in een individueel gesprek ook gebruiken als je, twee, drie of meer mensen bij elkaar hebt.'

Samenwerken

'Verpleegkundigen die voor het eerst een groepsvoorlichting gaan verzorgen of een groepsconsultatiebureau gaan begeleiden, hebben soms de neiging heel veel voor te bereiden, folders en boeken mee te nemen om een lees- of thematafel samen te stellen. Dat is meestal niet nodig. Op het

groepsconsultatiebureau hebben de ouders daar vaak geen behoefte aan, tenzij het toevallig net het onderwerp is waar ze het over willen hebben.
De kunst is om te luisteren naar de ouders. Om te horen en te kunnen benoemen: wat is het probleem. Daar heb je natuurlijk wel vaardigheden voor nodig. Als je binnenkomt en de groep zit al koffie te drinken en druk te praten, kun je erbij gaan zitten en zeggen: "Waar hebben jullie het over?" En: "Wat vind je daar zo lastig aan?" En dan kom je vanzelf op lastig peutergedrag. Daar kun je op inhaken. In feite is het wel grappig dat je op die manier niet veel hoeft voor te bereiden. Soms hebben ze het over meer onderwerpen. Dat is vaak te veel voor een uurtje. Je kunt ze in elk geval benoemen. En dan kun je zeggen: "Waar kiezen jullie voor?" "En waar wil je toch nog even antwoord op hebben?"'

Vaardig worden
'Algemene dingen in het omgaan met groepen leer je voor een deel op de opleiding. Het is goed als je daar een beetje vaardig in bent. Het groepsproces is belangrijk, samenwerken, luisteren naar elkaar, de taak van de voorzitter. Dat soort dingen. Maar belangrijk is ook dat je je voorlichting leert afstemmen: wat wil die andere horen, wat weet die ander? Dat ga je na.
Het groepsconsultatiebureau hebben we van elkaar geleerd via het sneeuwbalsysteem. We liepen mee met iemand die het al eens heeft gedaan. En daarna bespraken we het. Zo krijgt iedereen ook weer feedback, ook als je het alweer een tijdje doet. We hebben ook stukjes op video opgenomen en die nabesproken. Dat werkt ook goed. Daar leert iedereen van: degene die al meer ervaring heeft net zo goed als degene die eraan begint.
Er zijn natuurlijk wel trainingen in praktische vaardigheden, zoals het omgaan met groepen in het algemeen. Daarnaast kun je ook specifieke vaardigheden oefenen. We hebben hier in onze organisatie een cursusbureau, maar er zijn ook bureaus en opleidingsinstituten die nascholingscursussen aanbieden of in-company trainingen.
In onze training kun je concreet werken aan wat je tegenkomt. Je kunt als verpleegkundige oefenen wat je kunt vertellen over voeding of ontwikkeling van het kind in zijn eerste jaar. Want hoe bespreek je het thema ontwikkeling zonder dat je de hele tijd aan het woord bent? En wat vind je nou belangrijk? Die vragen kun je uitwerken én praktisch oefenen.
Tip: Het helpt je ook om je zekerder te voelen, als je aanvankelijk de bijeenkomsten met een inhoudsdeskundige verzorgt. Dan hoef je je minder druk te maken over de specifieke inhoud.'

INGRID BROKX,
verpleegkundige
gezondheidscentrum de Spil, Almere

Andere rol

'Hulpverleners die in het kader van preventie een cursus geven, moeten vaak wennen aan hun rol als docent of cursusbegeleider. Ze zijn op dat moment geen hulpverlener, geen 'therapeut'. Ze begeleiden deelnemers bij het programma. Zo'n rol van docent of begeleider vereist specifieke vaardigheden. Vaardigheden om met de groep om te gaan, om uitleg te geven. De kennis is natuurlijk aanwezig, maar stukjes theorie uitleggen in een groep is niet zo simpel. Dat vangen we op door zelf een training te volgen en door met zijn tweeën de cursus te geven. En je leert verder door het te doen.'

JACQUELINE KOLK,
gezondheidswetenschapper en verpleegkundige,
GGZ, *Altrecht, Zeist*

3.2 Presentatie (lezing)

Een presentatie (lezing) is een uiteenzetting
Een presentatie is meestal opgebouwd uit drie delen: Kop-Romp-Staart. Voor het ontwerpen ervan kunnen de www-vragen een handvat bieden: voor Wie (wie is doelgroep; wat vinden ze van het probleem; wat vinden ze interessant), Waartoe (het doel) en Wat (de boodschap).

De werkvorm presentatie past bij de stappen Openstaan en Begrijpen (fases aandacht en bewustwording).

Een presentatie lokt actieve informatieverwerking uit
De succesvolle presentatie lokt vier activiteiten bij de toehoorder uit:
- luisteren;
- in een referentiekader plaatsen van informatie;
- verwerken;
- reageren.

Gebruik succeselementen voor de opbouw en uitvoering van de presentatie
Omdat de voorlichter sneller spreekt dan de deelnemer de informatie opneemt en verwerkt, is het aan te bevelen om niet te veel verschillende thema's aan te snijden en variatie aan te brengen in de manier van presenteren. Gebruik van dergelijke 'succeselementen' maakt een presentatie bovendien aantrekkelijk en duidelijk (zie het volgende kader). Praktisch voorbereiden (oefenen van de presentatie) draagt ook bij aan succes. Ten slotte zijn er 'do's en don'ts' tijdens de presentatie zelf (zie volgende kader).

Toch blijft het gevaar bestaan dat de deelnemers bij deze werkvorm vooral passief zijn. Daarom duurt een presentatie bij voorkeur niet meer dan twintig minuten.

Succeselementen van de opbouw van een presentatie

Hoofdstructuur	Onderdelen	Succeselementen
Kop	– Introductie van spreker – Opening	– Pakkend begin: anekdote, probleem met bijzondere oplossing, citaat, enkele open vragen
	– Doel	
	– Programma: onderwerp en onderdelen van de presentatie	– Logische heldere opbouw – 3-4 subthema's

	– Voorinformatie, d.w.z....	
	– Kan het publiek tussentijds vragen stellen?	
	Overgangszin	
Romp	– Hoofdthema – Subthema's	– Heldere voorbeelden – Herhaling van belangrijkste boodschappen – Tussentijdse samenvatting – Afwisseling van manier van presenteren (dialoog, sketch, anekdote) – Ondersteuning van het betoog door specifieke functie van ondersteunende middelen
	Overgangszin	
Staart	– Samenvatting	
	– Conclusies	
	– Vooruitwijzing, d.w.z. aangeven wat in volgende bijeenkomsten aan de orde zal komen en aangeven aan wie en wanneer de toehoorders vragen kunnen stellen	
	– Krachtig slot	– Uitsmijter: anekdote, citaat, open vragen (leiden naar een vervolg) – Publiek bedanken voor de aandacht en bijdragen
Indien afgesproken: gelegenheid tot vragen stellen		– Als er geen vragen uit het publiek komen: publiek bedanken voor de aandacht

Gebruik bij voorkeur hulpmiddelen bij een presentatie
Hulpmiddelen kunnen het betoog tijdens een presentatie ondersteunen. Liefst middelen die niet alleen een beroep doen op 'luisteren', maar ook op 'kijken'. Gebruik bij voorkeur niet alleen tekst op sheets, dia's of een computergestuurde presentatie (zoals PowerPoint). Maak ook gebruik van de mogelijkheid om beelden, eventueel bewegende beelden, te laten zien.

Overheadprojector en sheets
- Maak de sheets van tevoren; zorg dat je weet hoe groot de zaal is. Dat bepaalt namelijk de minimale lettergrootte. Houd anders de volgende richtlijnen aan voor lettergrootte en aantal regels:
  - één onderwerp per sheet;
  - tekstsheet liefst horizontaal (leest prettiger);
  - niet te veel informatie op één sheet;
  - korte woorden, korte tekst: minder dan zeven regels, minder dan zeven woorden per regel; minimale lettergrootte: 20 puntsletter; bij voorkeur iets groter: 24-28 puntsletter;
  - ook sheets met illustraties.
- Zorg voor voldoende (dag)licht, zorg voor oogcontact.
- Kijk naar het publiek wanneer je sheets gebruikt, niet naar de projectie; desgewenst kun je op de sheet iets aanwijzen met een pen.
- Gebruik de woorden op de sheets niet als samenvatting die je voorleest, maar gebruik ze als houvast bij het verhaal dat je eromheen vertelt.

Flap over
- Plaats de flap zodanig dat je niet op je tenen hoeft te gaan staan om de flap bovenaan te beschrijven.
- Zorg dat iedereen, ook achter in de ruimte, alles kan lezen.
- Schrijf leesbaar: durf groot te schrijven met een dikke stift. Controleer de leesbaarheid.
  - Schrijf enkele woorden op proef in verschillende grootten. Schrijf ook een woord onder aan de flap. Ga vervolgens achter in de ruimte staan om te kijken of de tekst (en de onderste regel!) leesbaar is.
  - Als je werkt met verschillende kleuren stiften, test dan of die ook achterin leesbaar zijn.
- Schrijf en spreek niet tegelijk. Houd contact met het publiek, ook tijdens het schrijven. Dat voorkomt 'praten tegen de flap-over'.
- Maak ook gebruik van een simpele tekening. Die zegt soms meer dan woorden.

Computer en beamer
- Informeer vooraf naar de mogelijkheid om een computerpresentatie te houden. Vraag of de benodigde apparatuur beschikbaar is en geschikt is (technische speci-

ficaties!) voor de presentatie. Foto's vereisen een groot geheugen; bij onvoldoende capaciteit kan dat leiden tot een trage projectie. Wanneer je zelf een laptop meeneemt, zorg dan dat de verbindingsapparatuur aansluit. Vraag of er een technicus aanwezig is, wanneer zich problemen voordoen tijdens de presentatie.
- Houd voor het ontwerpen van de 'dia's' onderstaande richtlijn aan:
  - één onderwerp per dia;
  - tekstdia liefst horizontaal (leest prettiger);
  - niet te veel informatie op één dia;
  - korte woorden, korte tekst: minder dan zeven regels, minder dan zeven woorden per regel;
  - gebruik ook dia's met illustraties;
  - geef de dia's een rustige achtergrond;
- Oefen tevoren in het gebruik van de apparatuur tijdens een oefenpresentatie.
- Zorg voor voldoende (dag)licht, zorg voor oogcontact.
- Kijk naar het publiek wanneer je de dia's via de computer presenteert, niet naar de projectie.
- Gebruik de woorden op de dia niet als samenvatting die je voorleest, maar gebruik ze als houvast bij het verhaal dat je eromheen vertelt.
- Zorg dat je een set met sheets als reserve bij je hebt. Wanneer de computer het laat afweten, kun je toch je presentatie houden.

Bied ruimte voor het individu
Ook bij een presentatie voor een grote groep is het wenselijk dat mensen een vraag kunnen stellen of iets kunnen inbrengen. Die mogelijkheden zijn bij een grote groep beperkt, maar wel aanwezig of te realiseren. Om het gemakkelijker te maken vragen te stellen, kan een vragenbus nuttig zijn. Veel mensen vinden het namelijk moeilijk om in een grote groep een vraag te stellen. De drempel om een vraag op te schrijven en in een vragenbus te doen is lager. Bovendien hebben degenen die de vragen beantwoorden even tijd om ze te ordenen, de belangrijkste te selecteren en de antwoorden voor te bereiden.

Wanneer mensen zeer persoonlijke vragen stellen of hun verhaal 'kwijt moeten', past dat niet altijd binnen het programma en de doelstelling van de bijeenkomst. Dan is het beter om in de pauze of na afloop persoonlijk met ze te praten of de mogelijkheid te bieden een afspraak te maken.

Aandacht voor individu én groep

Vragen
'Op de voorlichtingsavond in ons ziekenhuis over "bevallen in het ziekenhuis" komen elke keer zo'n honderd tot honderd twintig mensen. Na de pauze hebben we altijd een forum. Twee verpleegkundigen en een gynaecoloog beantwoorden dan vragen. Tot voor kort konden mensen via de zaalmicrofoons vragen stellen. We merkten dat daar heel weinig reactie op kwam. Mensen vinden het

toch eng om voor een microfoon te gaan staan. We zetten nu een grote houten 'brievenbus' neer, met briefjes en pennen erbij. Daar kunnen de mensen in de pauze vragen instoppen. Aan het einde van de pauze kijken de forumleden snel wat voor vragen er zijn. Als er weinig vragen zijn, kun je zelf vragen toevoegen om zo voldoende relevante onderwerpen aan bod te laten komen. En dan hebben de mensen altijd nog de mogelijkheid om een vraag via de zaalmicrofoon te stellen.

Die vragenbus werkt echt, er komen veel meer vragen naar voren. Het soort vragen verschilt per avond wel sterk. Soms zijn er bijvoorbeeld veel vragen over een stuitbevalling en een sectio. Een andere avond zijn er juist veel vragen over pijnstilling. Dat is opvallend.'

Een groep individuen
'Op onze voorlichtingsavond over "bevallen in het ziekenhuis" zitten er allemaal zwangeren en hun partners. Dat is wat ze gemeen hebben. Maar ieder zit er met zijn eigen referentiekader. Mensen nemen hun eigen verhaal mee. Daardoor worden er soms heel persoonlijke vragen gesteld, vaak specifieke dingen of frustraties door vervelende ervaringen. Die vragen (uit de vragenbus) leg ik even apart. Ik vraag na wie de vraag heeft ingediend en zeg dan dat die vraag erg persoonlijk is en zich beter leent om samen te bespreken. Ik zeg dat ik er later persoonlijk op terugkom, na de bijeenkomst. Of ik maak een afspraak. Zo zorg ik ervoor dat ze toch gehoord worden.'

ELLY BEZEMBINDER,
verpleegkundige, teamleider kraamafdeling,
Isala klinieken Zwolle, locatie Sophia

3.3 Groepsgesprek

Inleiding
Een groepsgesprek biedt meer mogelijkheden dan een presentatie. Zo kan een groepsgesprek net als een presentatie informatie-uitwisseling (stap Begrijpen; kennis, bewustwording) tot doel hebben. In een groepsgesprek is er echter meer gelegenheid voor onderlinge informatie-uitwisseling: er is meer interactie mogelijk. Daardoor kan de kennis van deelnemers beter tot zijn recht komen.

Een groepsgesprek is bruikbaar voor de meeste fases van gedragsverandering
Zo is een groepsgesprek bijvoorbeeld ook geschikt om de houding van deelnemers te beïnvloeden (A, S en E van de stap Willen, fase Intentie; zie paragraaf 1.6). Onderwerp van gesprek zijn dan niet alleen kennis en feiten, maar ook ervaringen, meningen en oplossingen die men ziet voor een probleem. Door vragen zoals 'Wat zou u doen in dit geval?' of 'Wat vindt u daarvan?' gaan deelnemers met elkaar in gesprek en wisselen ervaringen uit. Ze horen wat anderen van belang vinden en wat zij als voordeel en als nadeel zien van bepaald gedrag (A). Ook horen ze hoe andere deelnemers met een vergelijkbare situatie omgaan (E). Ze geven en krijgen tips en ervaren steun van elkaar (S). Deelnemers kunnen elkaar door hun verschillende inzichten verder helpen.

De gespreksleider creëert voorwaarden
Een groepsgesprek heeft een wat ingewikkelder structuur dan een presentatie. In een groepsgesprek moet de gespreksleider een aantal verschillende dingen doen (1). Enerzijds moet hij deelnemers stimuleren en het gesprek leiden, zodat het bijdraagt aan het beoogde doel. De voorlichter brengt die structuur aan tijdens het gesprek. Dat vraagt vaardigheid en alertheid.

Anderzijds is essentieel dat de begeleider een prettige en veilige sfeer creëert en deelnemers zoveel mogelijk tot hun recht laat komen (procesbegeleiding).

De begeleider kan zijn rol op uiteenlopende manieren invullen
Een groepsgesprek kan op verschillende manieren gestructureerd en begeleid worden. De begeleider zal echter altijd proberen de voorlichting op maat te maken. Dat kan door aandacht te besteden aan:
– wat er leeft bij deelnemers;
– groep én individu;
– het onderwerp (de taak) én het proces.

Structuur
Als de introductie van de bijeenkomst, voorlichter, groep, doel van de bijeenkomst heeft plaatsgevonden, is de basisstructuur van een groepsgesprek verder als volgt:
– Introductie onderwerp en werkwijze.
– Eerste ronde bespreking: algemeen.
– Samenvatting en/of conclusie ter afronding van eerste deel.
– Selectie van deelonderwerp(en) of introductie van nieuwe informatie.
– Tweede ronde bespreking: uitdiepen van een onderdeel of van nieuwe informatie.
– Samenvatting en conclusie.
– Eventueel vervolgrondes bespreking, afhankelijk van het aantal deelonderwerpen.
– Afronding.

Werkwijze groepsgesprek

Introductie van een groepsgesprek
De introductie van een groepsgesprek dient om het onderwerp en de werkwijze toe te lichten.
– Introduceer het onderwerp. Koppel zo mogelijk terug naar de inhoud van een voorafgaande presentatie over het onderwerp. Geef anders zelf een korte inleiding op het onderwerp. Daardoor zorg je dat iedereen over dezelfde relevante informatie beschikt.
– Geef aan dat het belangrijk is dat eenieder zijn ervaringen en meningen kan inbrengen. Leg uit dat iedereen zich daarbij prettig moet kunnen voelen. Dat daarvoor 'een gevoel van veiligheid' nodig is en respect voor ieders inbreng. Bovendien moeten alle deelnemers aan bod (kunnen) komen.
– Leg de werkwijze uit. Geef daarbij je eigen rol aan. Spreek enkele basale spelregels af, zoals elkaar laten uitpraten.

- Gebruik deze introductie ook om je een eerste indruk van de deelnemers te vormen. Observeer hoe deelnemers op jou en elkaar reageren. Zo krijg je een beeld welke deelnemers actief zijn en welke meer afwachtend zijn. Respecteer deze verschillen.

Besprekingsrondes
Verbreden en verdiepen. In de besprekingsronde komt de discussie tot ontwikkeling. De gespreksleider is volgend zolang de discussie loopt, over het onderwerp gaat en nieuwe informatie oplevert. Hij houdt het onderwerp en de doelstelling als rode draad in de gaten. Zo weet hij steeds 'waar de groep zit' (2).
- Presenteer een vraag of stelling. Vraag vervolgens om een reactie, liefst door een open uitnodiging: 'Wie wil reageren?'
- Vraag door bij onduidelijkheden: 'Kunt u iets meer vertellen over...?' of: 'Dit is voor mij niet helemaal duidelijk. Kunt u dat preciezer uitleggen?' of 'Kunt u een voorbeeld geven?'
- Let erop dat de verhalen die verteld worden relevant zijn. Geef aan dat de groep afdwaalt: 'Ik heb het idee dat we wat van het onderwerp afdwalen.' Ga na bij de deelnemers of dat klopt. Of vraag tot de kern te komen. Vat daarbij het voorgaande samen en vraag om een korte aanvulling. Noem het onderwerp of de vraag opnieuw.
- Vraag nieuwe informatie als de discussie wat beperkt blijft tot enkele aspecten: 'Missen we nog belangrijke informatie?' Of stel eventueel een vraag over een nieuw element. 'Ik hoor hierover wel eens dat... Dat heb ik vanavond nog niet gehoord. Wat vindt u daarvan?'
- Vat het gesprek samen, als er gaandeweg het gesprek herhaling optreedt en er niet veel nieuwe informatie meer wordt ingebracht: 'Ik heb het idee dat er niet veel nieuwe ervaringen ingebracht worden. Laten we kijken of we het belangrijkste nu besproken hebben. We hebben het gehad over...'
Hierbij is het belangrijk de doelstelling in de gaten te houden. Wanneer herkenning van problemen het doel is, is het natuurlijk zinvol dat deelnemers aangeven dat ze dezelfde ervaringen hebben en daarover kunnen vertellen.

Trechteren. Trechteren is het gesprek terugbrengen naar de kern. Dit gebeurt door het samen te vatten en de relatie aan te geven tussen het besproken onderwerp en het volgende onderdeel.
- Maak gebruik van een hulpmiddel zoals een flap-over als er regelmatig een samenvatting moet worden gegeven. Hierdoor houden zowel de voorlichter als de deelnemers gemakkelijker het overzicht.
- Vat samen waar het gesprek over gaat en wat er aan de orde is geweest. Koppel de inbreng terug naar het onderwerp.
- Formuleer zo mogelijk een conclusie.
- Geef aan op welke punten er belangrijke verschillen van mening bestaan en welke dat zijn.

- Vraag bij de deelnemers na of de samenvatting klopt of dat er belangrijke informatie in ontbreekt. Geef gelegenheid voor een aanvulling. Zorg wel dat deelnemers de discussie niet heropenen.
- Introduceer een nieuw onderdeel (zie verbreden en verdiepen): 'Uit het gesprek komen twee belangrijke onderwerpen, namelijk… Ik stel voor dat we het nu gaan hebben over het eerste onderwerp. De vraag was of…? Wie wil daar iets over zeggen?'

Afronding van een groepsgesprek
- Vat het gesprek samen. Vergeet daarbij niet ook de inleidende informatie samen te vatten. Koppel wat er besproken is terug naar het doel van het gesprek. Formuleer zo mogelijk conclusies. Vraag deelnemers of je samenvatting en conclusies kloppen en volledig zijn.
Bedank tot slot de deelnemers voor hun inbreng.

Procesbegeleiding
Als begeleider zorg je dat de deelnemers tot hun recht kunnen komen:
- Observeer de deelnemers. Probeer een beeld te krijgen van de afzonderlijke deelnemers en hun 'rol' in de groep. Wie nemen het voortouw? Leidt hun bijdrage naar het doel? Zijn er deelnemers die lachers op hun hand willen krijgen? Of deelnemers die sterk op de voorgrond treden? Leiden zij af of bevordert hun inbreng de sfeer?
Belangrijkste vraag die je met je observatie beantwoordt, is: leiden de bijdragen van de deelnemers tot het doel? Zo nee, is dat zo storend dat je 'moet' bijsturen?
- Bevorder de communicatie met oogcontact, 'gasgevertjes' zoals aanmoedigingsgeluiden 'hm', 'ja', tussentijdse samenvattingen en knikken. Laat deelnemers uitspreken. Stel regelmatig vragen.
- Probeer deelnemers actief in het gesprek te betrekken. Streef ernaar iedereen aan bod te laten komen. Rem veelpraters eventueel af, om anderen die niet zo snel het woord nemen een kans te geven. 'U hebt uw ervaringen en uw mening duidelijk gemaakt. Ik wil ook anderen de gelegenheid geven te vertellen wat zij vinden.' Breng deze laatsten niet in verlegenheid door al te nadrukkelijk naar hun inbreng te vragen. Maak gebruik van signalen van betrokkenheid (non-verbaal gedrag): 'Ik zie u knikken, heeft u zoiets ook ervaren? Wilt u reageren?'
- In een gesprek over ervaringen en meningen komt het wel eens voor dat een deelnemer steeds vragen stelt, maar weinig vertelt over wat hij vindt. Wanneer dat het gesprek belemmert, speel de vraag dan terug: 'U vraagt… Ik ben wel benieuwd hoe u de vraag zou beantwoorden.'
- Geef ruimte wanneer er een gesprek tussen enkele deelnemers ontstaat, maar zorg ervoor dat het een groepsgesprek blijft. Onderbreek het gesprek wanneer andere deelnemers zich niet langer betrokken lijken te voelen. Vat dan samen. Bespreek hoe je verdergaat. Doorgaan over het onderwerp, maar dan met de hele

groep? Of het onderwerp afronden en een nieuwe vraag bij de kop pakken? Doe eventueel zelf een voorstel.
- Geef af en toe ruimte om even onderling te praten, niet alleen tijdens de pauze. Onderling praten is een manier van verwerken.
- Gebruik eventueel een werkvorm met subgroepen.
- Houd de tijd in de gaten. Wijk hiervan af als dit de groep of het resultaat van de bijeenkomst ten goede komt. Leg dit aan de groep voor en vraag de deelnemers of ze zich kunnen vinden in je voorstel.

Oog hebben voor het individu én de groep

'Als ik merk dat er mensen in de groep zijn die zó met individuele vragen zitten en deze ook elke keer willen bespreken, dan onderneem ik hierop actie. Dit kan namelijk niet alleen de groep maar ook de begeleider belemmeren. Bovendien komen de betreffende mensen zelf onvoldoende aan bod met hun vraag. Aan het einde van de voorlichtingsbijeenkomst ga ik dan naar de betreffende persoon om te vragen of ik het goed heb gezien dat hij met een vraag worstelt en of het raadzaam is daar een keer apart over te praten. Dat kan bijvoorbeeld tijdens een huisbezoek. Dan kan het probleem in een rustige omgeving besproken worden. Dat kan leiden tot een hele ommekeer. Vaak kan iemand daarna weer vrijer met de groep meedoen.

Ik vind, als je zoiets observeert, dat je er dan ook daadwerkelijk wat mee moet doen. Als het niet op dat moment kan, dan kun je aangeven: "Ik neem het even mee", of: "Ik weet niet wie de beste persoon is om hierover verder door te praten. Ik bel u daar nog over." Dan voelen de mensen zich toch gesteund. Er is namelijk iemand die er aandacht voor heeft en die eraan werkt.'

JEANNE KASTELEIN,
specialistisch verpleegkundige astma/COPD,
Vierstroom Thuiszorg Specialistische Diensten, Gouda

De begeleider als deskundige
De begeleider van een groepsgesprek zal deelnemers altijd bij het onderwerp en het gesprek proberen te betrekken. Zij zal ze uitnodigen om op vragen en op elkaar te reageren en om hun ervaringen in te brengen. De begeleider is echter vaak 'de deskundige' en vult haar rol ook op die manier in. Zij heeft als professional een overzicht van de relevante informatie die zij in gesprek inbrengt.

De deelnemer als deskundige
Er zijn ook groepsgesprekken waarbij de behoefte en de deskundigheid van de deelnemers het uitgangspunt is. De kennis en ervaringen van de deelnemers vormen de kern van de informatie die aan de orde komt. De begeleider geeft slechts aanvullende informatie als dat nodig is. Deze aanpak stelt andere eisen aan de begeleider. Gebruikmaken van de deskundigheid van de deelnemers klinkt mooi, maar werkt het ook en hoe doe je dat?

Om dat duidelijk te maken geven we hierna een voorbeeld van de werkwijze van een groepsconsultatiebureau voor zuigelingen en peuters.

Extra doelstellingen van het groepsconsultatiebureau
Extra doelstellingen van het groepsconsultatiebureau, naast die van het individuele bureau, zijn:
- Ouders relativeren hun problemen.
- Ouders ervaren steun.
- Ouders passen opgedane informatie en inzichten toe in de opvoeding.
- Ouders zijn in staat problemen op te lossen.

De methodiek die de verpleegkundige op het groepsconsultatiebureau hanteert, is ontwikkeld om deze (extra) doelstellingen te realiseren. Essentieel daarvoor is dat ouders stilstaan bij hun eigen ervaringen met hun kind en hun opvoedingsgedrag. Zij delen deze ervaringen en achtergronden van hun opvoedingsgedrag (waarom doe je zoals je doet) met de andere ouders van het groepsbureau. Zo maken ze kennis met overwegingen en alternatieven van andere ouders. Daarmee kunnen ze hun eigen ideeën over opvoeding en de manier waarop ze opvoeden verrijken.

Speciale aanpak van een groepsconsultatiebureau
De aanpak van een groepsconsultatiebureau is om twee redenen bijzonder. Ten eerste *begeleidt* de verpleegkundige de bijeenkomst meer dan dat ze leidt. Ten tweede hebben deelnemers veel invloed op de bijeenkomst. Zowel door de vragen en problemen die ze voorleggen, als door hun ervaringen en eigen deskundigheid als ouder die ze inbrengen. Daardoor zijn deze bijeenkomsten sterk interactief (3).

De verpleegkundige is meer aanvullend dan initiator en aanbieder van informatie. De verpleegkundige die het groepsbureau begeleidt, heeft dus enerzijds een sturende taak, anderzijds de taak om ruimte te bieden aan ouders voor hun eigen inbreng.

Structuur en methodiek van het groepsconsultatiebureau
Het groepsbureau kent drie onderdelen: bespreken van vragen van ouders in een groepsgesprek, de eveneens interactieve bespreking van een thema in de groep en controle van de ontwikkeling van de kinderen en eventuele vaccinaties (3).

Gebruikmaken van de groep: hoe doe je dat concreet?

Vragen-halfuurtje
'Ik besteed ruim tijd aan een inventarisatierondje. Zo van: "Hoe is het de afgelopen periode gegaan. Heb je vragen?" Ik noteer die vragen letterlijk, in een logboek of op een flap-over. Ik vat samen wat er gezegd is. En als er vragen over hetzelfde onderwerp gaan, dan benoem ik de overeenkomsten. Om erop door te gaan, herhaal ik vaak wat iemand gezegd heeft. "Je zei net dat je het moeilijk vindt, borstvoeding en werk. Vertel eens wat je daar moeilijk aan vindt." Zo vraag ik om dat te verduidelijken. En anderen reageren daarop. Op die manier ontstaat er een heel gesprek in de groep over wat ze zelf hebben aangedragen. Over vragen waar ze zelf mee zitten.
Als de een zegt dat haar kind ziek is geworden, dan kan ik vragen: "Zijn er ook andere kinderen

ziek geworden?" "En hoe was dat?" "Schrikken, hè, als zoiets gebeurt." "Wat was er zo erg aan?" Of: "Wat heb je toen gedaan?"

Je kunt soms ook juist een moeder aanspreken die geen problemen (meer) heeft met bijvoorbeeld borstvoeding. Dan kun je vragen hoe ze dat aangepakt heeft. Dat is het mooie van deze werkwijze op het groepsbureau. Moeders die het probleem niet hebben of die het overwonnen hebben, brengen hun ervaring in. Daar hebben de andere moeders veel aan.

Eigenlijk breng ik mensen met elkaar in contact en zorg ervoor dat vragen die ze inbrengen het onderwerp van het groepsgesprek worden. En ik nodig mensen uit om op elkaar te reageren. Zo is het individuele ook gegarandeerd. Het is zo een heel mooi model. Dat juist de moeder die het probleem overwonnen heeft, of die geen probleem heeft, persoonlijk antwoord geeft. Daar kan een andere moeder weer wat aan hebben.'

Themagedeelte

'Er zijn onderwerpen die in elke groep een keer aan bod moeten komen. Maar ook die kun je laten aansluiten bij wat je in het rondje van de ouders hebt gehoord. Als er veel vragen zijn over spelen of koorts, dan is het handig om in die bijeenkomst te kiezen voor het thema over spelen of over infectieziekten. Dan kun je ouders zeggen dat je op hun vragen terugkomt in het tweede half uur, bij het themadeel.

Wanneer je het thema bespreekt, ben je ook niet zelf een halfuur aan het woord. Je betrekt daar ook weer de ouders bij en je maakt gebruik van hun vragen en ervaringen. En als het nodig is geef je aanvullende informatie. Het is altijd aanvullend, je gaat eerst uit van wat ouders al weten en welke vragen en ervaringen ze hebben.'

INGRID BROKX,
verpleegkundige
gezondheidscentrum de Spil, Almere

Achtergrondinformatie bij de thema's van het groepsconsultatiebureau

Thema: spel en speelgoed

OPWARMERTJES VOOR HET GROEPSGESPREK:

Vragen:
- Wat is op dit moment het favoriete speeltje van je kind?
- Wat vind je als ouder leuk om te doen?

Stellingen:
- Kinderen moeten van jongs af aan leren waar ze wel en niet aan mogen komen.
- Je moet als ouder door de ogen van kinderen leren kijken.

AANDACHTSPUNTEN BIJ HET GROEPSGESPREK ZIJN:

- Gebruik van de ontwikkelingsschijf. Als ouders met voorbeelden komen, kun je de verschillende ontwikkelingsgebieden aanwijzen.
- Je kunt de ontwikkelingsfase benadrukken. Ook onderzoekend gedrag kun je op deze manier toelichten.
- Je kunt ouders vragen dingen te noemen waar hun kind mee speelt, maar die niet uitsluitend bedoeld zijn als speelgoed. Alledaagse gebruiksartikelen zijn vaak het mooiste speelgoed voor jonge kinderen (3).

3.4 Werkvormen in een groepsgesprek

De voorlichter maakt gebruik van algemene gespreksvaardigheden om een groepsgesprek te begeleiden. Vragen, herhalen wat is gezegd, parafraseren en reflecteren vormen een uitnodiging aan de deelnemers om (meer) te vertellen. Daarnaast is het mogelijk te kiezen voor een werkvorm die de deelnemers prikkelt om actief deel te nemen (4). Deze werkvormen verkleinen de kans dat een paar mensen veel zeggen en veel mensen weinig. Enkele voorbeelden komen hierna aan bod.

3.4.1 VRAGEN AAN ELKAAR

De vorm 'vragen aan elkaar' is geschikt voor een discussie in een kleine groep of in subgroepen (zie paragraaf 3.3).
- Leg de werkwijze uit en spreek vooraf spelregels af. Deze dienen om veiligheid te waarborgen. Ze gaan over:
  - het soort vragen (een vraag moet relevant zijn; het moet een open vraag zijn, geen verkapte mening);
  - het beantwoorden van een vraag (deelnemers mogen alleen een vraag stellen die ze zelf ook zouden willen beantwoorden; deelnemers kunnen aangeven dat ze een vraag liever niet beantwoorden).
- Bespreek plenair wat de deelnemers het belangrijkste vonden in deze vraagronde. Koppel deze ervaringen terug naar het doel van de bijeenkomst en/of dit onderdeel van het programma.

3.4.2 SUBGROEPEN EN PLENAIRE RAPPORTAGE

Wanneer de groep groot is en je toch iedereen aan bod wilt laten komen, werk dan in subgroepen.
- Verdeel de groep in minimaal twee subgroepen van ongeveer gelijke grootte (2-6 per subgroep). Let erop dat de subgroepen zo zijn samengesteld dat het onderlinge contact uitdagend is.
- Geef een duidelijke opdracht. Bespreek eventueel spelregels. Kondig aan dat ze straks per subgroep rapporteren.
- Loop tijdens het werken langs de verschillende subgroepen. Stimuleer, leg eventueel iets uit en probeer een subgroep over een dood punt heen te helpen.
- Geef de subgroepen de opdracht de rapportage voor te bereiden: elke subgroep spreekt af wie van hen de terugrapportage zal doen en wat deze persoon zal inbrengen. Stimuleer de subgroepen daarbij bord of flap-over te gebruiken.
- Bespreek plenair na. Vraag de vertegenwoordigers van de subgroepen te vertellen over hun ervaringen of bevindingen. Plaats de verzamelde informatie in het kader van (het doel) van de bijeenkomst.

3.4.3 RONDJE

Een 'rondje' dient om de ervaringen of meningen van alle deelnemers te inventariseren. Bij een 'rondje' spreken alle deelnemers zich om beurten uit over een bepaald punt. Zo komen alle deelnemers aan bod. De werkvorm is alleen geschikt wanneer deelnemers genoeg vrijheid en veiligheid voelen om hun ervaring of mening in te brengen. In andere situaties is een rondje bedreigend.
- Introduceer het onderwerp.
- Leg de werkvorm en de spelregels uit: deelnemers geven tijdens het rondje geen commentaar op elkaar. Er ontstaat (nog) geen discussie. Zo kan iedereen eerst zijn informatie kwijt en wordt de discussie niet meteen naar één kant gestuurd.
- Deelnemers mogen wel toelichting vragen. Degene die aan de beurt is staat centraal. Pas na het rondje mogen deelnemers reageren.
- Geef de richting van het rondje aan: met de klok mee of juist niet, van links naar rechts of andersom. Geef aan bij wie je begint, of vraag wie wil beginnen. Bewaak deze spelregels. Overweeg om de deelnemers hierbij te betrekken.
- Vat de informatie uit het rondje samen en noem opvallende punten. Maak een terugkoppeling naar het doel van de bijeenkomst of het doel van dit programmaonderdeel.

3.4.4 DENKPAUZE

Een denkpauze is eigenlijk geen echte werkvorm, maar wel een heel belangrijke manier om iedere deelnemer de gelegenheid te geven een standpunt te bepalen of zijn ervaringen op een rijtje te zetten. Eenieder denkt even na over wat hij wil inbrengen.
- Geef aan dat je een denkpauze wilt inlassen om over een vraag of stelling na te denken. Geef aan wat je precies van iedereen wilt: een mening? Ideeën? Ervaringen?
- Adviseer de deelnemers eventueel aantekeningen te maken.
- Geef aan wat je met de resultaten na de denkpauze gaat doen: plenair bespreken? Als startpunt van een discussie? In subgroepen uitwisselen?
- Stel een vraag of leg een stelling voor.

3.4.5 BRAINSTORM

Een brainstorm is bedoeld om, naar aanleiding van een vraag, zoveel mogelijk ideeën te verzamelen. Afhankelijk van de vraag heeft deze werkvorm betrekking op de stap Begrijpen (bewustwording), op attitude en sociale invloedaspecten van de stap Willen (intentie) of op barrières van de stap Kunnen. De informatie wordt in een later stadium geordend. Dan pas vindt discussie plaats. Een brainstorm kan individueel of gezamenlijk plaatsvinden.

- Introduceer het onderwerp
- Bespreek de werkvorm en de spelregels: deelnemers mogen tijdens de inventarisatie geen commentaar leveren op de inbreng van anderen. Doel van deze spelregel is dat ieders idee een plaats krijgt.
- Schrijf de ideeën op, op bord of flap-over, zodat iedereen ze kan zien. Zo kunnen ze ook nieuwe ideeën oproepen.

Variatie: Om deelnemers meer ruimte te geven hun gedachten te vormen, zonder gestoord te worden door ideeën van anderen, kan ook gewerkt worden met plakbriefjes. Deelnemers schrijven hun gedachten op de plakbriefjes (eentje per briefje). Twee (of meer) kleuren plakbriefjes zijn nuttig wanneer tevoren twee (of meer) categorieën van ideeën vaststaan: voor- en nadelen, bewegen en eten, problemen en oplossingen. Zie verder: werken met plakbriefjes of stickers.

3.4.6 WERKEN MET PLAKBRIEFJES (STICKERPARADE)

Werken met plakbriefjes of stickers (een stickerparade) is heel geschikt om de diversiteit van meningen zichtbaar (visueel) te maken (attitude).
- Introduceer het onderwerp.
- Bespreek de werkvorm en spelregels: deelnemers geven met een plakbriefje of sticker aan of ze het wel of niet eens zijn met een stelling. Wanneer ze het eens zijn met de stelling plakken ze er bijvoorbeeld een groene sticker bij en een rode wanneer ze het er niet mee eens zijn.
- Schrijf op een flap-over of bord een prikkelende stelling. Verschillende stellingen is ook mogelijk.
- Deel stickers of plakbriefjes uit of laat de deelnemers deze zelf pakken. Gebruik verschillende kleuren als dat functioneel is.
- Gebruik eventueel een variatie: deelnemers schrijven een kort commentaar op een sticker/plakbriefje en plaatsen deze bij de betreffende stelling. Deelnemers kunnen ook noteren welke vragen ze hebben over het onderwerp.
- Bespreek het resultaat plenair: Wat valt op? Zo gebruik je de verzamelde informatie als start van een groepsgesprek.

3.4.7 SITUATIEBESPREKING

Bespreken van een situatie is geschikt om een probleem voor te leggen en een diversiteit van meningen, reacties of oplossingen te genereren (attitude, sociale invloed; barrières).

De voorlichter stelt van tevoren een geschikte situatieschets op. De schets beschrijft iemands ervaringen in een bepaalde situatie. Voor de deelnemers moet de situatie herkenbaar, levensecht zijn.
- Vertel hoe de situatie eruitziet of reik de deelnemers de situatieschets op papier uit. Geef in het laatste geval de gelegenheid deze rustig te lezen.

- Vraag de deelnemers te bedenken wat hun reactie in de beschreven situatie zou zijn.
- Inventariseer en bespreek de reacties (zie algemeen: groepsgesprek). Desgewenst kunnen oplossingen in een spelsituatie worden uitgewerkt (zie paragraaf 3.5.3 over rollenspel).

Deelnemers kunnen ook zelf situaties inbrengen. Een nadeel is dat de voorlichter snel moet inschatten of deze situatie zich leent voor het doel en voor bespreking in de groep.

3.5 Andere werkvormen in een groep

3.5.1 DEMONSTRATIE

Een demonstratie is een effectieve werkvorm om een handeling te leren (stap Kunnen).

De voorlichter zelf of iemand anders die de vaardigheid beheerst, kan de handeling voordoen. Door gebruik te maken van een 'rolmodel' dat de vaardigheid demonstreert (modeling) wordt het leereffect nog groter. In plaats van een 'live demonstratie' kan de handeling ook op een videoband of cd-rom getoond worden.

Werkwijze:
- Maak duidelijk om welke vaardigheid het gaat en benadruk het nut ervan. Dat vergroot de aandacht (stap Openstaan) bij de deelnemers.
- Zorg ervoor dat iedereen de demonstratie kan zien en horen.
- Demonstreer de vaardigheid in zijn geheel. Leg hierbij uit, waarom je iets doet. De gehele vaardigheid kan ook op videoband of cd-rom getoond worden.
- Demonstreer de vaardigheid in opeenvolgende stappen. Geef bij iedere stap de belangrijkste punten aan en geef na iedere stap een korte samenvatting.
- Geef na de demonstratie een samenvatting van alle stappen.
- Demonstreer en bespreek veelvoorkomende fouten. Leg nog een keer de correcte werkwijze uit en de reden daarvan. Overigens kan deze stap ook later plaatsvinden, nadat deelnemers geoefend hebben.
- Geef de deelnemers de gelegenheid zelf te oefenen. Zorg voor feedback.
- Vraag de deelnemers hoe zij in hun eigen omgeving zouden handelen als... Zo verzamel je informatie over verschillende manieren van aanpak (alternatieven). Bespreek deze en benadruk dat er meestal niet één goede aanpak is, maar dat deelnemers iets aanpakken op een manier die bij hen en hun situatie past. Laat de verschillen in aanpak zien. Op deze manier bevorder je dat deelnemers stilstaan bij de verschillende mogelijkheden om de handeling in hun eigen situatie toe te passen, de transfer te maken (5).

Proces:
- Betrek de deelnemers bij de demonstratie.
- Geef de gelegenheid direct te reageren. Vul zo nodig aan, pas eventueel de uitleg en het tempo aan.

Demonstreren als eerste stap van vaardigheden oefenen

'Voordat ik vaardigheden laat oefenen, heb ik eerst informatie gegeven over het doel van de medicijnen en de voor- en nadelen van inhalatiemedicatie. Dan kom ik vanzelf bij de inhalatietechniek. Bij het inhaleren worden veel fouten gemaakt. Daarom is het zo belangrijk de techniek goed aan te leren. De verschillende apparaten en technieken worden besproken, voorgedaan en geoefend.'

JEANNE KASTELEIN,
*specialistisch verpleegkundige astma/COPD,
Vierstroom Thuiszorg Specialistische Diensten, Gouda*

Een voorlichter kan met een demonstratie ook een ander doel willen bereiken dan aanleren van vaardigheden. Een demonstratie in een winkel, op de markt, in een kantine, in de centrale hal van een buurtcentrum of ziekenhuis, kan dienen om enerzijds aandacht te trekken en anderzijds de boodschap concreet te maken en in de praktijk te laten zien. Wanneer de toeschouwers zelf iets uitvoeren (inhaleren, ontspanningsoefeningen uitvoeren), kunnen zij ervaren hoe dat is.

Het is wel een kunst om in dergelijke situaties de aandacht te trekken, contact te maken met mensen die er rondlopen en hun aandacht enige tijd vast te houden. De tijd om informatie te geven is kort, maar het is de moeite waard om een korte boodschap op een aansprekende manier aan te reiken.

3.5.2 OEFENINGEN

Oefenen is een geschikte manier om zich vaardigheden eigen te maken (stap Kunnen). Deze paragraaf beperkt zich tot praktische vaardigheden (handelingen). Oefenen van communicatieve vaardigheden komt aan de orde in paragraaf 3.5.3, oefenen in het toepassen van kennis (menu samenstellen, weekplanning maken) in paragraaf 3.5.4.

Veiligheid in de groep is belangrijk omdat er gelegenheid moet zijn om 'fouten' te maken, maar in hoeverre veiligheid een rol speelt hangt sterk af van de aard van een oefening. Er moet ook ruimte zijn om ervaringen te bespreken, omdat deelnemers verschillende ervaringen kunnen hebben met de oefening en het oefenen gevoelens en reacties oproept.

Wanneer deelnemers de vaardigheid beheersen, neemt de eigen effectiviteit toe: het vertrouwen dat zij hebben dat het zal lukken het nieuwe gedrag uit te voeren. Een grotere eigen effectiviteit (E) versterkt op zijn beurt weer de intentie om het gedrag uit te voeren (stap Willen).

Tot slot kunnen oefeningen in een programma bedoeld zijn als zinvolle activiteit en niet zozeer om vaardigheden te leren. Voor zowel 'oefenen om vaardigheden' te leren als 'oefenen als activiteit' is vakdidactische bekwaamheid van de verpleegkundige vereist. Vakdidactiek ligt buiten het terrein van dit boek. Wel geven we een eenvoudig handvat voor instructie.

Voorbereiding van oefenen
- Maak een handelingsanalyse. Zorg dat je daarin de essentiële onderdelen van een oefening opneemt (inhoud en volgorde van essentiële punten).
- Bereid de instructie voor. Bepaal of je een demonstratie wilt geven (zie paragraaf 3.5.1). Bereid in dat geval de demonstratie voor.
- Zorg dat materialen aanwezig zijn.

Werkwijze instructie en begeleiding van oefenen
Controleer of materialen aanwezig zijn; zet ze klaar of zorg dat deelnemers ze snel kunnen pakken.

Introductie
- Maak duidelijk om welke vaardigheid het gaat en benadruk het nut. Dat vergroot de aandacht (stap Openstaan) bij de deelnemers.
- Laat de materialen zien en bespreek als dat nodig is hun functie.
- Voer desgewenst een demonstratie uit (zie paragraaf 3.5.1). Gebruik eventueel als ondersteunend materiaal een folder met een reeks afbeeldingen van gedeelten van de handeling, een videoband of cd-rom.
- Gebruik de reacties op de demonstratie om te bespreken wat deelnemers ervan vinden en laat ze vervolgens zelf de handeling/oefening uitvoeren. Zijn er deelnemers die er ervaring mee hebben? Welke ervaring? Wat verwachten zij en wat verwachten anderen? Zal het lukken? Wat lijkt ze moeilijk? Willen ze meedoen? Zien ze ertegen op?
- Laat deelnemers plaatsnemen met het eventueel benodigd materiaal onder handbereik.
- Zorg ervoor dat iedereen de instructie kan horen.

Uitvoering
- Geef de instructie stap voor stap. Verschaf de deelnemers relevante informatie over de lichaamshouding, de handelingen en wat ze kunnen voelen, zien en horen. Noem bij iedere stap de belangrijkste punten. Begin bij eenvoudig uit te voeren onderdelen, bouw die op tot een eenvoudige reeks, zodat de deelnemers een succeservaring kunnen opdoen.
- Observeer of de deelnemers de stappen kunnen volgen en kunnen uitvoeren. Pas eventueel het tempo of de oefening aan. Assisteer zo nodig.
- Bespreek veelvoorkomende kritische punten. Leg nogmaals de correcte aanpak uit en de reden daarvan. Dit kan eventueel ook tijdens de volgende punten gebeuren.

- Maak duidelijk dat iedere deelnemer op een eigen manier de oefening uitvoert en deze op zijn eigen manier ervaart. Wees wel duidelijk in je uitnodiging: 'Bij deze ontspanningsoefening hoeft u geen prestatie te leveren. Gewoon zitten, uw adem volgen, voelen hoe u ademt, dat is genoeg' of 'Het is bedoeling van deze oefening dat u net een tandje bijzet. Ik wil u daarbij aanmoedigen. Maar u kunt te allen tijde stoppen, wanneer u denkt dat het u te veel wordt.' Geef duidelijk aan bij welke signalen de deelnemer moet stoppen of moet waarschuwen.
- Maak duidelijk dat het geen wedstrijd is.
- Geef waar mogelijk de deelnemers de tijd en ruimte om de oefening in hun eigen tempo te doen.
- Kijk goed rond en vraag individuele deelnemers hoe het gaat, wat ze merken, waar ze tegenaan lopen. Zorg voor feedback, aan individuele deelnemers en/of aan de groep als geheel.
- Geef deelnemers een teken om de oefening af te ronden.

Zelf laten oefenen

'Ik heb koffers met inhalatieapparatuur en placebomateriaal zodat de mensen zelf kunnen oefenen. Ik doe het eerst zelf voor en licht dan toe wat belangrijk is om op te letten. Want uit praktijkervaring weet ik wat mensen vaak fout doen. Bij gebruik van een voorzetkamer bijvoorbeeld gaat het erom dat ze rustig in- en uitademen. Ik leg dan uit dat sommige mensen toch heel diep gaan inademen, maar dat hoeft bij deze apparatuur niet. Dat vergt alleen maar onnodig veel ademkracht. Diep inademen hoort namelijk bij een andere techniek. Ik laat de mensen dat verschil ook zelf ervaren.

Ik leg dus eerst uit hoe het moet en demonstreer dat. Daarna geef ik aan hoe het niet moet. Tot slot reik ik oefenmateriaal uit en dan laat ik de groep oefenen. Tijdens het oefenen loop ik rond om te kijken of het goed gaat en om te corrigeren wat niet goed gaat.'

JEANNE KASTELEIN,
*specialistisch verpleegkundige astma/COPD,
Vierstroom Thuiszorg Specialistische Diensten, Gouda*

Nabespreking
- Vraag reacties op de oefening. Benoem alle pogingen en gelukte onderdelen positief. Bespreek ook wat moeilijk was. Vraag andere deelnemers of zij dat herkennen en vraag ze hoe ze daarmee omgaan. Oplossingen uit de groep stimuleren meer dan eigen suggesties. Vul eventueel aan.
- Koppel terug naar de inleiding en het doel van de bijeenkomst en van de oefening.
- Vraag deelnemers te helpen met opruimen.

Transfer
Vraag de deelnemers hoe zij in hun eigen omgeving zouden handelen als… Zo verzamel je informatie over verschillende manieren van aanpak (alternatieven). Bespreek deze en benadruk dat er meestal niet één goede aanpak is, maar dat mensen iets aan-

pakken op een manier die bij hen en hun situatie past. Laat de verschillen in aanpak zien. Op deze manier bevorder je dat deelnemers stilstaan bij de verschillende mogelijkheden om de handeling in hun eigen situatie toe te passen, de transfer te maken (5).

3.5.3 SPELEN VAN SITUATIES
(OEFENEN VAN COMMUNICATIEVE VAARDIGHEDEN)

Inleiding
Uitspelen van situaties in een rollenspel is een bijzondere werkvorm om communicatie te oefenen (stap Kunnen). Bijvoorbeeld: op een feestje het aangeboden taartje afslaan. De situaties die de deelnemers 'spelen' moeten daarvoor zoveel mogelijk een afspiegeling zijn van de werkelijkheid van alledag. In een rollenspel oefenen de deelnemers hoe ze bepaalde situaties kunnen aanpakken. Ze kunnen nieuw gedrag uitproberen en oefenen. Ze ervaren hoe het hen afgaat en wat het effect is van hun nieuwe aanpak. Door het rollenspel na te bespreken krijgen deelnemers bovendien feedback op hun aanpak. Dat versterkt de eigen effectiviteit, waardoor de motivatie toeneemt (E in de stap Willen).

Voorwaarde is een veilig groepsklimaat
Het spelen van korte fragmenten en zorgvuldig nabespreken dragen bij aan de bereidwilligheid om te spelen. Ook voor degene die observeert kan een rollenspel een indringende ervaring opleveren.

Introductie op de werkvorm
- Leg het doel van 'spelen' uit. Door herkenbare situaties te spelen kan duidelijk worden wat er in die situaties gebeurt. 'Spelen' maakt zichtbaar dat de ene aanpak een ander effect heeft dan een andere aanpak. 'Spelen' geeft de mogelijkheid verschillende manieren uit te proberen en te zien of ze werken.
- Leg de werkwijze uit. Kondig aan hoe lang een spelscène meestal duurt. Een korte duur verlaagt de drempel om te spelen. Geef aan of 'spelers' de rol kunnen voorbereiden, bijvoorbeeld in een groepje. Benadruk dat het niet gaat om een prestatie, om goed of fout. Vertel ook of er meer, of dat alle deelnemers aan de beurt komen, in achtereenvolgende spelsituaties tijdens deze bijeenkomst. Of geef aan dat andere deelnemers uit de groep kunnen 'inspringen', wanneer ze een idee hebben hoe de scène verdergaat.
- Bespreek de spelregels. Meestal geldt de regel dat spelers elkaar tegenspel mogen bieden, maar de tegenspeler niet voor een onmogelijke opgave mogen plaatsen. Dan schiet het spel zijn doel voorbij. Bovendien mogen spelers op elk moment het spel stopzetten, om welke reden dan ook. Ze kunnen bijvoorbeeld aangeven wanneer ze niet weten hoe ze verder moeten. Dat biedt de deelnemers veiligheid om niet 'af te gaan'.

- Vertel in het kort hoe de nabespreking zal verlopen. Geef daarbij vooral de regels voor feedback aan. Dat creëert veiligheid en vergroot de bereidheid om te spelen.
- Vertel hoe je de rollen wilt (laten) verdelen. Rollen zijn: spelen en observeren.

Voorbereiding van het rollenspel
- Leg de situatie uit waarin het rollenspel zich afspeelt. Deel deze informatie eventueel op papier aan de deelnemers uit.
- Geef vervolgens (mondelinge of schriftelijke) informatie over de rollen. Verschillende groepsleden krijgen een rol. Anderen zijn waarnemer. Geef hun instructie waarop zij zullen letten.
- Geef iedereen even de tijd om zich voor te bereiden.

Uitvoering
Geef aan dat je het spel na enkele minuten zult stoppen. Leg uit dat dit niet betekent dat de spelers hun rol niet goed spelen. Zo zorg je ervoor dat het spel een beperkte duur heeft. Kort genoeg om het verloop in de herinnering te kunnen terugroepen. En zó kort, dat degenen die niet spelen, betrokken kunnen blijven.

Nabespreking
Leg nogmaals de spelregels voor de nabespreking uit en bespreek het rollenspel kort na. Hanteer daarbij vaste spelregels:
- Laat degene die de rollen gespeeld hebben eerst reageren (stoom afblazen).
- Stel daarna pas gerichte vragen: Wat ging goed? Wat was moeilijk of wat ging niet zo goed? Waar merkte je dat aan? Hoe heb je dat aangepakt? Werkte dat? Waar merkte je dat aan?
- Betrek degenen die geobserveerd hebben bij de nabespreking. Vraag wat hun is opgevallen, of ze herkennen wat de spelers vertellen. Bewaak hierbij de spelregels.

Variaties
- Deelnemers brengen zelf een situatie in, stellen de scène (beginsituatie) vast.
- Deelnemers bepalen wat de inhoud van de rol is en wat de observatiepunten zijn.
- Het spel wordt opgenomen op videoband.

Opnemen van het spel op videoband heeft het voordeel dat iedereen tijdens de bijeenkomst het verloop van de scène nog eens kan zien. Een nadeel is dat deelnemers meestal nog meer opzien tegen 'spelen' wanneer dat opgenomen wordt. Bovendien is er meer tijd mee gemoeid, vóór, tijdens en na de bijeenkomst. Weeg daarom goed af of het meerwaarde heeft.

Wanneer de band bewaard wordt, kunnen de spelers de band later nog eens bekijken. Er zijn dan wel goede afspraken nodig om de privacy te beschermen: wie mag de band bekijken?; ook mensen die niet bij de bijeenkomst aanwezig waren?; wie bewaart de band?; hoe lang?

Wanneer opnemen op videoband meerwaarde heeft, zorg dan bijtijds voor opnameapparatuur en zorg dat je weet hoe deze werkt. Zet de apparatuur van tevoren klaar en verzeker je van hulp in het geval er iets misloopt.

3.5.4   OPDRACHT EN SPEL

Inleiding
Bij een opdracht gaat het erom dat de deelnemers een activiteit individueel of in subgroepen uitvoeren: verzamelen van informatie of meningen, zoeken van krantenknipsels of illustraties, iemand interviewen, hun levensloop tekenen, een parcours lopen, een supermarkt bezoeken en bepaalde producten zoeken.

De opdracht kan ook leiden tot een specifiek product. In dat geval maken de deelnemers bijvoorbeeld een brief, krant, collage of tekening, folder, video, theatervoorstelling. De opdracht kan ook betrekking hebben op een spel. Voorbeelden hiervan zijn een quiz, ganzenbord of winkelspel. Een andere vorm is een sportieve activiteit, zoals een wandeling of fietstocht, waarin opdrachten of bezoek van informatiepunten verwerkt zijn.

Zorg voor het doel van de activiteit (opdracht, spel)
Een opdracht is als werkvorm zowel geschikt om zich te oriënteren op een onderwerp (voorbereidende opdracht) als om opgedane kennis te verwerken en toe te passen.

Een opdracht of spelactiviteit is een middel, geen doel op zichzelf. Wanneer de opdracht in kleine groepen wordt uitgevoerd is samenwerking een belangrijk element. Afhankelijk van de omvang en inhoud van de opdracht, moeten voldoende voorwaarden aanwezig zijn om de opdracht samen tot een goed einde te brengen. In een reeks bijeenkomsten is daarvoor meer ruimte dan in een eenmalige bijeenkomst, ook al kan een korte opdracht daarin heel goed werken. Door actief te zijn, voelen mensen zich meer betrokken.

Voorbereiding van de opdracht
– Zorg ervoor dat benodigde materialen aanwezig zijn.

Instructie
– Leg het doel en de werkwijze uit. Geef gelegenheid om te reageren en vragen te stellen. Vraag de deelnemers ideeën in te brengen hoe ze de opdracht willen gaan aanpakken. Doe dat niet uitputtend. Rond af met de opmerking dat de deelnemers hierna zelf, al dan niet met anderen, hun idee verder kunnen ontwikkelen en uitwerken.
– Bespreek welk 'product' de deelnemers eventueel gaan maken. Wanneer deelnemers kunnen kiezen wat ze willen maken, vraag dan welke ideeën en voorkeuren er zijn. Bewaak het doel en de haalbaarheid wanneer de deelnemers tot een keuze komen. Maak duidelijk waar het product voor dient, of het wel of niet aan, door of

voor anderen buiten de groep getoond, gebruikt of gepubliceerd zal worden (als de deelnemers dat goed vinden).
- Wanneer deelnemers gezamenlijk een product maken, trekt dat een zware wissel op de onderlinge samenwerking. Bespreek dat met de deelnemers. Vraag aandacht voor de samenwerking en ruimte voor ieders inbreng.

Uitvoering
- Bewaak het proces, de tijd en het eventuele product. Als begeleider heb je daarin een stimulerende rol. Je bent ook aanspreekpunt voor vragen en problemen.
- Zorg voor voldoende hulpmiddelen.

Afronding
- Kondig aan wanneer deelnemers de opdrachten moeten gaan afronden.
- Start de nabespreking met de 'regels' van nabespreken (feedback). Zorg dat zowel het werken aan de opdracht als het resultaat ervan aan bod komt.
- Laat individuen of groepjes hun eventuele product aan elkaar presenteren. Geef de gelegenheid vragen te stellen en te reageren op het product van anderen. Koppel terug naar de doelen van de opdracht. Maak afspraken wat er met het product gaat gebeuren.
- Zorg dat er tijd is om de materialen en ruimte op te ruimen.

Samenvatting

Een verpleegkundige kan op heel verschillende manieren met een groep werken. Tijdens de opleiding leren studenten de basisprincipes. In de praktijk leren ze daar flexibel mee te werken, zonder het methodisch proces uit het oog te verliezen.

De verpleegkundige kiest werkvormen die passen bij de doelgroep en die geschikt zijn voor het doel van de voorlichting. Afhankelijk daarvan kiest zij ook een passende rol als begeleider: meer initiërend en sturend of meer begeleidend. Veelgebruikte vormen zijn: presentatie, groepsgesprek, demonstratie, oefening, spelen van situaties en uitvoeren van opdrachten. Elke vorm heeft zijn mogelijkheden en beperkingen. Eén werkvorm is vaak geschikt voor één of enkele stappen van gedragsverandering. Voor andere stappen zijn dan weer andere werkvormen nodig.

Bij alle werkvormen is een goede introductie nodig over de werkwijze en het doel. Verder draagt de verpleegkundige er zorg voor dat er een prettige sfeer kan ontstaan, waarin deelnemers zich veilig weten. De verpleegkundige stimuleert, begeleidt en bewaakt het verloop van de uitvoering van een werkvorm. Daarbij heeft zij oog voor het individu én de groep, het proces én de uitkomst.

Literatuurverwijzingen

1 Korswagen, 1993; Drewes en Van Haastrecht, 1998.
2 Korswagen, 1993.
3 Dral, 2002.
4 Brinkman, 1995.
5 Dochy en Luyk, 1987.

4

PRAKTISCHE VOORBEREIDING EN UITVOERING VAN
EEN VOORLICHTINGSBIJEENKOMST

4.1　　Voorbereiding van de uitvoering (organisatie)　　111

4.1.1　　De groep is aanwezig　　112

4.1.2　　Mensen uit een organisatie worden uitgenodigd　　114

4.1.3　　Mensen zijn niet op één plaats te bereiken　　116

4.1.4　　Overzicht van aanpak van de voorbereiding　　119

4.2　　Ondersteunend materiaal　　121

4.2.1　　Soorten middelen en gebruik　　121

4.2.2　　Materiaal ontwikkelen is vakwerk　　122

4.2.3　　Een pretest uitvoeren　　123

4.2.4　　Niet pretesten, wel feedback vragen　　124

4.3　　Het draaiboek ligt er　　125

4.3.1　　Draaiboek voorlichtingsbijeenkomst voor ouderen over incontinentie　　126

4.3.2　　Draaiboek voorlichtingsbijeenkomsten voor allochtone ouders van kinderen van nul tot twee jaar　　126

4.4	Uitvoering	127
4.4.1	Organisatie	127
4.4.2	Inhoud	129
4.4.3	De groep	130
4.4.4	Aandacht voor een individu in de groep	131
4.5	Evaluatie	133
4.5.1	Vaststellen van het doel	134
4.5.2	Ontwerpen van de evaluatie	135
4.5.3	Uitvoeren van de evaluatie	138
	Samenvatting	139

Tot nu toe heeft het ontwerpen van het programma en werken met een groep alle aandacht gekregen. Er ligt nu een programma, maar voordat de voorlichting kan plaatsvinden, moeten er nog veel dingen geregeld worden. In dit hoofdstuk komt aan de orde hoe de praktische voorbereiding (organisatie) van een bijeenkomst eruitziet.

4.1 Voorbereiding van de uitvoering (organisatie)

Wanneer de voorlichting plaatsvindt op verzoek van een school, vereniging, instelling of organisatie, dan ligt een aantal keuzes tijdens de praktische voorbereiding voor de hand. Voorlichting in hun eigen ruimte, gedurende de reguliere tijden van de groep is dan vaak de eerste optie. Toch is het ook dan nodig om goed na te gaan of dat de beste keuze is.

Wanneer een bepaalde bijeenkomst al vaker is gehouden, is de praktische voorbereiding soms beperkt tot het vastleggen van een nieuwe datum en het reserveren van ruimte en middelen.

Veel geregel

'We geven de cursus "Gezond leven en bewegen" nu voor de derde keer. We maken telkens gebruik van een ruimte in het consultatiebureau. Maar ook dan is er veel te regelen. Je moet toch altijd navragen of de ruimte vrij is op de cursusdata en -tijden. Met de Voorlichters eigen taal en cultuur (Vetc'ers), de huisarts, de maatschappelijk werker en de bewegingsdocent moet je bijtijds overleggen op welke datum zij beschikbaar zijn voor hun praatje tijdens de cursus. Het blijft een hele organisatie.'

HERA BORST,
gezondheidswetenschapper, wijkgezondheidswerker, projectleider 'Gezond leven en bewegen'

Het maakt nogal wat uit voor de praktische voorbereiding of je gevraagd wordt voorlichting te verzorgen voor een groep 'die klaarzit' (I) of voor een groep 'die je wilt binnenhalen' (II). Dat laatste is nog ingewikkelder wanneer de potentiële deelnemers niet op één plaats te bereiken zijn en een contactpersoon naar de doelgroep ontbreekt (III). Dan is het 'werven' van deelnemers een belangrijk onderdeel van de voorbereiding en uitvoering. Bovendien maakt het uit of de andere organisatie de voorlichting organiseert en jij als voorlichter de bijeenkomst verzorgt of dat je zelf de bijeenkomst organiseert. De volgende drie typen bijeenkomsten staan model voor de aanpak van de voorbereiding:

I De groep is aanwezig; iemand heeft direct contact met de groep (4.1.1).
II Mensen uit een organisatie of instelling worden uitgenodigd voor de bijeenkomst; er zijn een of meer personen die deze mensen kunnen bereiken (4.1.2).
III Mensen voor wie de bijeenkomst is bedoeld zijn niet op één plaats te bereiken. Er is niemand die direct contact heeft met (alle) mensen uit de doelgroep (4.1.3).

De praktische voorbereiding voor de drie typen bijeenkomsten vertoont natuurlijk ook overeenkomsten, maar voor het gemak van de lezer is de hele voorbereiding per type bijeenkomst beschreven. De voorbereiding wordt toegelicht aan de hand van de volgende vijf punten:
- datum, tijd;
- keuze van locatie;
- bekendmaking, uitnodiging;
- logistiek;
- afspraken met (andere) uitvoerders (indien van toepassing).

Kosten worden besproken in paragraaf 8.4.

Er is nog een heel andere manier om mensen te bereiken die niet geneigd zijn naar een georganiseerde bijeenkomst, op een bepaalde dag, tijd en plaats te gaan. Soms is het nodig naar de mensen toe te gaan, ze op te zoeken op plaatsen waar zij veel komen. Deze manier om mensen te benaderen heet 'veldwerk' (outreachend werken), ook al vindt die plaats in een bewoonde omgeving, stad of dorp. Om je doelgroep op te zoeken ga ja als professional dan buiten de instelling op pad (zie paragraaf 6.4.4).

4.1.1 DE GROEP IS AANWEZIG

- Een mentor van een wooneenheid voor Alleenstaande Minderjarige Asielzoekers (AMA's) heeft gevraagd voorlichting te geven over relaties, seksualiteit, anticonceptie en abortus.
- Binnen de cursus 'Omgaan met COPD' verzorgt de verpleegkundige enkele bijeenkomsten: inhalatie van medicijnen; activiteit en rust. Een diëtiste is gevraagd voor het onderwerp gezonde voeding bij COPD. Een fysiotherapeut verzorgt de onderwerpen 'Ademen of adem halen?' en ontspanningsoefeningen.

In deze voorbeelden is er iemand in de organisatie die contact heeft met de groep. Dat vergemakkelijkt de praktische voorbereiding. Vaak is dat een professional (gezondheidszorgwerker, docent, welzijnswerker, ouderenwerker). Maar ook iemand uit de doelgroep zelf kan een bijeenkomst organiseren en daar mensen voor uitnodigen. Zo kunnen in de Ouder- en Kindzorg ouders zelf een voorlichtingsbijeenkomst organiseren en mensen daarvoor uitnodigen. De bijeenkomst wordt dan inhoudelijk verzorgd door een medewerker van de thuiszorg. Deze opzet wordt ook wel de 'Tupperware'-formule genoemd of huiskamervoorlichting.

Datum, tijd
In dergelijke situaties stelt de contactpersoon meestal datum en tijdstip vast. Toch is het goed om na te gaan of de tijd voor de voorlichting geschikt is.

Locatie
De contactpersoon stelt meestal ook een locatie voor. Vaak een ruimte van de betreffende organisatie, school of vereniging. Ga na of de ruimte geschikt is voor de manier waarop je de bijeenkomst wilt invullen. Denk bijvoorbeeld aan ruimte voor werken in groepjes en het doen van oefeningen, maar ook aan inrichting van de ruimte, geluid en licht. Overleg eventueel over een andere ruimte.

Bekendmaking, uitnodiging
Het is wenselijk en op zijn minst netjes om de mensen persoonlijk uit te nodigen voor de bijeenkomst. Voor een cursus is het voldoende wanneer de contactpersoon je naam en het programma van de bijeenkomst bij de groep aankondigt.

Spreek in elk geval af dat de contactpersoon de groep informeert en hoe deze dat gaat doen. Bespreek ook of een schriftelijke uitnodiging wenselijk is. Wanneer je samen daartoe besluit, spreek dan af welke informatie erin moet staan en hoe de uitnodiging eruit zal zien. Om er meer gewicht aan te geven kun je afspreken de logo's of namen van de betreffende organisaties op de uitnodiging te plaatsen. Zorg ervoor dat de leidinggevende of directie instemt met het gebruik van beide logo's.

Bied aan om op schrift of per e-mail beknopte informatie over de bijeenkomst aan te leveren (doel, programma, werkwijze; je naam, beroep of functie, organisatie). Je kunt ook vragen of je de conceptversie van de uitnodiging mag bekijken om eventueel commentaar nog te laten verwerken. Zo voorkom je dat 'jouw programma' gepresenteerd wordt op een manier waarin jij je niet kunt vinden. Door deze tussenstap af te spreken heb je enige controle over de informatie die de groep krijgt over 'jouw programma'.

Logistiek
Maak afspraken over:
- werkzaamheden vooraf;
- inrichten van de ruimte;
- klaarzetten benodigde (audiovisuele) apparatuur, computer, beamer, verlengsnoeren;
- klaarzetten andere materialen (flap-over, stiften, bord, andere benodigdheden);
- klaarleggen materiaal voor de deelnemers: kopie van programma, kopie van werkopdracht, evaluatieformulier, stevig papier om naamkaarten te maken.

Werkzaamheden bij aanvang, tijdens en na de bijeenkomst:
- zorgen voor consumpties voor deelnemers;
- openen van de bijeenkomst; introduceren van de voorlichter;
- uitvoeren van een schriftelijke evaluatie (indien niet tijdens de bijeenkomst, verzamelen van evaluatieformulieren);
- opruimen en eventueel afsluiten van de ruimte; terugbrengen van de sleutel.

Het is belangrijk alle afspraken schriftelijk vast te leggen. Dat voorkomt veel misverstanden.

4.1.2 MENSEN UIT EEN ORGANISATIE WORDEN UITGENODIGD

- Een verpleeghuis organiseert enkele malen per jaar een informatiebijeenkomst voor de partners van CVA-patiënten.
- Ouders van kinderen van groep 3 van basisschool de Akker worden uitgenodigd voor een informatieavond over kinkhoest. Een van de kinderen heeft ernstige kinkhoest doorgemaakt, hoewel het gevaccineerd was.
- De verpleegkundigen en artsen van de hartfalenpoli nodigen patiënten mondeling en per brief uit om deel te nemen aan een cursusgroep 'Omgaan met hartfalen'.

In deze voorbeelden is er geen 'vaste groep'. Er is wel een contactpersoon van de organisatie, die ook contact heeft met de doelgroep. Deze kan de doelgroep attenderen op de bijeenkomst en uitnodigen om deel te nemen.

Datum, tijd
In dergelijke situaties heeft de contactpersoon vaak een suggestie voor een datum en het tijdstip. Het is wel goed om na te gaan of dat een geschikte tijd is voor de voorlichting.

Locatie
Een voorstel voor de locatie ligt vaak voor de hand: meestal een ruimte van de betreffende organisatie, school of vereniging. Ga na of de ruimte geschikt is voor de manier waarop je de bijeenkomst wilt invullen. Denk bijvoorbeeld aan ruimte voor werken in groepjes en doen van oefeningen, maar ook aan de inrichting van de ruimte, geluid en licht. Overleg eventueel over een andere ruimte.

Bekendmaking en uitnodiging
In de voorbeelden (verpleeghuis, basisschool) is een combinatie van een mondelinge en schriftelijke uitnodiging waarschijnlijk het meest effectief én haalbaar. Het personeel kan mondeling uitnodigen (in het verpleeghuis: de receptie, verpleegkundigen van de afdelingen, maatschappelijk werkenden; op de basisschool: de leerkrachten), een schriftelijke vorm van uitnodigen kan plaatsvinden via een poster en folders. Personeel kan de folders actief uitdelen of deze op strategische plaatsen neerleggen.

Op een polikliniek kunnen artsen en verpleegkundigen patiënten direct (mondeling) uitnodigen voor een bijeenkomst of cursus. Wanneer de cursus voor een bepaalde groep bedoeld is, kunnen zij bij het uitnodigen al een selectie maken. Sommigen gebruiken daarbij enige zachte drang: 'Deze cursus is onderdeel van de behandeling'. Deze gerichte werving kan worden uitgebreid met het versturen van brieven 'op naam' naar patiënten die voor de cursus in aanmerking komen.

Ook verenigingen of instellingen kunnen een brief 'op naam' sturen aan hun leden of cliënten. Misschien kunnen andere en modernere media ingezet worden: een mededeling op het telefonische informatiebandje, een mededeling op de brieven of girokaarten die in de weken voorafgaand aan de bijeenkomst verzonden worden.

Wanneer ook bezoekers van andere instellingen welkom zijn, moeten andere kanalen ingezet worden om bezoekers uit die instellingen te bereiken (zie aanpak bij type III).

Spreek af wie de poster, folder of flyer en eventueel persoonlijke brief opstelt en welke informatie erin moet staan. Om de uitnodiging meer gewicht te geven kun je afspreken de logo's of namen van de betreffende organisaties op de uitnodiging te plaatsen. Zorg ervoor dat de leidinggevende of directie instemt met het gebruik van beide logo's.

Bied aan om op schrift of per e-mail beknopte informatie over de bijeenkomst aan te leveren (doel, programma, werkwijze, je naam, beroep of functie, organisatie). Je kunt ook vragen of je de conceptversie van het materiaal mag bekijken om eventueel commentaar nog te laten verwerken. Zo voorkom je dat 'jouw programma' gepresenteerd wordt op een manier waarin jij je niet kunt vinden. Door deze tussenstap af te spreken heb je enige controle over de informatie die de groep krijgt over 'jouw programma'.

Zorg dat je allebei je fiat gegeven hebt aan de tekst. Het is niet gebruikelijk dat je bemoeienis met of inspraak hebt in de vormgeving van de uitnodiging.

Logistiek
Maak afspraken over:
- werkzaamheden vooraf;
- ontwikkeling, productie en distributie van materiaal.

Werkzaamheden voor het begin:
- inrichten van de ruimte;
- klaarzetten benodigde (audiovisuele) apparatuur, computer, beamer, verlengsnoeren;
- klaarzetten andere materialen (flap-over, stiften, bord, andere benodigdheden);
- klaarleggen materiaal voor de deelnemers: kopie van programma, kopie van werkopdracht, evaluatieformulier, stevig papier om naamkaarten te maken.

Werkzaamheden bij aanvang, tijdens en na de bijeenkomst:
- zorgen voor consumpties voor deelnemers;
- openen van de bijeenkomst; introduceren van de voorlichter;
- uitvoeren van een schriftelijke evaluatie (indien niet tijdens de bijeenkomst, verzamelen van evaluatieformulieren);
- opruimen en eventueel afsluiten van de ruimte; sleutel terugbrengen.

Het is belangrijk alle afspraken schriftelijk vast te leggen. Dat voorkomt veel misverstanden.

4.1.3 MENSEN ZIJN NIET OP ÉÉN PLAATS TE BEREIKEN

- Het hoofd van een Riagg, afdeling Adolescentenzorg, heeft gevraagd een bijeenkomst te verzorgen met de werktitel 'Psychose en gewicht onder controle'. Tijdens gebruik van antipsychotica neemt het lichaamsgewicht vaak flink toe. Voor nogal wat gebruikers is dat aanleiding de medicatie te stoppen of te verminderen.
- Informatiemiddag voor zwangeren (en hun partner) die een tweeling verwachten. De assistente van de polikliniek Verloskunde nodigt de betreffende vrouwen mondeling uit en reikt een folder over de bijeenkomst uit.
- Voorlichtingsbijeenkomst 'Gezond blijven, als er veel hartklachten in uw familie voorkomen' voor Turkse mannen die tot de praktijk van het gezondheidscentrum behoren.

In deze voorbeelden is het noodzakelijk ervoor te zorgen dat mensen uit de doelgroep weten dat er een bijeenkomst plaatsvindt en dat die voor hen bedoeld is. Daarom is het nodig de bijeenkomst actief onder de aandacht te brengen bij mensen die tot de doelgroep horen. Ze moeten zich daardoor aangesproken voelen en zich uitgenodigd weten.

In het eerste voorbeeld is er een contactpersoon, maar deze heeft geen directe toegang tot de doelgroep. De contactpersoon kan soms toch een schakel vormen om de doelgroep te bereiken.

Datum en tijdstip
De datum en het tijdstip moeten geschikt zijn voor de mensen die je op de bijeenkomst verwacht. De volgende vragen zijn een handvat bij het bepalen van datum en tijd.

Met het oog op de doelgroep:
- Welke dagen in de week en tijdstippen zijn wél en welke zijn niét geschikt voor de doelgroep? Een woensdagmiddag is niet zo geschikt voor ouders van schoolgaande kinderen, een avond in de wintermaanden misschien niet aantrekkelijk voor ouderen en vrijdagmiddag niet acceptabel voor moslims.

- Zijn er voor de doelgroep in dezelfde periode of op dezelfde dag op dat tijdstip andere activiteiten die de kans op deelname aan de voorlichting verkleinen? Denk aan voetbal, televisie, cursussen. Het kan zelfs gebeuren dat er veel beroering is over een ander, actueel onderwerp. Dan is het misschien beter de voorlichting uit te stellen.
- Houd bij de planning van bijeenkomsten (voor allochtone vrouwen) zeker rekening met feestdagen. Zij hebben dan veel sociale verplichtingen en kunnen geen middag vrijmaken. Er zijn kalenders met religieuze en nationale feestdagen (1).

Met het oog op de uitvoerders:
- Wanneer meer mensen meewerken aan de voorlichting, controleer dan of datum en tijd hen schikken. Denk hierbij ook aan sleutelfiguren uit organisaties die zich met de doelgroep bezighouden: Vetc'er, tolk, gasten.
- Leg de afspraken over datum, plaats, tijd (begin- en eindtijd) schriftelijk vast en informeer alle mensen die betrokken zijn bij de voorbereiding. Zij hoeven dan de andere data niet meer 'vrij te houden'.

Locatie
Het gebouw en de ruimte moeten bij voorkeur bekend zijn bij de mensen die je op de bijeenkomst verwacht en in elk geval voor hen geschikt zijn. Voor mensen die door een cardioloog behandeld worden kan een ruimte op de polikliniek van het ziekenhuis geschikt zijn, maar om een groep mensen zonder hartklachten uit te nodigen kan de polikliniek wel eens minder geschikt zijn.

Verder moet het programma tot zijn recht kunnen komen in de ruimte. Wanneer in de zaal geen mogelijkheid is om de deelnemers na de pauze in groepjes te laten praten of een bewegingsoefening te laten doen, zoals in het programma aangekondigd, dan is de ruimte niet geschikt.

Tot slot moet het mogelijk zijn praktische afspraken te maken.

Net als de algemene eis aan datum en tijd kun je de algemene eis die je aan de locatie stelt vertalen in vragen of in specifieke eisen.

Met het oog op de doelgroep en het doel:
- Kent de doelgroep de locatie? Is het een acceptabele, vertrouwde plek voor de doelgroep?
- Past de locatie (instelling) bij doelstellingen en imago van de eigen organisatie?
- Is de locatie gemakkelijk bereikbaar voor de verschillende mensen uit de doelgroep? (te voet, per fiets, per bus, per auto)?
- Is de locatie gemakkelijk toegankelijk voor de doelgroep? Denk aan oprit voor rollators, rolstoelgebruikers of kinderwagens, lift. Zijn de toiletten toegankelijk en geschikt?
- Als kinderopvang wenselijk is, biedt de locatie die mogelijkheid?

- Kan het programma goed worden uitgevoerd in de ruimte? Denk aan: ruimte groot genoeg, licht genoeg, warm of koel genoeg, verduistering mogelijk; inrichting adequaat of aan te passen; weinig hinder van buiten, van andere bezoekers, van geluid uit andere ruimten.
- Zijn de technische faciliteiten voldoende? Apparatuur aanwezig (of: te huur of zelf meenemen; is de apparatuur te plaatsen?), aansluitingen en verlengsnoeren aanwezig?

Met het oog op praktische afspraken:
- Zijn het gebouw en de ruimte open voordat de voorlichting begint? Wie opent en sluit het gebouw, de ruimte?
- Zijn koffie en thee in de pauze beschikbaar? In welke ruimte? Wie zorgt voor thee en koffie?
- Wie zorgt voor audiovisuele apparatuur? Is assistentie mogelijk wanneer de apparatuur niet werkt?
- Ten slotte: wat zijn de kosten?

Bekendmaking en uitnodiging
Ga bij de doelgroep of bij mensen die de doelgroep goed kennen na welke manieren geschikt zijn voor de bekendmaking of uitnodiging. Een combinatie van schriftelijke en mondelinge uitnodiging is vaak het effectiefst, zeker als dat via verschillende kanalen en personen gebeurt.

Vertaal deze algemene eis in vragen of specifieke eisen.

Logistiek
Maak afspraken over:
- werkzaamheden vooraf;
- ontwikkeling, productie en distributie van materiaal.

Werkzaamheden voor het begin:
- inrichten van de ruimte;
- klaarzetten benodigde (audiovisuele) apparatuur, computer, beamer, verlengsnoeren;
- klaarzetten andere materialen (flap-over, stiften, bord, andere benodigdheden);
- klaarleggen materiaal voor de deelnemers: kopie van programma, kopie van werkopdracht, evaluatieformulier, stevig papier om naamkaarten te maken.

Werkzaamheden bij aanvang, tijdens en na de bijeenkomst:
- zorgen voor consumpties voor deelnemers;
- openen van de bijeenkomst; introduceren van de voorlichter;

- uitvoeren van een schriftelijke evaluatie (indien niet tijdens de bijeenkomst, verzamelen van evaluatieformulieren);
- opruimen en eventueel afsluiten van de ruimte; sleutel terugbrengen.

Het is belangrijk alle afspraken schriftelijk vast te leggen. Dat voorkomt veel misverstanden.

4.1.4 OVERZICHT VAN AANPAK VAN DE VOORBEREIDING

Wie kunnen mensen uit de doelgroep mondeling uitnodigen?
- Voor de bijeenkomst 'Gewicht onder controle': verpleegkundigen, (huis)artsen, contactpersoon (van Riagg), apothekers, patiëntenvereniging, instellingen voor opvang van/activiteiten voor jongeren met psychiatrische problemen.
- Voor de bijeenkomst voor zwangeren die een tweeling verwachten: verpleegkundigen, verloskundigen, gynaecologen, polikliniekassistenten.
- Voor de bijeenkomst 'Gezond blijven als er veel hartklachten in uw familie voorkomen': praktijk-, wijk- en GGD-verpleegkundigen, doktersassistenten, huisartsen, fysiotherapeuten, maatschappelijk werkenden en andere medewerkers van het gezondheidscentrum, apothekers, Turkse migrantenvereniging, Turkse Vetc'er, medewerkers van het buurthuis. Daarnaast: bericht via lokale migrantenzender.

Welke vormen en kanalen zijn geschikt?
- Streef naar een combinatie van vormen en kanalen.
- Schriftelijke vorm om de bijeenkomst onder de aandacht te brengen: uitnodigingsbrief, wervingsfolder of flyer, poster, bericht (voor krant e.d.).
- Kanalen voor schriftelijke berichten. Om in te schatten of bepaalde kanalen zinvol zijn moet je weten van welke informatiekanalen de doelgroep gebruikmaakt. Denk aan lokale kranten, huis-aan-huisbladen, bericht in verenigingsbladen, wijkkrant, kerkblad. Datzelfde geldt als je een plan opstelt om materiaal te distribueren: welke plaatsen zijn daarvoor geschikt? Misschien is de maaltijdservice ('tafeltje dek je') voor de doelgroep ouderen wel een geschikt kanaal. Laat je hierover adviseren door mensen die de doelgroep goed kennen.
- Andere media en kanalen. Lokale omroep, mededeling op telefonisch informatiebandje, website (als die door de doelgroep veel bezocht wordt), enzovoort.

Ontwikkeling van materiaal
Wanneer een andere organisatie om de voorlichting heeft gevraagd, ligt het voor de hand dat die het materiaal ontwikkelt. Spreek in dat geval af welke informatie erin moet staan (zie bijeenkomst type II). Wanneer je zelf de voorlichting opzet en uitvoert kan het toch zijn dat een derde organisatie meer ervaring heeft met het ontwikkelen van materiaal. Overleg en spreek af wie het materiaal vervaardigt. Voor de kunst van materiaal ontwikkelen zie paragraaf 4.2.2.

Afspraken met andere uitvoerders
In een draaiboek staat vaak aangegeven welk type voorlichter de bijeenkomst verzorgt. Wanneer een of meer andere personen de voorlichting te verzorgen, ga dan na wie je daarvoor het beste kunt benaderen. De een kan immers beter overweg met een bepaalde groep dan de ander. Bovendien kunnen voorlichters ook verschillen in affiniteit met het onderwerp. Peil eventueel bij collega's welke mensen zij aanbevelen.

Neem contact op en leg het verzoek om medewerking aan de voorlichtingsbijeenkomst voor.

Bespreek de volgende onderwerpen:
Inhoudelijke aandachtspunten. Doel van de bijeenkomst, boodschap, programma en werkvormen, onderdeel dat de collega-voorlichter zal uitvoeren;
Praktische aandachtspunten. Duur van de bijdrage van de collega-voorlichter, wensen wat betreft hulpmiddelen, eisen aan ruimte, vergoeding (wel of niet beschikbaar; hoeveel).

Wanneer verschillende mensen bij de voorlichting zijn betrokken, kan het handig zijn eerst bij hen te peilen op welke data en tijden zij wel en wanneer zij niet beschikbaar zijn. Gebruik bij deze inventarisatie een 'datumbriefje' waarop zij aangeven wanneer ze wel en niet kunnen. Verzoek hun de beoogde data 'even' vrij te houden, maar laat deze periode zo kort mogelijk duren.

Schakel eventueel een tolk in
Houd er rekening mee dat een bijeenkomst met een tolk ruim tweemaal zo lang duurt als een bijeenkomst zonder tolk. Niet alleen de woorden van de voorlichter moeten vertaald worden, maar ook de antwoorden en vragen van de deelnemers.

Logistiek
Maak afspraken over:
- werkzaamheden vooraf;
- ontwikkeling, productie en distributie van materiaal (paragraaf 4.2).

Werkzaamheden voor het begin:
- inrichten van de ruimte;
- klaarzetten benodigde (audiovisuele) apparatuur, computer, beamer, verlengsnoeren;
- klaarzetten andere materialen (flap-over, stiften, bord, andere benodigdheden);
- klaarleggen materiaal voor de deelnemers: kopie van programma, kopie van werkopdracht, evaluatieformulier, stevig papier om naamkaarten te maken.

Werkzaamheden bij aanvang, tijdens en na de bijeenkomst:
- zorgen voor consumpties voor deelnemers;

- openen van de bijeenkomst; introduceren van de voorlichter;
- uitvoeren van een schriftelijke evaluatie (indien niet tijdens de bijeenkomst, verzamelen van evaluatieformulieren);
- opruimen en eventueel afsluiten van de ruimte; sleutel terugbrengen.

Het is belangrijk alle afspraken schriftelijk vast te leggen. Dat voorkomt veel misverstanden.

4.2 Ondersteunend materiaal

Vaak maken verpleegkundigen en andere voorlichters gebruik van ondersteunend materiaal. Welke middelen zij gebruiken hangt af van de doelgroep, het doel en de beschikbaarheid van materiaal.

4.2.1 SOORTEN MIDDELEN EN GEBRUIK

Er bestaat een groot scala aan voorlichtingsmiddelen (zie volgend kader), al is de keuze over een bepaald onderwerp soms beperkt. De middelen zijn te beschouwen als de drager van de voorlichtingsboodschap. Een voorlichtingsmiddel is slechts een van de elementen in de voorlichtingsreeks: ontvanger – doel – boodschap – middel/kanaal – zender. Een effectief middel is afgestemd op de doelgroep en het doel, en past bovendien bij de boodschap. Daarom moeten voorlichtingsmiddelen zorgvuldig worden gekozen.

Daar komt nog bij dat elk middel zijn mogelijkheden en beperkingen heeft. Als voorlichter houd je daarmee rekening, zowel bij de keuze van het middel als bij de manier waarop je er gebruik van maakt. Bij de meeste activiteiten worden verschillende middelen gebruikt.

Soorten middelen (voorbeelden)

- Flyers, folders, brochures, stripverhalen
- Posters
- Uitnodigingsbrief
- Persbericht
- (Stickers met) beeldmerk, pictogrammen

- Flap-over (zie paragraaf 3.2)
- Stellingen (op papier, flap-over, bord, kaartje, overheadsheet, in computer)
- Vragen (op papier, flap-over, bord, kaartje, overheadsheet, in computer)
- Vragenlijst en scoreformulier

- Kwartetspel
- Informatiemap, pas (gratis toegang tot...), waardebon voor...
- Kennistesten, zelftests

- Briefkaarten (boomerangkaarten, gratis kaarten), stickers, kraskaarten (krasloten)
- Dummy's van voedingsmiddelen en dergelijke
- Afbeeldingen van producten en gerechten
- Keurmerken, stickers met een keurmerk
- Recepten, boeken, voorbeeldmenu's
- Gebruiksaanwijzingen, checklists, foto's
- (Anatomische) modellen, apparatuur, hulpmiddelen en demonstratiemateriaal
- Spelmateriaal
- Hebbedingetje, attentie, beloning

- Open huis, open dag (zie bijlage 6)
- Stand (zie bijlage 7)

- Nieuwsbrief
- Website
- Radiospotje, tv-spotje
- Video
- Cd-rom
- Direct mail, individueel advies op maat (na een zelftest of een eerder ingevulde vragenlijst)
- sms-bericht
- Theaterproductie met discussie, inspring- en meespeeltheater
- Lesbrief en handleiding voor leerkrachten en groepsbegeleiders

- Hardware en bijbehorende software
- Overheadprojector en sheets (zie 3.2)
- Computer en beamer (zie 3.2)
- Diaprojector en dia's
- Audiovisuele apparatuur, beeld en geluid: videoafspeelapparatuur, videoband, video-opnameapparatuur

4.2.2 MATERIAAL ONTWIKKELEN IS VAKWERK

Niet iedereen kan een professionele voorlichtingstekst schrijven
Verpleegkundigen zijn over het algemeen niet geschoold in het schrijven van professionele voorlichtingsteksten. Het is moeilijk om als inhoudelijk deskundige door de

ogen van de doelgroep naar informatie te kijken. Daardoor sluiten de teksten van professionals in de gezondheidszorg wat betreft opbouw en inhoud niet altijd aan bij de doelgroep. Ook bestaat de kans dat de teksten jargon bevatten, te moeilijk zijn of niet soepel lopen. Professionals kunnen bovendien moeilijk beoordelen of een tekst voor een 'leek' eenvoudig is, omdat ze zo gewend zijn aan hun vaktaal. Kortom, schrijven van voorlichtingsteksten is vakwerk. Het verdient daarom de voorkeur om een niet-inhoudelijk deskundige met schrijfervaring, de tekst te laten schrijven. In een instelling van de gezondheidszorg is dat bijvoorbeeld de voorlichtingsdeskundige van het patiëntenservicebureau of de pr-medewerker. Daarbuiten valt te denken aan de voorlichter van een organisatie of een professionele tekstschrijver van een tekstbureau.

Vormgeven is een vak apart
Een tekst is nog geen voorlichtingsmiddel. Vormgeving maakt niet alleen het middel aantrekkelijk, maar zorgt er ook in belangrijke mate voor dat de informatie overkomt. En uiteindelijk gaat het om het effect dat je met het middel wilt bereiken. Vormgeving draagt veel bij aan de kwaliteit van bijvoorbeeld een folder en aan de functie die een folder in de voorlichting vervult. Om een folder vorm te geven is deskundigheid nodig waarvoor paramedici niet zijn opgeleid.

4.2.3 EEN PRETEST UITVOEREN

Een pretest leidt tot beter voorlichtingsmateriaal
Wie de tekst ook schrijft en wie de folder ook vormgeeft, het is altijd wenselijk tekst en vormgeving vooraf uit te testen bij lezers (uit de doelgroep). Dit wordt pretesten genoemd. Ook bij kleinschalige of eenmalige voorlichting is het belangrijk het materiaal dat voor de voorlichting gebruikt gaat worden (brief, folder) vooraf te testen.

Door een pretest gaat men na of het materiaal (inhoud en vorm) aansluit bij de doelgroep en of de boodschap overkomt. Daardoor wordt duidelijk of degenen voor wie het materiaal is bedoeld de boodschap begrijpen en het materiaal aantrekkelijk vinden. Het is immers de bedoeling dat het materiaal helpt het doel te bereiken. Het materiaal moet daarom wel voor de doelgroep bruikbaar zijn (2).

Een pretest levert aanwijzingen op voor verbetering
Een pretest brengt onduidelijkheden, misverstanden en moeilijke passages aan het licht en levert daarnaast meestal aanwijzingen op om het materiaal te verbeteren. De enige die eigenlijk echt kan beoordelen of voorlichtingsmateriaal voldoet, is de doelgroep zelf. Op de tweede plaats komen, voor dit doel, de mensen die de doelgroep goed kennen en kunnen aangeven hoe een foldertekst of een afbeelding op een poster waarschijnlijk bij de doelgroep overkomt.

Voor opzetten en uitvoeren van een pretest, zie paragraaf 6.5.2. Voor een voorbeeld van een vragenlijst bij een pretest zie bijlage 3.

4.2.4 NIET PRETESTEN, WEL FEEDBACK VRAGEN

Laat altijd enkele mensen een tekst lezen

Als het niet mogelijk is een echte pretest uit te voeren, laat dan liefst enkele buitenstaanders, mensen met een ander beroep of andere functie, de tekst lezen. Zoek bij voorkeur mensen die niet allemaal hoogopgeleid zijn, tenzij de doelgroep hoogopgeleid is. Mensen die de tekst voor het eerst zien, merken dingen op die degene die de tekst heeft geschreven niet ziet. Vraag om te letten op dingen die zij als lezer belangrijk vinden. Ontbreekt er belangrijke informatie? Denken zij dat er moeilijke stukken of onduidelijkheden in de tekst staan? Is de informatie prettig leesbaar? Gebruik de opmerkingen van de lezers om inhoud, opbouw en taalgebruik te verbeteren.

Laten lezen

'Folders die we op de GGD ontwikkelen, worden in principe gepretest. Maar als ik als verpleegkundige infectieziekten op vrijdag hoor dat een scholier is overleden aan een meningokokkeninfectie, dan heb je daar geen tijd voor. Wat doe je dan? Dan heb je op zaterdag overleg met het schoolhoofd en met collega's van de afdeling Jeugdgezondheidszorg van de GGD. Die kennen de doelgroep het beste: kinderen, ouders en leerkrachten. Op zondag stel je de brieven op, zodat je maandag informatie klaar hebt om uit te delen.
Door informatie te geven proberen we angst voor besmetting en ongerustheid te verminderen. Voor ouders en kinderen die direct contact hebben gehad met de overleden scholier, is andere informatie nodig dan voor andere ouders. De school wil ouders en leerlingen natuurlijk informeren over het overlijden van een van de leerlingen. Ouders krijgen ook informatie over eventuele preventieve maatregelen.
Voor infectieziekten maakten we altijd gebruik van de voorbeeldbrieven over infectieziekten van de Landelijke Coördinatiestructuur Infectieziekten. Tegenwoordig zijn er op de GGD standaarden voor de informatie die je geeft over infectieziekten. Die verwerk je in je brief. Dat deed ik samen met de arts infectieziekten en de GVO-er. Binnen een uur konden die de teksten bekijken. Vaak overlegde ik ook met collega's in het land. In concrete situaties moet je wel zeker weten dat je de juiste informatie geeft. Daarom hadden we ook overleg met de behandelend arts en microbioloog. Maar net zo belangrijk is: hoe komt de tekst over? Daarom moet je de tekst met elkaar bekijken. Soms hebben anderen er al ervaring mee hoe hun informatie is overgekomen. Zij weten bijvoorbeeld of er daarna veel vragen gekomen zijn. En welke vragen. Of weten wat onduidelijk was. Als je de tekst samen vaststelt, dan weet je dat je goede informatie geeft, op een manier die naar verwachting goed overkomt.
In zo'n situatie is er echt geen tijd om te pretesten. Ik probeerde dan toch de brief aan een paar mensen te laten lezen die niet medisch of verpleegkundig geschoold zijn. Soms kon ik dan toch nog wat verbeteren. Je kunt immers niet duidelijk genoeg zijn. Maar de brief moet gewoon binnen een paar uur gefaxt of gemaild worden.'

WILMA HUISZOON,
destijds verpleegkundige infectieziekten
GGD Regio Achterhoek

4.3 Het draaiboek ligt er

Alle informatie die van belang is voor de voorbereiding en uitvoering van de activiteit, is in het draaiboek vastgelegd. Elke inhoudelijk deskundige moet in een beperkte voorbereidingstijd de bijeenkomst met behulp van het draaiboek kunnen verzorgen.

Daarom bevat een draaiboek een overzicht van de directe voorbereidende activiteiten, informatie over de bijeenkomst en bijbehorende materialen. In het draaiboek kan ook achtergrondinformatie over het onderwerp worden opgenomen. Hierna volgen bij wijze van voorbeeld de inhoudsopgaven van twee draaiboeken.

Inhoudsopgave bijeenkomst 'Incontinentie' (3)

Voorbereiding
Doelstellingen
Begeleiding
Benodigd materiaal
Leeswijzer
Planningsschema (per onderdeel van bijeenkomst: tijdsduur, uitvoerder, middelen)

Uitwerking van programma
– Ontvangst en programma
– Lezing 'Incontinentie'
– Thematafel
– Leefregels (lezing en discussie)
– Beeldvorming en beleving (uitwisseling n.a.v. beeldvorming in reclame)
– Incontinentiematerialen (lezing en demonstratie)
– Afsluiting

Bijlagen
1 Benodigdheden
2 Programma op sheet of flap
3 Doelstellingen op sheet of flap
4 Achtergrondinformatie over incontinentie
5 Sheets voor de lezing 'Verlies van urine of ontlasting'
6 Thematafel incontinentie
7 Sheets voor de lezing 'Leefregels'
8 Samenvatting 'leefregels'
9 Sheets incontinentiematerialen
10 Zorgaanbod thuiszorg
11 Evaluatieformulier

4.3.1 DRAAIBOEK VOORLICHTINGSBIJEENKOMST VOOR OUDEREN OVER INCONTINENTIE

De bijeenkomst maakt deel uit van een reeks. Algemene informatie over doelgroep en werving en de bijbehorende materialen zijn opgenomen in het algemene gedeelte van de map. Zie het voorbeeld op pagina 125.

4.3.2 DRAAIBOEK VOORLICHTINGSBIJEENKOMSTEN VOOR ALLOCHTONE OUDERS VAN KINDEREN VAN NUL TOT TWEE JAAR

Dit draaiboek is ontwikkeld voor professionals die voorlichting willen geven over de ontwikkeling van kinderen in hun eerste twee levensjaren (4). Zie het voorbeeld hieronder.

Inhoudsopgave

Voorwoord

Deel I
Inleiding
– het project
– uitgangspunten van het project
– samenwerking met...

Doelgroep en doelstelling
– doelgroep en doel van de voorlichting
– doelstelling van dit draaiboek
– voor wie is dit draaiboek beschreven

Uitgangspunten
– keuze voor de doelgroep
– groepsvoorlichting
– groepssamenstelling
– voertaal
– informatieoverdracht

Organisatorische opzet
– planning
– werving
– het huisbezoek

Randvoorwaarden
- locatie
- kinderopvang

Deel II
Beschrijving van de bijeenkomsten
- hoe kan het draaiboek van een bijeenkomst gebruikt worden
- het verloop van inhoudsschema
- bijeenkomst 1
- bijeenkomst 2
- enzovoort

Deel III
Bijlagen
1 Samenwerkingspartners
2 Literatuurlijst, te bestellen materialen en belangrijke adressen
3 Voorbeeld hoe een bijeenkomst kan verlopen
4 Suggesties voor 'opwarmertjes' en kennismakingsspelletjes
5 Informatiebrief bij huisbezoek
6 Voorbeeld van een uitnodiging
7 Presentielijst
8 Groepspictogrammen
9 Programmablad

4.4 Uitvoering

En dan is het zover. Alle voorbereidingen zijn getroffen en de bijeenkomst gaat plaatsvinden. Tijd om dingen klaar te zetten, te controleren en te regelen. Maar hoe goed de voorbereiding ook is geweest, op het laatste moment kan er altijd iets onvoorziens gebeuren. In deze paragraaf staan tips om deze onverwachte gebeurtenissen op te vangen.

4.4.1 ORGANISATIE

De (mede)voorlichter is bij aanvang van de bijeenkomst (nog) niet aanwezig
Ga na in hoeverre je het programma zelf kunt uitvoeren, al dan niet na aanpassing. Zelf uitvoeren is soms niet mogelijk, bijvoorbeeld wanneer een voorlichter eigen taal en cultuur de bijeenkomst zou begeleiden. Bepaal tot welk tijdstip je een beslissing kunt uitstellen. Informeer de aanwezigen dat de voorlichter (nog) niet aanwezig is. Geef aan of en hoe lang je daarop zult wachten, wanneer je alvast begint met het pro-

gramma en wanneer je een knoop zult doorhakken. Wanneer je het programma drastisch wilt wijzigen, overleg dan met de deelnemers. Leg een voorstel voor en bespreek dat. Zo vraag je hun in te stemmen met de noodgedwongen wijziging. Dat voorkomt grote teleurstelling na afloop.

Apparatuur is stuk
Overheadprojector, videoafspeelapparatuur, diaprojector, computer of beamer is stuk.

Door trefwoorden op een bord of flap-over te schrijven kan een presentatie toch ondersteund worden, wanneer de overheadprojector niet werkt. Daarom is het verstandig afdrukken bij de hand te hebben van de sheets. Bij een computerpresentatie geldt hetzelfde. Daar kan een reserveset van de afbeeldingen op sheet vaak uitkomst bieden.

Andere defecte apparatuur is minder eenvoudig te vervangen. Soms kun je de kern van de boodschap vertellen. Zoek naar oplossingen voor het betreffende programmaonderdeel. Vaak moet je improviseren.

Opkomst is klein
Laat in principe de bijeenkomst doorgaan. Zo laat je de mensen die wél gekomen zijn niet in de kou staan. Pas het programma aan, liefst in overleg met de aanwezigen. Doe daarvoor een voorstel en vraag of de aanwezigen zich daarin kunnen vinden.

Er vindt misschien minder informatie-uitwisseling plaats in een erg kleine groep. Vul de informatie aan met ervaringen uit andere bijeenkomsten. Bouw eventueel een tussentijdse evaluatie in. Pas daarna het programma aan de behoeften aan.

Opkomst is (te) groot
Laat de bijeenkomst doorgaan, in principe voor iedereen. Doe alles wat je daarvoor redelijkerwijs kunt doen. Als deelnemers zich van tevoren niet hoefden aan te melden, rekenen zij er immers op.

Alleen als dezelfde voorlichtingsbijeenkomst op korte termijn nog een keer in de buurt zal plaatsvinden, kan dat voor sommige deelnemers een redelijk alternatief zijn. Attendeer ze op die mogelijkheid. Zij kunnen dan hun keuze maken.

Pas de inrichting van de ruimte aan, pas eventueel de doelstelling, het programma en de werkvormen aan. Soms ontkom je er niet aan een sterker accent te leggen op informatie (stap Begrijpen, bewustwording) en minder op attitude of vaardigheden. Maak in je inleiding duidelijk dat je vanwege de grote opkomst het programma enigszins aanpast. Zorg er echter voor, dat je niet te veel afwijkt van de doelstelling of maak ook dat expliciet. Anders raken deelnemers gaandeweg het programma teleurgesteld en is uiteindelijk niemand tevreden.

Wisselende samenstelling

'De groepen mogen niet zo heel erg groot zijn. Meestal zijn er tussen de tien en twintig personen. Dat zijn dan mensen met astma of COPD, al dan niet aangevuld met mensen uit de directe mantelzorg. Het is heel belangrijk voor de sociale steun om hen erbij te betrekken. De meeste mensen nemen wel iemand mee. Laatst bracht iemand een heel gezin mee. Op zich kan ik daar wel inkomen, maar dat kan wel eens lastig zijn natuurlijk. Als je dan met veel meer mantelzorgers om je heen zit dan patiënten, dan zijn soms de groepsgrootte en de samenstelling een probleem.'

GERARD PEETERS,
verpleegkundig specialist astma/COPD,
Sint Elisabeth Ziekenhuis, Tilburg

Tolk is niet aanwezig
Ga na of een deelnemer de tolkfunctie kan vervullen, totdat de tolk arriveert of gedurende de hele bijeenkomst. Uiteraard is dat niet ideaal, maar in elk geval te overwegen. Zonder 'tolk' kan de bijeenkomst niet beginnen. Overleg anders met de contactpersoon van de groep en deelnemers die Nederlands spreken over uitstellen van de bijeenkomst.

4.4.2 INHOUD

Het programma sluit niet aan bij het niveau van de groep
- Het programma is te hoog gegrepen
  Soms kun je als voorlichter al in de inleiding merken, maar vaker in de loop van het kerndeel, dat het programma te hoog gegrepen is. Zeker bij een groepsgesprek kun je aan reacties of vragen van de deelnemers merken dat (basale) kennis ontbreekt. Pas het niveau en het programma alsnog aan. Blijf alert op de reacties van de deelnemers. Vraag na of deze informatie interessant voor hen is.
- Het programma biedt te weinig nieuwe informatie
  Het omgekeerde komt ook voor: de deelnemers hebben veel meer kennis dan tevoren was ingeschat. Peil (opnieuw) de verwachtingen en interesses. Ga na of en hoe je het programma zodanig kunt aanpassen dat het beantwoordt aan de behoeften van de aanwezigen, maar overschat jezelf niet. Je hoeft niet alles te weten en te kunnen.

Soms blijkt een programmaonderdeel te moeilijk te zijn. Ga na of een uitgebreidere toelichting helpt. Bied meer ondersteuning, help mensen telkens een stap te zetten. Soms wordt het dan alsnog duidelijk. Houd wel in de gaten of het onderdeel nodig is voor wat je wilt bereiken. Bedenk alternatieven of variaties op het onderdeel.

Moeilijk onderdeel

'Het huiswerk werkte soms goed, soms niet. Huiswerk is op zich wel goed om meer met het onderwerp (hartfalen) bezig te zijn. Een opdracht was bijvoorbeeld: schrijf alle positieve dingen op. Wat doe je als je klachten hebt van hartfalen? Dat zijn dingen die ze wel invulden.

Maar het stappenplan: een doel bedenken en dat dan via stappen bereiken, dat vonden ze te moeilijk. Dat merkten we omdat ze het huiswerk niet hadden gedaan en bij het bespreken merk je dan waar de schoen wringt. Het was gewoon te moeilijk.

We hebben voor iedere bijeenkomst voor onszelf de huiswerkopdrachten gemaakt. Je moest jezelf een doel stellen, bijvoorbeeld bij het thema "bewegen". Dan zou je als doel kunnen hebben dat je wilt gaan wandelen. Dan moet je je afvragen welke problemen je daarbij tegenkomt, hoe je die gaat oplossen. In de cursus wordt gewerkt met zes stappen om problemen op te lossen. Dat vonden we zelf al niet eenvoudig... Dus dan is het voor die mensen echt heel moeilijk.'

CHRISTEL VOS EN PETRA SALDEN,
verpleegkundigen cardiologie,
Máxima Medisch Centrum, Veldhoven

4.4.3 DE GROEP

De groep is niet helemaal vrijwillig aanwezig
Soms blijkt pas tijdens de bijeenkomst dat (sommige) aanwezigen niet helemaal uit vrije wil zijn gekomen: ze nemen deel omdat dat voor iets anders nodig is. De kans bestaat dat zij niet echt geïnteresseerd zijn in het programma. Dat kan storend gedrag in de hand werken. De kunst is om te achterhalen wat hen wel interesseert en daar zoveel mogelijk bij aan te sluiten. Wanneer het om een deel van de groep gaat, vraagt dat creativiteit en overleg met de groep om het programma af te stemmen op de (verschillende) verwachtingen en interesses.

De groep kan of wil een onderdeel van het programma niet (laten) uitvoeren
De groep kan bezwaar maken tegen een onderdeel van het programma, tegen de inhoud of de vorm of beide.

Ga na wat de bezwaren precies zijn en voor wie die gelden. Schat in of een korte uitleg over het waarom van het onderdeel voldoende kan zijn om de bezwaren van de deelnemers te verminderen. Ga na of het doel van het programma en het doel van het betreffende onderdeel alleen bereikt kunnen worden via de gekozen werkvorm. Dan is het zinvol om meer aandacht te besteden aan uitleggen en motiveren. Overweeg anders het programma enigszins aan te passen, om tegemoet te komen aan de belangrijkste bezwaren. Uiteindelijk werk je met een groep die je moet zien 'mee te krijgen'. Het van tevoren opgestelde programma is daarbij een middel, geen doel.

De groep wisselt sterk van samenstelling (bij een cursus of serie bijeenkomsten)
Maak duidelijk dat een deel van de deelnemers elkaar en de voorlichter kent. Geef aan dat het daarom kan gebeuren dat een deel van de informatie voor sommigen nieuw, voor anderen een herhaling is.

Zoek naar een invulling en aanpak die zowel recht doen aan de 'nieuwe' als aan de 'oude' deelnemers.

Heel verschillende mensen in een groep

'In sommige groepen zijn er veel meer COPD-ers dan bijvoorbeeld mensen met astma. Als er veel jonge mensen, meestal met astma, zijn, dan richt ik de bijeenkomst meer op astma. En dan zal ik me in de voorbeelden waar mensen tegenaan lopen meer richten op verschillen tussen astma en COPD.
Ik probeer altijd de beginsituatie te checken: wat weten ze al, welke informatie hebben ze al eerder gekregen? Dat doe ik om het programma goed te laten aansluiten. Ik doe dat deels interactief. Als de groep groter is, wordt dat minder interactief. Dan probeer ik er een vast patroon in aan te brengen, om binnen de tijd te blijven.'

GERARD PEETERS,
verpleegkundig specialist astma/COPD,
Sint Elisabeth Ziekenhuis, Tilburg

Zie paragraaf 2.3.1 voor onverwachte vragen uit de groep.

4.4.4 AANDACHT VOOR EEN INDIVIDU IN DE GROEP

Ook in een groepsbijeenkomst is aandacht voor elk individu van belang. Veel deelnemers willen hun verhaal kwijt, willen vragen stellen over hun specifieke situatie en hun ervaringen inbrengen. Welk doel de bijeenkomst ook heeft, persoonlijke aandacht verhoogt de betrokkenheid. Mensen voelen zich daardoor meer gesteund en zijn beter in staat om kennis op te doen en nieuwe stappen te zetten. Op verschillende manieren kun je aandacht besteden aan individuele deelnemers.

Spreek mensen persoonlijk aan
Stel je bij de ontvangst persoonlijk voor en vraag elke deelnemer naar zijn naam. Bij een eenmalige bijeenkomst is het niet altijd mogelijk de namen te onthouden, maar bij een cursus stellen deelnemers het erg op prijs wanneer je hun naam kent.

Zorg ervoor dat mensen informatie op zichzelf kunnen betrekken
Zoek naar manieren waarop mensen informatie op zichzelf kunnen betrekken. Wanneer ze zelf onderwerpen en vragen inbrengen, zal dat geen probleem geven. Bij een bijeenkomst met een presentatie vraagt dat aandacht. Het is handig om te bedenken op welke manier je mensen kunt stimuleren de informatie op zichzelf toe te passen. Manieren daarvoor zijn:
- een vragenlijstje (over kennis, gewoonten, ervaringen) laten invullen;
- een dagboek laten bijhouden;
- huiswerk bespreken;
- eigen scores laten bepalen;
- eigen medicijnen laten meenemen; 'soorten' bespreken.

Bied ruimte voor individuele vragen en ervaringen
Vraag naar ervaringen van de deelnemers en probeer te achterhalen welke vragen zij hebben. Je kunt daarbij aansluiten en de bijeenkomst op maat maken voor de groep.

Een deelnemer kan ook een erg specifieke vraag of individueel probleem inbrengen. Houd dan wel het belang van de groep in de gaten. Geef aan wanneer een vraag te specifiek en voor anderen minder zinvol is. Vertel dan dat je er in de pauze even op terugkomt; of verwijs naar een andere bijeenkomst of spreekuur (hartfalenpoli, COPD-spreekuur, diabetes informatiepunt, cursus, enz.). Zo zorg je ervoor dat ze weten waar ze met hun vraag naartoe kunnen en niet met hun vragen blijven zitten.

Dat is ook belangrijk voor mensen voor wie het programma te moeilijk is of te snel gaat. Zorg dat er ook voor hen een vervolg is.

Bespreek individuele informatie met de deelnemer apart
Wanneer je individuele dingen met een van de deelnemers wilt bespreken, neem de deelnemer dan in de pauze of na afloop even apart.

Even apart nemen

'Op het groepsbureau heb je het laatste halfuur nog om de baby's te meten, te wegen en te prikken. En dan heb ik ook altijd het gezondheidsdossier erbij... Op de dossiers heb ik als het nodig is een sticker geplakt. Je moet van tevoren de mappen doornemen, kijken van: zijn er ook bijzonderheden. Als er bij de ontwikkeling bijvoorbeeld iets niet is ingevuld, dan doe ik een stickertje op die map en zet er dan "ontwikkeling" op. Of ik zet er "voeding" op. Of "allergie". Voor de ouders weggaan, als het kind gewogen is, zeg ik dan: "kan ik met jou nog eventjes... er was in jouw dossier iets niet ingevuld" en dan hebben we eventjes een persoonlijk gesprek. Voor ze weg gaan: even kijken of de dossiers goed zijn ingevuld.

Maar andersom kan ook... dat een moeder naar me toe komt en zegt: "ik krijg van anderen te horen dat ze niet goed hoort". Dat is toch iets persoonlijks. Dan vraag ik haar even mee te komen en dan bespreken we dat samen.'

INGRID BROKX,
verpleegkundige gezondheidscentrum de Spil, Almere

Ook na een bijeenkomst kan individueel contact nuttig of nodig zijn
Wanneer iemand niet aanwezig is geweest bij een groepsbijeenkomst, kan de voorlichter contact opnemen. Sommige voorlichters doen dat standaard, andere alleen wanneer dat voor de voortgang of de samenhang in de cursusgroep van belang is. Sommigen nemen alleen contact op wanneer mensen niet naar de eerste bijeenkomst zijn gekomen of na de eerste bijeenkomst niet meer zijn teruggekomen. De redenen om contact op te nemen variëren van 'redenen horen' tot 'motiveren' en 'enige druk uitoefenen'.

> **Bellen**
>
> 'Als mensen zich hebben opgegeven voor het groepsbureau en ik hoor niets... Het hangt er een beetje vanaf wie het is. Ik ken ze natuurlijk van het huisbezoek. Als ze niet op de eerste bijeenkomst geweest zijn, bel ik ze altijd. Andere keren bel ik niet iedereen. Dan doe ik wel een stickertje op het dossier "niet op groepsbureau geweest" en ik vraag de assistente daarnaar te kijken als ze bij de arts komen.'
>
> INGRID BROKX,
> *verpleegkundige gezondheidscentrum de Spil, Almere*
>
> Mensen met astma en COPD worden door de longarts uitgenodigd voor de bijeenkomst. We hebben een duidelijke en stringente brief opgesteld. De longarts reikt die uit en geeft mondeling toelichting. Hij geeft aan dat de voorlichtingsbijeenkomst een belangrijk onderdeel is van de behandeling. We laten de mensen meestal intekenen voor het programma. Toch denk ik dat een kwart tot een derde van de mensen niet komt. Een klein deel laat dat netjes weten en daarvoor maken we meestal een nieuwe afspraak. Er is ook een deel dat dat niet doet. En dan ben ik een vervelende, want ik bel ze op. En dan vraag ik waarom ze niet gekomen zijn. Vaak zeggen ze 'te druk gehad' of weet ik wat, maar er zijn ook mensen die eerlijk zeggen: 'ik ben daar naartoe verwezen, maar ik zie het gewoon niet zitten'. En dan vertel ik ze dat bepaalde dingen toch wel heel belangrijk zijn om te weten, dat de bijeenkomst gewoon een stuk van de behandeling is en niet vrijblijvend is. Dan zeg ik 'als je jezelf nu serieus neemt in de behandeling, doe je er goed aan om wel te komen.' Op dat moment breekt er vaak iets door of voelen mensen zich zodanig gegeneerd dat ze dan zeggen: kan ik dan nog een volgende keer komen. Dat kan natuurlijk altijd. Meestal komen ze dan wel. Er blijven natuurlijk notoire niet-komers. Die zien we ook op de poli. Dan hebben ze een vervolgafspraak met de longarts en dan gaat het kennelijk een stuk beter en dan denken ze: het is goed, ik kom niet meer. Zo doen sommige mensen dat.
>
> GERARD PEETERS,
> *verpleegkundig specialist astma/COPD,*
> *Sint Elisabeth Ziekenhuis Tilburg*

4.5 Evaluatie

Het programma van de bijeenkomst is (bijna) afgelopen, de bijeenkomst (bijna) voorbij: tijd voor evaluatie. Binnen het methodisch handelen passen de evaluatievragen: hoe is de voorlichting verlopen en is het doel van de voorlichting bereikt? Met het antwoord op deze vragen zijn keuzes die gemaakt zijn te verantwoorden. Daarnaast draagt evaluatie bij aan reflectie op het eigen professionele handelen. Tot slot vraagt de opdrachtgever, werkgever of subsidiegever een verantwoording van de inzet van menskracht en geld.

Onder invloed van het streven naar evidence based handelen is evaluatie de laatste jaren nog belangrijker geworden. Ook preventieve activiteiten moeten aantoonbaar effectief zijn.

4.5.1　VASTSTELLEN VAN HET DOEL

Evaluatie kan verschillende doelen hebben
Evalueren van voorlichting is terugkijken op de planning en de uitvoering ervan. Waar de evaluatie precies over gaat hangt af van wat men met de evaluatiegegevens wil doen. Het maakt nogal wat uit of de evaluatiegegevens dienen om een voorlichting bij te stellen of dat ze moeten aantonen of een voorlichting effectief is.

Procesevaluatie levert informatie om de voorlichting te kunnen verbeteren
Procesevaluatie gaat over de vraag hoe de uitvoering van de voorlichting is verlopen. Is die volgens plan (draaiboek) verlopen? Op welke punten wel, op welke niet? En waarom niet? Het antwoord op deze vragen kan informatie en tips opleveren voor de volgende keren dat de voorlichting zal plaatsvinden. Evaluatie onder de deelnemers kan informatie geven over tevredenheid over de bijeenkomst als geheel, het programma, de voorlichter en de accommodatie. Aan de hand van hun oordeel kun je de bijeenkomst verbeteren. Daarnaast is het aantal deelnemers een belangrijk gegeven.

Evalueren is kijken, luisteren en vragen

'Ik vraag tussendoor ook wel eens, tijdens een bijeenkomst, of een bepaald onderwerp of een uitspraak mensen aanspreekt. En goed kijken en luisteren, dan weet je ook al een heleboel.
Een evaluatie kan belangrijke aanwijzingen opleveren om de cursus te verbeteren. Bijvoorbeeld bij het voorlichtingsprogramma "Gezond en vitaal" gaven deelnemers aan dat de volgorde van twee bijeenkomsten omgedraaid moest worden. In deze cursus is het onderwerp ouderdomsverschijnselen gepland in bijeenkomst zes, na het onderwerp weerstand (lichamelijk, geestelijk en sociaal) in bijeenkomst 4. De vierde bijeenkomst bood veel meer steun en "peptalk" dan die over verouderingsverschijnselen. Mensen kwamen daar minder positief en gesterkt vandaan dan na de vierde bijeenkomst. De opbouw zou aangepast moeten worden.'

PAULA HANSMA,
seniorenvoorlichter

Effectevaluatie is meten van het resultaat
Behalve de vraag hoe de voorlichting is verlopen, is de vraag of het doel is bereikt net zo belangrijk. Om dat te kunnen bepalen moet het effect gemeten worden: is de kennis toegenomen? Hebben de deelnemers steun ervaren bij hun probleem? Zijn ze anders gaan denken over het belang van meer bewegen? En, wanneer gedragsverandering het doel was: hebben ze hun gedrag veranderd, zijn ze (meer) gaan...? Hoe concreter de doelen geformuleerd zijn, des te duidelijker is waarover de evaluatie moet gaan.

Wetenschappelijk opgezette effectmeting lang niet altijd haalbaar
Bij kleinschalige voorlichting is het maar in beperkte mate mogelijk het effect van een bijeenkomst volgens wetenschappelijke normen te meten. Dat is ook niet altijd nodig. Een evaluatie na een voorlichtingsprogramma kan soms wel aanwijzingen geven over het effect van de voorlichting op kennis of houding. Realiseer je wel dat het om aanwijzingen voor effect gaat en niet om een bewezen effect, zeker niet als er vooraf geen meting (nulmeting) heeft plaatsgevonden. In deze paragraaf bespreken we naast de procesevaluatie deze beperkte effectevaluatie.

4.5.2 ONTWERPEN VAN DE EVALUATIE

Meestal wel een of andere vorm van evaluatie
Evaluatie onder de deelnemers gaat vaak over hun mening over de bijeenkomst. Soms bevat het programma zelf een onderdeel waarin de kennis van de deelnemers aan het eind (opnieuw) getest wordt. Of een onderdeel waarin de deelnemers aangeven hoe ze (aan het eind van de bijeenkomst) denken over het onderwerp en welke plannen zij hebben hun gedrag te veranderen. Zulke programmaonderdelen hebben dan ook een evaluatieve functie. In andere bijeenkomsten kan de evaluatie vragen bevatten over kennis, meningen en plannen om gedrag te veranderen.

Evaluatie van alle onderdelen van een voorlichtingsproces mogelijk
In principe kan evaluatie van alle onderdelen (werving, programma, organisatie en het bereikte resultaat) bruikbare informatie opleveren om de bijeenkomst te verbeteren. Het is daarom de moeite waard ze allemaal langs te lopen en dan vast te stellen waarover de evaluatie zal gaan. Pas daarna worden de evaluatievragen opgesteld, afgestemd op de manier waarop de evaluatie zal plaatsvinden.

Evaluatieonderwerpen per onderdeel.

Onderdelen van evaluatie van een bijeenkomst	Wat kan interessant zijn om te weten?
Werving	Hoe wisten deelnemers dat de bijeenkomst er was? Wie of wat heeft ze de drempel over getrokken?
Programma	
– boodschap (informatie)	Informatie begrijpelijk, belangrijk, bruikbaar? Voldoende? Nieuwe informatie gehad?

– kanalen (programmaonderdelen)	Waren de onderdelen zinvol (het meeste aan gehad)? Prettig?
– zender (voorlichter)	Deskundig? Prettig?
– ontvanger (deelnemers)	Alleen relevant bij reeks bijeenkomsten: grootte en samenstelling van groep: prettig?
Organisatie (locatie en verzorging van de bijeenkomst)	Ruimte toegankelijk, prettig? Ontvangst prettig? Voldoende en interessant materiaal aanwezig?
Doel (bereikt resultaat)	Aan verwachtingen voldaan? Wat heeft bijeenkomst opgeleverd?
Tot slot: suggesties ter verbetering van de voorlichting	Tips om de bijeenkomst te verbeteren?

Manier van evalueren heeft invloed op het resultaat

Bij een schriftelijke evaluatie is het wel mogelijk een toelichting te vragen bij de antwoorden, maar verder doorvragen is niet mogelijk. Bij een mondelinge evaluatie is de kans op sociaal-wenselijke antwoorden groot, zeker wanneer de voorlichter zelf de evaluatie uitvoert. Daarom moeten de evaluatievragen passen bij de manier van evalueren.

Maak keuzes aan de hand van aandachtspunten
- bij wie? (deelnemers en/of anderen; aantal mensen);
- wanneer? (eind van bijeenkomst, na afloop; tijd na de bijeenkomst; één keer of aantal keren);
- hoe? (mondeling, schriftelijk; bestaand meetinstrument);
- door wie? (indien mondeling: door de voorlichter, door iemand anders);
- anoniem? (is anonimiteit van antwoorden gewenst en mogelijk);
- praktisch haalbaar? (tijdsbesteding door respondenten; tijdsbesteding door gespreksleider; kosten: kopieerkosten, portokosten, kosten van verwerking).

Welke uitkomstmaten?

'We hebben nog geen uitvoerige evaluatie kunnen uitvoeren van de cursus "Gezond leven en bewegen" voor Marokkaanse vrouwen. Uiteraard evalueren we wel bij de vrouwen wat ze ervan vonden. Hun uitspraken zijn echt bemoedigend. "Sinds ik hier kom, ben ik niet meer bij de huisarts geweest. De pijn in mijn schouder komt door de spanningen. Medicijnen helpen niet, praten wel." Binnenkort doen we een aanvraag bij de wetenschapswinkel voor een effectevaluatie. Een van de parameters is of vrouwen inderdaad andere activiteiten zijn gaan doen na het volgen van de bijeenkomsten zoals bewegingsactiviteiten, taalles of een cursus over opvoeden.

Verder zouden we natuurlijk ook graag van de zorgverleners horen of zij effect merken, of ze beter met de patiënten kunnen communiceren over wat er echt aan de hand is (kwaliteit) en of ze een daling van het spreekuurbezoek signaleren. Zo'n signaal heb ik nog niet gehoord, maar de tijd is daarvoor te kort. En lang niet elke hulpverlener heeft een (ex-)deelnemer aan de cursus in de praktijk. Misschien hebben de Marokkaanse zorgconsulenten, die in dienst zijn bij de thuiszorg, wel signalen gekregen. Zij hebben destijds het probleem binnen hun werk gesignaleerd.'

HERA BORST,
wijkgezondheidswerker, gezondheidswetenschapper,
projectleider 'Gezond leven en bewegen'

Stel een evaluatievragenlijst op
Zorg dat het invullen van de vragenlijst niet te lang duurt. Bedenk daarom vooraf hoeveel minuten het invullen van de evaluatievragenlijst in beslag mag nemen. Hoe langer het invullen duurt, des te minder respondenten zullen de vragenlijst (volledig) invullen. Voor een evaluatie van een bijeenkomst, aan het eind ervan uitgereikt, is een vragenlijst van één of maximaal twee A4-tjes met voornamelijk gesloten vragen acceptabel. Dan zijn de vragen nog binnen vijf minuten in te vullen.

Achterhaal informatie over eventuele verbeterpunten
Houd bij het opstellen van de vragen steeds voor ogen dat je de antwoorden wilt gebruiken om de bijeenkomst te verbeteren. De vraagstelling en eventuele antwoordcategorieën moeten zo zijn opgesteld dat ze daarvoor aanwijzingen opleveren. Bovendien moeten ze zodanig zijn opgesteld, dat de antwoorden gemakkelijk en snel te verwerken zijn.

Bied de respondenten wel ruimte om opmerkingen te noteren, liefst bij elke vraag, maar in elk geval aan het eind van de vragenlijst. Deze opmerkingen bevatten vaak nuttige informatie.

Vind het wiel niet opnieuw uit
Maak gebruik van bestaande evaluatievragenlijsten. Pas die zo nodig aan de eigen situatie aan. Voor een voorbeeld van de evaluatieopzet en evaluatievragenlijst, zie bijlage 4 en 5. Voor sommige activiteiten zijn gevalideerde vragenlijsten ontwikkeld.

Maak het de lezer gemakkelijk
Zorg dat de opbouw van de vragenlijst voor de respondent logisch is. Maak clusters van vragen die bij hetzelfde onderwerp horen. Schrijf een korte inleiding bij elk cluster.

Vragenlijsten met voorgestructureerde antwoorden zijn gemakkelijk te verwerken. Maar je moet wel zeker weten dat je goede (bruikbare en dekkende) antwoordcategorieën hebt. Wanneer de vragen op dezelfde manier gesteld worden en antwoordcategorieën steeds in dezelfde volgorde staan (van goed naar slecht, van tevreden naar ontevreden, van 5 naar 1), maken de respondenten minder vergissingen bij het invullen.

Voer bij voorkeur een pretest van de vragenlijst uit. Op basis van het commentaar van de proeflezers kan de vragenlijst bijgesteld worden.

4.5.3 UITVOEREN VAN DE EVALUATIE

Licht doel en werkwijze toe
Leg uit wat het doel is van de evaluatie: 'We willen graag uw mening over de cursus horen, wat u goed vindt en wat u minder goed vindt.' Benadruk dat ieders reactie welkom is. Vertel wat je met de gegevens zult doen: 'Wanneer we weten wat u van de cursus vindt, kunnen we (onderdelen van) de cursus verbeteren.'

Vraag de deelnemers een korte vragenlijst in te vullen. Geef aan hoeveel tijd het invullen van de vragenlijst kost. Maak duidelijk dat hun mening anoniem blijft: ze hoeven hun naam niet op vragenlijst te zetten.

Vertel hoe en wanneer deelnemers hun vragenlijst kunnen inleveren
Vertel waar ze het papier, dichtgevouwen, in een doos kunnen inleveren, bijvoorbeeld bij het verlaten van de ruimte. Biedt eventueel de mogelijkheid de vragenlijst thuis in te vullen en op te sturen. De kans dat de vragenlijsten ingevuld terugkomen, neemt hierdoor overigens sterk af. Dit is enigszins te ondervangen door een geadresseerde en gefrankeerde envelop mee te geven. Noem de datum waarop de vragenlijst ontvangen moet zijn.

Verwerk de resultaten
Verzamel de ingevulde vragenlijsten. Geef elke vragenlijst een nummer of letter (respondentcode). Voer tellingen uit en noteer deze in een 'lege' vragenlijst of op een apart scoreformulier. Noteer de geschreven opmerkingen bij de betreffende vraag, onder vermelding van de respondentcode. Zo ontstaat een eenvoudig overzicht van de resultaten.

Gebruik de resultaten
Soms wijzen de uitkomsten allemaal in dezelfde richting. Dan is de conclusie duidelijk en liggen de aanbevelingen voor de hand. Vaak zijn meningen verdeeld, maar ook dat is belangrijke informatie. In elk geval is er informatie beschikbaar op grond waarvan te beslissen is of en hoe het programma bijgesteld moet worden.

Zorg ervoor dat de evaluatiegegevens terechtkomen bij degene die verantwoordelijk is voor het programma of stel zelf het programma bij.

Samenvatting

De doelgroep en doelstelling, boodschap en opbouw van de bijeenkomst (programma en werkvormen) en de benodigde middelen worden vastgelegd in een draaiboek. Ook de aandachtspunten voor de praktische voorbereiding van een bijeenkomst zijn in het draaiboek te vinden. Daar komt veel bij kijken. Wát precies, dat hangt af van het type bijeenkomst:
I De groep is aanwezig; iemand heeft direct contact met de groep.
II Mensen uit een organisatie of instelling worden uitgenodigd voor de bijeenkomst; er zijn een of meer personen die deze mensen kunnen bereiken.
III Mensen voor wie de bijeenkomst is bedoeld, zijn niet op één plaats te bereiken. Er is niemand die direct contact heeft met (alle) mensen uit de doelgroep.

Wanneer een bepaalde bijeenkomst al vaker is gehouden, is de praktische voorbereiding soms beperkt tot het vastleggen van een nieuwe datum en het reserveren van ruimte en middelen.

Er bestaat een groot scala aan voorlichtingsmiddelen. Een effectief middel is afgestemd op de doelgroep en het doel, en past bovendien bij de boodschap. Daarom moeten voorlichtingsmiddelen zorgvuldig worden gekozen. Bij de meeste activiteiten worden verschillende middelen gebruikt.

Schrijven van voorlichtingsteksten en zorgen voor een goede vormgeving zijn vakwerk. Het verdient daarom de voorkeur dat door professionals te laten doen. Het is altijd wenselijk tekst en vormgeving vooraf uit te testen bij lezers (uit de doelgroep): pretesten.

Als dat niet mogelijk is, laat dan enkele buitenstaanders met een ander beroep of andere functie, de tekst lezen. Liefst mensen die niet allemaal hoogopgeleid zijn. Gebruik de opmerkingen van de lezers om inhoud, opbouw en taalgebruik te verbeteren.

Dan is alles voorbereid en kan de bijeenkomst gehouden worden. Maar ook dan kunnen dingen anders lopen dan gepland. De opkomst, apparatuur of het ontbreken van een tolk kan voor verrassingen zorgen. Ook door de samenstelling van de groep zelf moet het programma soms aangepast worden. Altijd is het belangrijk om aandacht te hebben voor elk individu in een groep.

Onder invloed van het streven naar evidence based handelen is evaluatie steeds belangrijker geworden. Evaluatie kan verschillende doelen hebben. In principe kan evaluatie van alle onderdelen (werving, programma, organisatie en het bereikte resultaat) bruikbare informatie opleveren om de bijeenkomst te verbeteren. Houd bij het opstellen van de vragen steeds voor ogen dat je de antwoorden wilt gebruiken om de bijeenkomst te verbeteren. Dat geldt zowel voor schriftelijke als mondelinge evaluaties. Maak bij voorkeur gebruik van bestaande evaluatievragenlijsten. Pas die zo nodig aan de eigen situatie aan. Zorg ervoor dat de vragen duidelijk zijn en dat het niet te veel tijd kost om ze te beantwoorden. Verzamel de gegevens in een overzicht. Op grond daarvan kun je een conclusie trekken en aanbevelingen opstellen om de bijeenkomst te verbeteren.

Literatuurverwijzingen

1 De Wit, 1997.
2 Kramer, 2000.
3 Van Os, Perrée en Cremers, 1996.
4 Wieling en Stoorvogel, 1996.

5

LOKALE EN REGIONALE PROJECTEN: HET VOORTRAJECT

5.1	Voorlichting komt niet uit de lucht vallen	143
5.2	Probleemverheldering	144
5.2.1	Analyse van het (gezondheids)probleem	145
5.2.2	Analyse van gedragscomponent	149
5.2.3	Analyse van gedragsdeterminanten	152
5.2.4	Het probleem in kaart gebracht	154
5.3	Oppakken en samenwerken	155
	Samenvatting	161

Meestal is er een aanleiding om als verpleegkundige 'iets aan gezondheidsbevordering of voorlichting' te doen. Dingen die opvallen in de instelling en daarbuiten, een vraag of een idee voor een activiteit vormen vaak de aanleiding. Kennelijk is er een onderwerp waar iets aan gedaan kan worden en dat iemand belangrijk genoeg vindt om aan te pakken of althans om erover na te denken.

In hoofdstuk 5 en 6 schetsen we de systematische aanpak van voorlichting en gezondheidsbevordering. Het voortraject met de eerste drie stappen komt aan de orde in hoofdstuk 5, evenals samenwerking met derden. Hoofdstuk 6 gaat over het ontwerpen en uitvoeren van de interventie(s). In hoofdstuk 7 presenteren we de rol van verpleegkundigen in enkele projecten.

5.1 Voorlichting komt niet uit de lucht vallen

GEZONDHEIDSVOORLICHTING KAN OP VEEL MANIEREN WORDEN INGEVULD

- Ik wil iets doen aan preventie van osteoporose.
- Jongeren beginnen eerder aan seks. Het aantal SOA neemt toe bij jongeren, het aantal abortussen bij jongeren stijgt. We denken wel steeds dat jongeren genoeg weten, maar doen is vers twee.
- Er zijn in de regio Den Haag zoveel Hindostanen met diabetes type II en hartklachten.
- Ik hoorde dat steeds meer kinderen zonder ontbijt naar school gaan. En verder zie je dat steeds meer kinderen overgewicht hebben.
- Ik hoor altijd van partners van mensen met een CVA, dat ze zich onbegrepen voelen, vooral als veel gevolgen ervan bij hun partner niet zo zichtbaar zijn voor de buitenwereld.
- We hebben voor het komend jaar hetzelfde budget voor gezondheidsvoorlichting. Wat gaan we doen?

In hoofdstuk 2, 3 en 4 is uitgegaan van de activiteit groepsbijeenkomst. Bij gezondheidsvoorlichting wordt vaak gekozen voor deze activiteit. Er zijn overigens ook andere activiteiten mogelijk. En meestal wordt een combinatie van activiteiten gebruikt, naast en na elkaar. Een greep uit de mogelijkheden: (actief) uitdelen van folders, tentoonstelling, informatiestand en/of informele individuele gesprekjes op een plaats waar veel mensen uit de doelgroep komen (voor ouderen bijvoorbeeld: dienstencentrum, wijkgebouw, hal van een ziekenhuis, bibliotheek; voor voorlichting over alcohol aan jongeren: school, opleiding, Jongeren Informatie Punt (JIP) en JIP-bus, maar ook 'hangplekken', uitgaansgelegenheden en horeca), vaste rubriek in een lokaal huis-aan-huisblad of verenigingsblad, informatie op naam toegestuurd, een open dag in de instelling, een gratis demonstratie of gratis test, een informatiemarkt of informatie op een website.

DE ROL OF TAAK VAN DE VERPLEEGKUNDIGE VERSCHILT VAN PROJECT TOT PROJECT

Soms is de keuze door anderen gemaakt en is het programma klaar. Dan liggen de methodiek en materialen er al en is het aan de verpleegkundige het programma uit te voeren. Dat geldt bijvoorbeeld voor de cursus 'Hartfalen' voor ouderen en het programma 'Omgaan met astma' voor kinderen. In zekere zin geldt dat ook voor de methodiek van het groepsconsultatiebureau.

In andere voorlichtingsprojecten is de verpleegkundige, samen met diverse disciplines en organisaties, betrokken bij het ontwikkelen van een voorlichtings- of gezondheidsbevorderingsproject. Voorbeelden daarvan zijn de cursus 'Met mij gaat het goed!' voor chronisch zieken en het project 'Voorlichting aan mensen met diabetes mellitus met een Hindostaanse levenswijze'.

Zowel gedrag als omgeving kan een aangrijpingspunt zijn
Er wordt niet alleen gekeken naar de factor gedrag, maar ook naar de factor omgeving. Wellicht leent het probleem zich meer voor een aanpak waarbij ook iets aan de omgeving wordt gedaan: rookbeleid in instellingen, ruimte om op het werk te kolven, de baby te voeden en een inzetplanning die dat mogelijk maakt, dicht bij huis aan een aangepaste bewegingsactiviteit kunnen deelnemen, spuitomruil, gezonde voeding in het assortiment van de school- of bedrijfskantine, fruit op school.

Hoe het ook zij, het probleem moet eerst in kaart worden gebracht. Daarna komen de vragen over doelgroep en doel en ten slotte de vraag over de interventie(s). Op al deze punten zijn keuzes mogelijk.

5.2 Probleemverheldering

Soms ligt de interventie (nog) niet vast. Dat is een goede gelegenheid om te kijken of het probleem goed in kaart is gebracht. Is dat niet het geval, dan moet het probleem alsnog verhelderd worden. Er wordt dan achtergrondinformatie verzameld, nog voordat de feitelijke ontwikkeling van een voorlichtingsproject start. Die informatie is nodig om voorlichting gericht op te zetten en te onderbouwen.

Informatie verzamelen gebeurt aan de hand van de volgende stappen:

1 Analyseer het (gezondheids)probleem.
2 Ga na in hoeverre gedrag en omgeving een rol spelen in het probleem.
3 Ga na welke gedragsdeterminanten aan de orde zijn.

Deze stappen zijn terug te vinden in het *preventie effectmanagement instrument*, kortweg Preffi (1) en andere modellen voor methodisch opzetten van gezondheidsvoorlichting (zie ook paragraaf 7.4).

Preventie effectmanagement instrument (Preffi 2.0)

Randvoorwaarden
Analyse van het probleem
Analyse van gedrag en omgeving
Analyse van gedragsdeterminanten
Ontwikkeling van interventie 1 Keuze doelgroep 2 Keuze doel 3 Keuze interventie; effectieve elementen 4 Management, plan van uitvoering
Uitvoering
Evaluatie

5.2.1 ANALYSE VAN HET (GEZONDHEIDS)PROBLEEM

Wat de directe aanleiding ook is, de analyse van het gezondheidsprobleem dient om na te gaan wat er eigenlijk speelt. Dat kan aan de hand van enkele vragen over het signaal, de vraag of het eventuele probleem. Deze stap (probleemanalyse) resulteert in een probleembeschrijving of probleemdiagnose.

Vragen in de stap probleemanalyse zijn:
− Is er een (gezondheids)probleem?

- Wat is het probleem precies?
- Hoe groot is het probleem, in maat en getal:
  - Hoe vaak komt het probleem voor, hoeveel mensen hebben dat probleem?
  - Hoe ernstig is het probleem (wat betreft maatschappelijk functioneren, kosten, gezondheidsschade; beperkingen en handicaps voor de betrokkene en de omgeving)?
  - Wie hebben het probleem? En ervaren zij het als probleem?

Bezint eer ge begint
Het lijkt misschien kinderachtig om bij zulke vragen stil te staan, maar deze stap is essentieel. Het zal niet de eerste keer zijn dat er een oplossing wordt bedacht voor een probleem dat weinig voorkomt of niet zo ernstig is. Daarom is het antwoord op de vragen belangrijk. De antwoorden hoef je niet altijd zelf te formuleren. Vaak zijn gegevens te vinden in landelijke of lokale onderzoeksrapporten. Onderzoeks- en voorlichtingsorganisaties en de regionale GGD beschikken over dergelijke rapporten. Wanneer deze gegevens niet beschikbaar zijn, is het van belang bij collega's en andere organisaties te peilen of zij het (gezondheids)probleem herkennen en of zij aanwijzingen hebben over de omvang ervan. Dit oriënterend contact met een andere organisatie kan later in het ontwikkelproces nog van veel nut blijken te zijn.

Informatie'leveranciers'
Kenniscentrum Arbeidsgerelateerde Aandoeningen
Centraal Bureau voor de Statistiek (CBS)
Centrum GezondheidsBevordering op de Werkplek (GBW)
Stivoro
GGD
La Leche League
LCV&V, beroepsverenigingen
Ministerie van Volksgezondheid, Welzijn en Sport (VWS)
Raad voor Volksgezondheid en Zorg (RVZ)
Rijksinstituut voor Volksgezondheid en Milieu (RIVM):
TNO, preventie en gezondheid; TNO, voeding en voedingsmiddelen
Trimbos-instituut
Voedingscentrum

Categorale organisaties zoals:
Nationaal Hepatitis Centrum
Nederlandse Hartstichting
Nederlands Astma Fonds (NAF)
Nederlandse Kankerbestrijding/Koningin Wilhelmina Fonds
Nierstichting

Stichting Aids Fonds
Stichting soa-bestrijding

Voor internetadressen en telefoonnummers, zie bijlage 9.

De stap 'analyse van het (gezondheids)probleem' resulteert in een beschrijving van het probleem, liefst in maat en getal. Soms heeft een andere organisatie het probleem al geanalyseerd en is een probleembeschrijving voorhanden. Dan is het zaak er kennis van te nemen en de gegevens goed te interpreteren.

Maat en getal
Gezondheidsproblemen van groepen mensen zijn in verschillende epidemiologische maten uit te drukken. Ze worden ook wel indicatoren van de gezondheid genoemd.

Levensmaten
Sterfte of mortaliteit	Aantal mensen per 100.000 inwoners dat in een jaar overlijdt.
Levensverwachting	Aantal te verwachten levensjaren bij de geboorte in een bepaald jaar, gebaseerd op het dan geldende sterftecijfer.
Gezonde levensverwachting	Aantal jaar dat men naar verwachting in goede gezondheid doorbrengt. Mensen worden gemiddeld steeds ouder, maar hoeveel van die 'extra' jaren zijn gezonde jaren?
Qaly	Quality adjusted life years: het verwachte aantal resterende levensjaren, met een rekenfactor gecorrigeerd voor de kwaliteit.

Ziektematen
Incidentie	Aantal nieuwe 'gevallen' met een bepaalde ziekte of gezondheidsprobleem per 100.000 inwoners.
Prevalentie	Aantal mensen met een bepaalde ziekte of gezondheidsprobleem per 100.000 inwoners. Meestal berekend per jaar, maar kan ook berekend worden op een bepaald moment, bijvoorbeeld tijdens een griepepidemie. De prevalentie geeft zowel mensen weer die het probleem al langere tijd hebben als 'nieuwe gevallen'.

Maten voor 'medische consumptie'
Aantal ziekenhuisopnamen
Aantal ligdagen in een ziekenhuis per jaar
Aantal ligdagen per diagnosegroep
Aantal mensen in verpleeghuizen
Aantal ongevallen met letsel

Ziekteverzuim
Aantal huisartsconsulten
Kosten van farmaceutische hulp
Kosten van verstrekte hulpmiddelen

Maten voor hoe gezond men zich voelt (ervaren gezondheid)
(uitkomst van) Vragenlijst Onderzoek Ervaren Gezondheid (VOEG)
Sickness Impact Profile (SIP)

Probleembeschrijving (probleemdiagnose)
De sterfte aan diabetes onder inwoners van Den Haag onder de 65 jaar is anderhalf tot tweeënhalf keer zo hoog als in de rest van Nederland (2). Ook is er een verhoogde sterfte aan hart- en vaatziekten. De sterfte concentreert zich in achterstandswijken van de hele stad Den Haag.
In Den Haag wonen 25.000 Hindostanen, merendeels Surinaams. Bij mensen van Indiase afkomst komt diabetes mellitus type II vaker voor dan bij niet-Indiërs. Onder Surinaamse Hindostanen in Den Haag is de zelfgerapporteerde prevalentie van diabetes mellitus bij 30-49-jarigen 7% en bij mensen boven de 60 jaar 40%. In vergelijking met de prevalentiecijfers onder autochtone inwoners betekent dit dat diabetes mellitus type II zes- tot tienmaal zo vaak voorkomt bij Surinaamse Hindostanen.
Middelkoop, arts bij de GGD in Den Haag: 'Deze cijfers zijn verontrustend. Al leveren ze geen bewijs, Engels onderzoek gaf ook al aanwijzingen dat de hoge sterfte aan diabetes voor een deel veroorzaakt wordt door het grote aantal Hindostanen in bepaalde wijken.' Op basis van de sterfte en prevalentiegegevens is te berekenen 'dat ongeveer één op de twee Hindostanen tijdens zijn leven diabetes mellitus ontwikkelt'.

Na de probleembeschrijving vindt prioriteitstelling plaats
Nu de probleembeschrijving er is, volgt een beslissing of je dit ene probleem of een ander probleem gaat aanpakken. Het komt immers vaak voor dat het gesignaleerde en inmiddels geanalyseerde probleem niet het enige probleem is dat speelt. Organisaties met een budget voor hun gezondheidsvoorlichtingstaak staan voor dezelfde vraag. Ook zij zien vaak méér problemen waarvoor gezondheidsvoorlichting ontwikkeld zou kunnen worden, dan in de praktijk te realiseren is. Ook zij moeten prioriteiten stellen.

Inhoudelijke redenen liggen vaak op lokaal niveau
Waaraan je prioriteit wilt geven, hangt van verschillende dingen af. Het ligt voor de hand dat problemen die veel voorkomen en/of ernstig zijn meer prioriteit krijgen. En dat problemen waarover andere instellingen in de wijk of de gemeente (nog) geen

voorlichting geven van groter belang zijn dan problemen waarover al veel voorlichting is of waarvoor al veel ondersteuning bestaat. Gemeenten hebben vaak een eigen gezondheidsbeleid met eigen prioriteiten.

Andersoortige argumenten om prioriteiten te stellen
De speerpunten van een organisatie kunnen ook in de afweging meespelen en de manier waarop een organisatie zich wil profileren.

Daarnaast kunnen landelijke ontwikkelingen en landelijk beleid meespelen bij het stellen van prioriteiten. Wanneer het ministerie of een landelijke organisatie gedurende enkele jaren extra aandacht wil besteden aan bepaalde problemen of bepaalde delen van de bevolking, dan kan het verstandig zijn hierbij aan te sluiten. Daarvoor kun je inhoudelijke argumenten aandragen, maar ook praktische en financiële. De kans is dan immers groter dat de financiering van een gezondheidsbevorderingsactiviteit gehonoreerd wordt.

Hoe het ook zij, je moet een prioriteit stellen en die onderbouwen. Ook daarvoor is een goede probleembeschrijving nodig.

5.2.2 ANALYSE VAN GEDRAGSCOMPONENT

Als product van stap 1 'analyse van het (gezondheids)probleem' ligt er een probleembeschrijving. Dat is een bestaande beschrijving of een beschrijving op basis van eigen analyse. Stap 2 is gewijd aan de componenten van het probleem: gedrag en omgeving.

Gezondheidsvoorlichting richt zich op gedrag
Vanuit het oogpunt van gezondheidsvoorlichting is de vraag relevant of gedrag te maken heeft met het probleem. Gezondheidsvoorlichting is immers als interventie te gebruiken wanneer gedrag een rol speelt. Gedrag hoeft niet per se de oorzaak of een oorzakelijke factor te zijn, zoals weinig beweging een oorzakelijke factor is voor hartklachten en osteoporose. Het kan ook gaan om de manier waarop mensen omgaan met de gevolgen van ziekte. Wanneer ze zó met een gezondheidsprobleem zouden kunnen omgaan dat ze minder beperkingen ervaren, betekent dat ook winst. Daarom is het belangrijk na te gaan of gedrag een rol speelt en om wélk gedrag het gaat. Als mensen zelf niets aan het probleem kunnen veranderen, is het maar de vraag of gezondheidsvoorlichting zinvol is.

Omgevingsfactoren vragen een andere aanpak
Om gedrag uit te kunnen voeren, moeten de voorwaarden wel in de omgeving aanwezig zijn. Daarbij valt vooral te denken aan de sociale omgeving, voorzieningen en het aanbod aan activiteiten en diensten. Tot de fysieke omgeving behoren (lucht)vervuiling, kwaliteit van woningen en veiligheid. Bij voorzieningen valt te denken aan: bewegingsaanbod op maat voor mensen met beperkingen, schone spuiten voor druggebruikers, assortiment gezonde en betaalbare producten in kantines, bij buitenacti-

viteiten een pincet in de EHBO-doos om teken te verwijderen. Soms gaat het om diensten: een voetenspreekuur in de 'bus' waar 's avonds koffie en dekens uitgereikt worden aan dak- en thuislozen, vaccinatie tegen hepatitis B in seksclubs. In projecten voor gezondheidsbevordering vormt de omgeving, naast gedrag, een belangrijk aangrijpingspunt.

Is het gedrag en/of de omgeving te beïnvloeden?
Om het probleem te kunnen beïnvloeden, is informatie nodig over de vraag óf en wélk gedrag te maken heeft met het probleem. Daarnaast is informatie nodig over omgevingsfactoren. Je kunt die aan de hand van enkele vragen in kaart brengen.

Ten aanzien van gedrag:
- Speelt gedrag een rol? Anders gezegd: is gedrag een relevante factor in het probleem? En om welk gedrag gaat het dan? Of om welke gedragingen?
- Welk aandeel heeft gedrag in het probleem? (In welke mate komt dat gedrag voor?) En hoe groot is de invloed van het gedrag op het probleem? Met andere woorden: levert verandering van gedrag ook 'winst' op? En 'winst' voor wie?
- Bij verschillende gedragingen die van invloed zijn: welk gedrag heeft de meeste invloed?

Ten aanzien van de omgeving:
- Welke omgevingsfactoren spelen een rol? Hoe groot is hun invloed? In hoeverre is de omgeving te beïnvloeden?

Ook deze vragen hoef je niet altijd zelf te beantwoorden. Vaak zijn er gegevens beschikbaar uit landelijk of lokaal onderzoek. Wanneer ze niet beschikbaar zijn, is het wellicht mogelijk navraag te doen bij mensen die zicht hebben op de problematiek.

Deze stap resulteert in een beschrijving van gedragingen die een rol spelen in het probleem (gedragsdiagnose). Ook nu liefst weer in maat en getal: hoe vaak komt het gedrag voor en welke invloed heeft het gedrag op het probleem. En als er meer relevante gedragingen zijn: welk gedrag heeft de meeste invloed? Ook de omgevingsfactoren zijn in kaart gebracht.

Manieren om informatie te verzamelen
Het gaat hier om manieren om informatie te verzamelen anders dan uit literatuur.

- Navraag bij collega's die veel ervaring hebben met mensen met het gezondheidsprobleem.
- Interview van deskundigen uit andere organisaties.
- Interview van sleutelfiguren uit organisaties die contact hebben met de groep mensen met het probleem (doelgroep).
- Interview met sleutelfiguren uit de doelgroep (patiëntengroep, wijk, enz.).

Voorbeeld diabetes en gedrag
'Erfelijke factoren spelen een grote rol bij het ontstaan van diabetes type II bij Surinaamse Hindostanen. Dat is wereldwijd zo. Maar daarnaast zijn ook weinig lichaamsbeweging en overgewicht risicofactoren in deze groep. Voeding en beweging, daar kunnen mensen zelf wat aan doen, zowel ter preventie van diabetes als in de behandeling van diabetes. De twee belangrijkste knelpunten voor een diabetespatiënt in de Hindostaanse eetcultuur zijn de onregelmatige etenstijden en de grote hoeveelheid koolhydraten tijdens de avondmaaltijd. In de Hindostaanse cultuur eet men als men trek heeft. Verdeling van maaltijden over de dag is niet vanzelfsprekend. Verder worden aardappelen als groente beschouwd. Roti (pannenkoek) en dahl (gekruide dikke soep van peulvruchten) wordt vaak in één maaltijd gecombineerd. Die maaltijd bevat veel koolhydraten (2).'

Voorbeeld wijkgezondheid en gedrag
De volgende beschrijving is gemaakt door de GGD Eindhoven, op basis van een onderzoek naar gezondheidsverschillen tussen verschillende wijken in de stad.
Onderzoek van de GGD naar de gezondheid en leefgewoonten in een achterstandsbuurt in Eindhoven levert de volgende informatie op. Na elk cijfer staan twee andere cijfers. Het eerste cijfer tussen haakjes is het wijkcijfer, gecorrigeerd voor de samenstelling van de wijkbevolking. Dat wil zeggen dat de GGD er rekening mee houdt dat de leeftijdsopbouw en sociaal-economische positie in de wijk anders is dan in andere wijken. Dat verschil beïnvloedt de cijfers. Daarom zijn de cijfers aangepast: het tweede cijfer (tussen de haakjes) geeft het getal aan dat geldt als de samenstelling van de bevolking in alle wijken hetzelfde zou zijn. Het derde cijfer geeft het gemiddelde aan van alle inwoners van de stad.

Roken	Wijkgetal (beide in %)	Stadsgemiddelde (in %)
Rokers	52 (50)	38
< 20 sig/dag (rokers)	50 (50)	63
> 30 sig/dag (rokers)	9 (10)	7
wil binnen maand stoppen	15 (15)	18
Alcoholgebruik		
Drinkt niet	26 (26)	19
Drinkt licht-matig	63 (62)	73
Drinkt excessief	12 (12)	9
Lichaamsbeweging		
Sport niet	68 (68)	54
Sport < 1 x per week	5 (5)	9
Sport min. 1 x per week	28 (27)	37
Geen andere lich.bew.	35 (37)	31
< 1 x / wk andere lich.bew.	6 (6)	11
Min. 1 x per week andere lich.bew.	59 (57)	58

Voeding

Niet dagelijks groente	44 (44)	36
0-3 dagen/week groente	5 (5)	6
Niet dagelijks fruit	67 (67)	63
0-3 dagen/week fruit	38 (37)	33
Vindt dat hij/zij weinig groente eet	12 (11)	11
Vindt dat hij/zij weinig fruit eet	33 (30)	33

Lichaamsgewicht

Overgewicht	27 (27)	29
Ernstig overgewicht	14 (14)	8

5.2.3 ANALYSE VAN GEDRAGSDETERMINANTEN

Uit de voorgaande stap 2 (analyse van de gedragscomponent) is duidelijk geworden welk gedrag of welke gedragingen met het probleem te maken hebben. Soms is ook bekend welk gedrag de meeste invloed heeft op het gezondheidsprobleem.

Om gedrag effectief te kunnen beïnvloeden is nog meer informatie nodig. Als bekend is waarom mensen doen zoals ze doen, is dat belangrijke informatie. Die biedt de mogelijkheid om voorlichting op maat te ontwikkelen: gericht op de factoren die van invloed zijn op het gedrag. Zowel op het ontstaan van gedrag als op het in stand blijven ervan.

Vragen in deze stap zijn af te leiden uit het ASE-model van gedragsverandering of andere gedragsverklaringsmodellen.
- Wat weten de betrokken mensen over het probleem?
- Wat weten zij over de invloed van hun gedrag op het probleem?
- Welke opvattingen en ideeën hebben zij over het gedrag?
- Welke opvattingen en ideeën hebben mensen in hun omgeving over het gedrag? Bestaat er steun of druk vanuit de omgeving?
- Wat denken de betrokken mensen over hun vermogen om hun gedrag te veranderen? Denken ze dat het zal lukken?
- Welke problemen verwachten mensen als ze hun gedrag zouden willen veranderen?

Verschillende bronnen beschikken over antwoorden op deze vragen
Vaak zijn er gegevens beschikbaar uit onderzoek bij landelijke onderzoeksinstellingen en voorlichtingsorganisaties of bij de lokale GGD. Wanneer er geen gegevens voorhanden zijn, is het belangrijk om een idee te krijgen wat de betrokkenen denken en vin-

den. Net als in de vorige stap misschien niet door middel van wetenschappelijk onderzoek, maar weer door navraag bij mensen die zicht hebben op de problematiek.

Gegevens zijn nodig om voorlichting gericht op te zetten
De stap 'analyse van gedragsdeterminanten' resulteert in een overzicht van gedragsbeïnvloedende factoren, liefst aangegeven in maat en getal. Soms is duidelijk wat de belangrijkste factor is. Dit overzicht levert informatie waarop de voorlichting gericht moet worden: op kennisvermeerdering als de betrokkenen te weinig weten van het probleem, op attitude en sociale invloed als ideeën en manier van reageren op elkaar een belemmering vormen. Of op versterking van sociale invloed, wanneer steun aanwezig is of aangesproken kan worden.

Manieren om gegevens te verkrijgen over gedragsdeterminanten
Het gaat hier om manieren om gegevens te verkrijgen over gedragsvarianten anders dan uit literatuur.

- Navragen bij collega's.
- Navragen bij deskundigen van andere hulpverleners en instellingen.
- Navragen bij sleutelfiguren die de betrokken mensen goed kennen.
- Gesprekken met betrokkenen zelf. Uitspraken illustreren vaak goed wat zij denken en vinden (zie kader 'Determinanten van de intentie tot minder vet eten' in paragraaf 1.6).
- Groepsgesprekken met een aantal mensen uit de doelgroep.

Stoppen met borstvoeding

Misverstanden over borstvoeding
- De moeder denkt dat zij te weinig melk kan geven.
- De moeder denkt een slecht figuur te krijgen van het geven van borstvoeding.
- Ouders denken dat borstvoeding alleen maar de eerste zes weken belangrijk is voor de baby (3).

Belangrijkste motieven voor het stoppen met borstvoeding
- De moeder denkt te weinig melk te hebben.
- De moeder ervaart technische problemen bij het geven van borstvoeding, zoals de voeding komt niet op gang, voeden is pijnlijk of de drinktechniek is niet goed.
- De moeder verwacht of heeft problemen bij het combineren van borstvoeding en werk.

In het begin spelen met name technische problemen een grote rol. Vanaf vijf weken na de bevalling komt de combinatie met werk steeds vaker als motief naar voren. Het motief 'te weinig melk' wordt het vaakst genoemd (4).

Motieven in tijd uitgezet (in procenten)

In week 0	week 1-4	week 5-12	week 13+
te weinig melk (43)	te weinig melk (47)	te weinig melk (36)	combinatie werk (35)
drinktechniek (14)	pijnlijk (17,0)	combinatie werk (25)	te weinig melk (32)
kind prematuur (11)	drinktechniek (10)	kwaliteit melk (9)	schaamte/ongemak (13)
kwaliteit melk (8)	kwaliteit melk (9)	schaamte/ongemak (8)	overig (13)

5.2.4 HET PROBLEEM IN KAART GEBRACHT

Het gehele voortraject leidt tot een probleembeschrijving (stap 1), een beschrijving van gedrag dat met het probleem te maken heeft en van omgevingsfactoren (stap 2) en een overzicht van gedragsdeterminanten (stap 3). Deze beschrijving is op te vatten als het eerste deel van een plan voor een lokaal of regionaal project gezondheidsvoorlichting of gezondheidsbevordering.

In elk geval is er voldoende informatie om vast te stellen of je met gezondheidsvoorlichting of (breder) gezondheidsbevordering iets aan het probleem kunt doen. En om dat gericht te kunnen doen, als het besluit valt om voorlichting op te zetten. Een goed moment dus om na te denken of je die taak wilt oppakken.

Er moet wat gebeuren

'De uitkomst van het prevalentieonderzoek in Den Haag was duidelijk: diabetes type II komt erg veel voor bij Hindostanen. Deze mensen krijgen wel voedingsadviezen, maar die zijn sterk gebaseerd op een Nederlands voedingspatroon. Hindostaanse diabetespatiënten blijken dan ook niet zoveel met die adviezen te doen.

Als je weet dat dit een groot probleem is, dan moet je er ook wat mee doen.'

GEETA RAMSARANSING,
voedingskundige, project 'Diabetes mellitus en cardiovasculair risico bij Hindostanen'

De interventie theoretisch onderbouwd
De cursus 'Beter omgaan met hartfalen' is ontwikkeld om mensen met hartfalen te helpen bij hun adaptieve taken. De belangrijkste adaptieve taak is het uitvoeren van een goede zelf-

zorg, zodat de ziekte onder controle wordt gehouden. Dat voorkomt verergering van de klachten en kan leiden tot een bevredigender dagelijks leven. Adequaat zelfmanagement kan alleen totstandkomen als de patiënt gemotiveerd is en in staat is om zelf de juiste handelingen op de juiste tijd te plannen en ook uit te voeren. De cursus is gebaseerd op een integratie van zelfregulatietheorie (proactieve coping) en cognitieve gedragstherapie. Daar is het zes-stappenplan op gebaseerd, dat een patiënt kan hanteren om allerlei problemen of taken die met zijn chronische ziekte samenhangen, aan te pakken (5).

5.3 Oppakken en samenwerken

Het voortraject heeft voldoende informatie opgeleverd om vast te stellen of met gezondheidsvoorlichting of gezondheidsbevordering iets aan het probleem te doen is.

Dan dient de volgende vraag zich aan: 'Pak ik deze (voorlichtings)taak op of niet?' En: 'Doe ik dat zelf of doet mijn organisatie dat?' Als gezondheidsvoorlichting in het algemeen – en voorlichting over een specifiek probleem in het bijzonder – tot de taken van een instelling behoort, kan het antwoord 'ja' zijn. Maar ook dan zijn er meer vragen te beantwoorden, vóór een ja of nee op de vraag 'Pak ik deze taak op?' mogelijk is.

Er zijn meer spelers in het veld
Misschien weten andere organisaties meer over het probleem of de doelgroep of zijn zij beter uitgerust om voorlichting op te zetten. Het kan ook zijn dat samenwerking tussen de eigen organisatie en andere organisaties de beste mogelijkheden biedt om voorlichting van de grond te krijgen. Men spreekt hierbij over 'het veld' en 'de spelers' in het veld.

Om te kunnen beslissen over gezondheidsvoorlichting moet bovendien bekend zijn wat er al aan voorlichting plaatsvindt over het onderwerp aan de betrokken groep en wie dat doet. Met deze informatie kan de professional beslissen of hij de taak zou willen oppakken en met wie. Bovendien krijg je door dit voorwerk ook een idee of de doelgroep waarvoor je een interventie wilt ontwikkelen daaraan wel behoefte heeft. Of vinden ze andere problemen eigenlijk veel belangrijker?

Wat leeft het meest?

'We hebben veel tijd gestoken in praten met de mensen uit de wijk, op bijeenkomsten, op koffieochtenden. Dat is nodig om te laten zien dat je ze serieus neemt.

Lastig is geweest dat het tijdens deze gesprekken soms alleen ging over de leefbaarheid en veiligheid. Dat daar problemen mee waren was van tevoren al duidelijk. Het was duidelijk dat men wilde dat er iets gebeurde met de onderwerpen veiligheid en leefbaarheid. Die onderwerpen kwamen steeds terug in de gesprekken. We hebben die dan ook opgepakt. Maar wij waren nu juist benieuwd welke gezondheidszaken mensen belangrijk vonden.

> Om de gesprekken meer te sturen hebben we de buurtbewoners gevraagd met stickers op flap-overs hun eigen topvijf te maken. Op de flap-overs stonden alleen nog onderwerpen die met gezondheid te maken hadden. Uiteindelijk kozen de buurtbewoners voor drie onderwerpen: buurt en veiligheid, stress en hoe ga je ermee om, opvoeden en opgroeien in het Broek. Bewerking van: **www.slag.nu** Wijkgericht werken aan gezondheid: in kleine stapjes vooruit.'
>
> M. EKELMANS,
> consulent gezondheidsbevordering, Hulpverleningsdienst Gelderland Midden

Randvoorwaarden bepalen het speelveld
Daarnaast is het belangrijk een beeld te krijgen van de randvoorwaarden. Ook al is nog niet te zeggen hoeveel het gaat kosten om voorlichting op te zetten en uit te voeren, het moet duidelijk zijn of geld, tijd en andere faciliteiten beschikbaar zijn. Dat bepaalt de 'speelruimte' bij het opzetten van voorlichting, of kan een reden zijn om ervan af te zien.

> **Budget**
>
> 'Een deel van het budget van het prevalentieonderzoek was overgebleven, maar dat was niet genoeg voor een heel interventieproject. We hebben verschillende instanties benaderd met een subsidieverzoek, zoals het Praeventiefonds (nu Zorg-Onderzoek Nederland Medische Wetenschappen, ZonMw) en de gemeente. En ook de GGD had nog een potje. De financiële middelen waren tamelijk snel geregeld.'
>
> GEETA RAMSARANSING,
> voedingskundige, project 'Diabetes mellitus en cardiovasculair risico bij Hindostanen'

Je moet weten wat er al gebeurt en wie wat kan doen
Breng het speelveld in kaart aan de hand van de volgende vragen.

Wat gebeurt er al:
- Bestaat er al voorlichting over het onderwerp voor de betrokken groep (programma, project, materiaal)? Hoe is die voorlichting opgezet? Wat zijn de ervaringen?
- Wordt er in de plaats of regio al voorlichting gegeven over het onderwerp, voor de betrokken doelgroep?
- Wat kan ik? Wat kan en wil mijn organisatie?
- Hoort voorlichting over het onderwerp voor de betrokken groep tot mijn vakgebied?
- Is de eigen organisatie en is de professional zelf deskundig genoeg, niet alleen vakinhoudelijk, maar ook op het terrein van gezondheidsvoorlichting? Hoe krijg je collega's mee in de plannen?

Wat kunnen anderen (beter):
- Hoort voorlichting over het onderwerp, voor de betrokken groep niet meer thuis

bij een andere organisatie of professional? Kan een andere organisatie of professional de voorlichting beter opzetten en uitvoeren?
- Welke organisaties houden zich met de doelgroep of het onderwerp bezig? Is daar een overzicht van ('sociale kaart' van een onderwerp of groep)?
- Is duidelijk wat zij doen?

Wat kan samenwerking opleveren:
- Is samenwerking met andere organisaties en professionals wenselijk?
- Wat kunnen andere organisaties bieden?
- Hoe kun je andere organisaties benaderen? Hoe krijg je ze mee in de plannen?

Sociale kaart

De sociale kaart beschrijft welke instellingen en personen op een bepaald terrein (onderwerp) werkzaam zijn, hun taken en activiteiten. In het kader van gezondheidsvoorlichting en gezondheidsbevordering omvat de sociale kaart niet alleen instellingen en activiteiten uit de gezondheidszorg, maar ook uit de sectoren welzijn, jeugdzorg, ouderenzorg, sport en onderwijs. Bovendien noemt de kaart provinciale of landelijke organisaties die met betrekking tot het onderwerp of de communicatie met de doelgroep van belang (kunnen) zijn.

Diabetesverpleegkundige

'Ik ben als diabetesverpleegkundige van de Thuiszorg Den Haag betrokken bij het project "Diabetes mellitus en cardiovasculair risico bij Hindostanen". Ik heb materialen helpen ontwikkelen en spreekuren gehouden voor deze doelgroep. Ik werkte toen in een huisartsenpraktijk in de Schilderswijk en als diabetesverpleegkundige bij de Thuiszorg, bij het diabeteseducatiepunt. Huisartsen verwijzen diabetespatiënten naar deze educatiepunten. Mensen met diabetes type II krijgen bij het diabeteseducatiepunt voorlichting en educatie over voeding en diabetes van zowel een diabetesverpleegkundige als een diëtist.

Ik heb anderhalf jaar spreekuur gedaan en groepsvoorlichting gegeven. Ik heb ook de nieuwe materialen gebruikt, die gebruik ik nog steeds. Ze zijn één keer bijgesteld. Ik werkte natuurlijk al wel langer met Hindostaanse mensen, maar omdat je met die groep aan de gang gaat, krijg je meer inzicht in de Hindostaanse leefgewoonten en de invloed daarvan op het omgaan met diabetes en de bijbehorende leefregels.'

JOLANDA VERVLOED,
diabetesverpleegkundige Thuiszorg Den Haag

Samenwerking in de diabeteseducatiepunten

De Thuiszorg Den Haag beschikt over diabeteseducatiepunten. We hebben met de diëtisten en diabetesverpleegkundigen van de educatiepunten gesproken over de knelpunten die zij ervaren in de behandeling van Hindostaanse patiënten met diabetes type II. En samen hebben we bepaald welke dingen aangepakt kunnen worden. Om samenwerking op te bouwen is een goede communicatie nodig. Je kunt als externe deskundige namelijk ook als een bedreiging worden ervaren. Daarmee moet je in je communicatie rekening houden. Het is gelukt om met beide disciplines in de loop van het project een goede samenwerking tot stand te brengen.

GEETA RAMSARANSING,

voedingskundige, project 'Diabetes mellitus en cardiovasculair risico bij Hindostanen'

En nu aan de slag: samenwerking intern
Om de kans van slagen te vergroten, is het vaak nodig binnen de eigen organisatie draagvlak te creëren. Er is veel gewonnen als collega's, de leidinggevende en mensen uit andere relevante afdelingen achter het plan staan om gezondheidsvoorlichting op te pakken. Dat vraagt handig opereren: op een gunstig tijdstip aankaarten, rekening houden met prioriteiten van de organisatie en de leidinggevende en anticiperen op bezwaren en problemen. De houding van de leidinggevende is van groot belang.

Aan de slag: samenwerking extern
Door je te oriënteren op andere instellingen en hun activiteiten wordt gaandeweg duidelijk wie 'de spelers' in het veld zijn en wat zij doen. Beperk je in deze fase niet tot grote organisaties die voor de hand liggen. Zorg dat je ook weet wat kleine organisaties, informele groepen en andere 'spelers' doen.

Maak van de sterke kanten van elke 'speler' gebruik. De een heeft misschien geen inhoudelijke inbreng in de voorlichting, maar kan toegang hebben tot de doelgroep. Ook degenen die een kleinere rol vervullen kunnen vaak uitstekend werk doen, bijvoorbeeld door hun achterban te informeren.

Om de slagvaardigheid te bevorderen is het van belang de voorbereidingsgroep niet te groot te maken en de groep op pragmatische gronden samen te stellen. Of om subgroepen te formeren, die elk een deelactiviteit uitvoeren (6).

Jong geleerd, oud gedaan

Twee studenten verpleegkunde lopen stage bij de afdeling Gezondheidsbevordering van een GGD. Deze GGD zet een wijkgericht project op over gezonde voeding voor peuters onder het motto 'Jong geleerd, oud gedaan'. Als peuters 'leren' (ervaren) dat de dag begint met een (gezond) ontbijt, des te meer kans dat ze die gewoonte voortzetten. De projectleider wil zowel ouders als kinderen informatie geven over gezond ontbijten en de plezierige kanten van samen ontbijten laten ervaren. De stagiaires stellen een lijst op van mogelijke samenwerkingspartners:
- GGD;
- medewerkers van consultatiebureaus ouder- en kindzorg;
- medewerkers van peuterspeelzalen;
- begeleiders van spelochtenden voor peuters/koffieochtenden voor ouders in buurthuizen;
- Marokkaanse vrouwengroep in het buurthuis.

Samenwerking moet meerwaarde hebben
Samenwerken is geen doel. De samenwerkingspartner moet een reden of belang zien om mee te doen. Daar is op zichzelf niets verkeerds aan. Wel is het goed daar van tevoren bij stil te staan, zodat je daarop kunt inspelen. Om dezelfde reden zijn de uitgangspunten en doelstellingen van de organisatie informatief. Die maken duidelijk welke belangen de organisatie heeft.

Diabetesvoorlichtingsmateriaal voor Hindostanen

'De verpleegkundigen en diëtisten van de diabeteseducatiepunten hadden grote behoefte aan geschikt voorlichtingsmateriaal voor Hindostanen. De taal is zo vaak een probleem, dat geschikt materiaal een must is. Dat was overigens niet het enige probleem. Ze wisten ook weinig over de Hindostaanse leef- en voedingsgewoonten. Daardoor konden ze de adviezen niet goed aanpassen aan de leefgewoonten. En als hulpverlener kun je dan je geloofwaardigheid verliezen.'

GEETA RAMSARANSING,
voedingskundige, project 'Diabetes mellitus en cardiovasculair risico bij Hindostanen'

Bewoners participeren bij wijkgericht werken
Bij een aantal projecten voor gezondheidsvoorlichting en gezondheidsbevordering werkt men volgens de principes van 'buurtgericht werken'. Dat houdt meer in dan gezondheidsvoorlichting geven in een buurthuis of gezondheidsvoorlichting laten uitvoeren door een medewerker van een welzijnsorganisatie. Van buurtgericht werken is pas sprake als de gezondheidsbevorderende interventie zich richt op de determinanten van gezondheid in brede zin (zoals volgens het model van Lalonde, zie paragraaf 1.2), als organisaties uit de gezondheidszorg, welzijn en sport met elkaar samenwerken en bewoners en bewonersorganisaties actief betrokken zijn bij het opzetten van het project.

Bewoners zijn vertrekpunt bij wijkgericht werken
De wijk is in deze benadering niet zozeer de geografische plaats waar een activiteit gehouden wordt, als wel een leefgemeenschap met bepaalde problemen, waar ook veel kennis aanwezig is over de problemen in hun dagelijkse werkelijkheid. Waar een schat aan ervaringen en meningen aanwezig is, plus de competentie om aan oplossingen bij te dragen.

In deze aanpak werkt men samen met de bewoners aan verandering. Verandering van een situatie die zij als probleem ervaren, in een richting die zij als oplossing ervaren. Dat vereist een goede samenwerking tussen bewoners, vrijwilligers en professionals, uit alle betrokken organisaties. Er moet immers voldoende draagvlak zijn om tot oplossingen te komen en de oplossing ook uit te voeren.

Samen werken aan gezondheid in de wijk
Gezonde wijken kunnen uitsluitend ontstaan door participatie van instellingen en burgers in die wijken. En dat zijn over het algemeen niet in de eerste plaats gezondheidszorginstellingen. Participatie is al veel verder ontwikkeld in het welzijnswerk. De gezondheidszorg kan daarvan nog veel leren als het gaat om de vormgeving van een lokaal gezondheidsbevorderingsbeleid.

Veranderingen in een wijk kun je niet van bovenaf doorvoeren. En dat is iets anders dan wanneer bewoners zelf met verandervoorstellen komen. Voor de gezondheidszorg is dat bottom-up-principe lang geen gemeengoed. De gezondheidszorg weet over het algemeen toch wat het beste is voor de gezondheid. Bewoners mogen best inspraak hebben, als het maar leidt tot minder roken, gezond eten en meer bewegen. En als die bewoners hondenpoep, zwerfvuil en gehorige huizen veel belangrijker vinden voor de gezondheid, dan botst het gezondheidszorgbelang met het belang van een leefbare wijk.

[...] Inspraak moet ook groeien. De oudere bewoners zijn dat niet gewend. [...] In andere doelgroepen lukt dat wel. In de deelgemeente Prins Alexander praten en denken jongeren tussen de 12-24 mee in Doc.shop: een informatie- en actiepunt voor jongeren. Zo organiseert Doc.shop weekenden om jongeren die als praatpaal fungeren in hun vriendengroep te ondersteunen. Maar ook jongeren die op zoek zijn naar een bijbaantje of goedkope condooms zijn hier aan het juiste adres.

En mensen van diverse generaties van de Surinaamse, Turkse en Marokkaanse gemeenschap hebben meegewerkt aan een toneelstuk van het Rotterdams Wijktheater: El Hamdoulilah (gezondheid). Met toneel, dans, zang en video schetsen ze een beeld van de cultuur in hun land van herkomst en de verschillen met de Nederlandse cultuur. El Hamdoulilah gaat op tournee langs de Rotterdamse wijkgebouwen. In samenwerking met GGD-migrantenvoorlichtsters vindt aansluitend aan de voorstelling een discussie over gezondheid plaats (7).

Samenwerking vanaf het begin vergroot het draagvlak
Door in een vroeg stadium met mensen uit andere organisaties of de wijk te praten kunnen zij weer anderen betrekken bij het plan en zo draagvlak creëren. Samen de doelstelling vaststellen, de doelgroep en de interventie is van groot belang om het plan gezamenlijk succesvol uit te voeren.

Vroeg starten met de samenwerking kan echter ook een nadeel hebben. Wanneer het erg lang duurt voordat de voorlichting opgezet of uitgevoerd wordt, kunnen de aandacht en inzet van de betrokken organisaties en wijkbewoners minder worden. Houd dan in elk geval de betrokkenen op de hoogte van wat er achter de schermen wél gebeurt. Informeer hen wanneer zij weer 'aan zet' zijn.

Partners in het project 'Jong geleerd, oud gedaan'
De stagiaires bij de GGD hebben bij de start van de voorlichtingsplannen contact opgenomen met de leiding van peuterspeelzalen en verpleegkundigen van de consultatiebureaus. De medewerkers van peuterspeelzalen zijn razend enthousiast, al is hun tijd beperkt en moet het onderwerp wel passen in hun themaplanning van het komende jaar. De consultatiebureaumedewerkers vinden het een goed idee, maar zien geen mogelijkheden om bij te dragen. De bewonersraad in de wijk heeft een uitnodiging ontvangen om in de voorbereidingsgroep deel te nemen. Een voorlichter eigen taal en cultuur heeft in de Marokkaanse vrouwengroep in het buurthuis het plan voorgelegd en hun interesse gepeild. Een van de vrouwen die redelijk Nederlands spreekt, neemt deel aan de voorbereidingsgroep.

Afspraken op papier geven houvast
Voor alle participerende organisaties bieden afspraken op papier duidelijkheid: iedereen weet wat ze van een andere organisatie mogen verwachten. Vaak leggen de leidinggevenden van de deelnemende organisaties de formele afspraken vast. Maar de afspraak is ook nuttig binnen de organisatie: voor iedereen is duidelijk wie welke bijdrage aan een voorlichtingsproject levert (6). Daarbij gaat het zowel om menskracht en taken als middelen (concreet) en financiële middelen. Randvoorwaarden zoals beleid en financiën worden besproken in hoofdstuk 8.

Samenvatting

Gezondheidsvoorlichting, of breder: gezondheidsbevordering, kan op verschillende manieren worden ingevuld. Paramedici kunnen heel verschillende rollen vervullen. Een project wordt methodisch uitgevoerd, om tot een keuze van adequate interventies te komen. Aangrijpingspunt voor gezondheidsvoorlichting en gezondheidsbevordering zijn: gedrag en omgeving.

Aan de keuze van interventies gaat een heel traject vooraf. Het voortraject dient om het probleem te verhelderen. Het bestaat uit drie stappen, waarin bronnen geraadpleegd worden om antwoord te kunnen geven op essentiële vragen. Stap 1 betreft de probleemanalyse: Wat is het gezondheidsprobleem? Bij wie doet zich het probleem voor? En hoe groot is het probleem? Stap 2 is de analyse van de gedrags- (en omgevings)component van het gezondheidsprobleem: Welk gedrag draagt bij aan het probleem? Is dat gedrag te beïnvloeden? Stap 3 omvat de analyse van de gedragsdeterminanten: Welke factoren zijn van invloed op het gedrag?

De drie stappen leiden tot een beschrijving van het probleem, de gedrags- en omgevingscomponent en de gedragsdeterminanten. Deze beschrijving dient om een beslissing te kunnen nemen om het probleem wel of niet aan te pakken.

Daarbij komen vaak ook andere organisaties in zicht die, al dan niet in samenwerking, wat aan het probleem zouden kunnen doen. Daarom is een overzicht van 'het veld' van belang: inzicht in organisaties, hun taken en mogelijkheden. Afhankelijk van het onderwerp en de doelgroep kunnen behalve zorgorganisaties ook peuterspeelzalen, onderwijsinstellingen, ouderenorganisaties, instellingen voor maatschappelijke opvang en supermarkten deel uitmaken van het 'veld'.

Samenwerking heeft de meeste kans van slagen als ieder op zijn kracht wordt aangesproken en er belang bij heeft. Samenwerking is overigens geen doel op zichzelf, maar een middel. In steeds meer projecten wordt vanaf het begin, al in de probleemanalyse, samengewerkt met lokale organisaties, zoals wijkorganisaties. Wijkgericht werken is een specifieke aanpak, waarin bij het ontwikkelen van een plan vanaf het begin samenwerking met de doelgroep plaatsvindt. Door een doelgroep vanaf het begin in te schakelen neemt het draagvlak onder de doelgroep toe.

Literatuurverwijzingen

1   Peters, 2003; Molleman, 2003.
2   In Den Haag hoge diabetessterfte onder Hindostanen, 1998.
3   Informatiedienst Voedingscentrum, 2001.
4   Burgmeijer en Reijneveld, 2001.
5   Colland e.a., 2000.
6   Dijkstra, 2000.
7   Schulz en De Regt, 2001.

6

LOKALE EN REGIONALE PROJECTEN: ONTWERPEN EN UITVOEREN

6.1	Ontwerpen begint met een doelgroep en een doel	165
6.2	Keuze van de doelgroep	166
6.3	Vaststellen van het doel	169
6.4	Keuze van interventie(s)	171
6.4.1	Ga na of er succesvolle programma's bestaan	171
6.4.2	Beoordeel of bestaand programma bruikbaar is	172
6.4.3	Verzamel ideeën voor (een combinatie van) interventies	173
6.4.4	Kies een of meer interventies en vul ze nader in	173
6.5	Voorbereiding	181
6.5.1	Planning	181
6.5.2	Materiaal selecteren of ontwikkelen	183
6.6	Uitvoering	185
6.7	Evaluatie	185
6.8	Implementatie	188
6.9	Kwaliteitszorg	190
	Samenvatting	190

In de ideale situatie beschik je nu over een probleembeschrijving (uit stap 1, paragraaf 5.2.1), de beschrijving van gedrag dat een rol speelt in het probleem (uit stap 2, paragraaf 5.2.2) en een overzicht van gedragsdeterminanten (uit stap 3, paragraaf 5.2.3). Er is vastgesteld dat voorlichting een geschikte strategie is om het probleem aan te pakken. En er is groen licht om gezondheidsvoorlichting te gaan opzetten vanuit de eigen organisatie, al dan niet in samenwerking met andere organisaties. Verder zijn de randvoorwaarden duidelijk: hoeveel mensuren beschikbaar zijn en welk budget er is om voorlichting te ontwerpen. Ten slotte is duidelijk wanneer het plan klaar moet zijn. Je kunt van start gaan.

6.1 Ontwerpen begint met een doelgroep en een doel

De eerstvolgende stappen in het ontwerpen van een voorlichtingsactiviteit of project worden met de drielettercombinatie 'ddi' aangeduid: doelgroepkeuze, doelformulering en interventiekeuze. Met de eerste stap omschrijf je zo nauwkeurig mogelijk wíe je wilt bereiken (doelgroep of ontvangers). Vervolgens bepaal je wát je wilt bereiken (doel) en hoé je dat wilt bereiken (interventie). Vaak is een combinatie van interventies aangewezen (interventiemix). De overwegingen en uitkomsten (keuzes) worden vastgelegd in een draaiboek voor voorlichting.

De keuze van deze drie elementen hangt sterk met elkaar samen. De doelen moeten immers passen bij de gekozen doelgroep. Daarnaast moeten de interventies afgestemd zijn op de doelgroep en geschikt zijn om het doel te bereiken. Bij elk van de drie elementen is achtergrondinformatie nodig. Daarom wordt hier de keuze voor elk element afzonderlijk besproken. In de voorbeelden wordt het belang van onderlinge afstemming duidelijk. De volgende paragrafen gaan in op het kiezen van de drie elementen (doelgroep, doel en interventiemix).

Doelgroep – doel – interventie

De bijeenkomst 'Omgaan met astma en COPD' heeft als *doelgroep* mensen met astma en COPD en hun partners of andere familieleden. *Doel* van de bijeenkomst is dat u beter in staat bent tijdig te signaleren dat uw astma of COPD verergert en op tijd de juiste maatregelen kunt nemen om de astma/COPD onder controle te houden. De *interventie* bestaat uit een bijeenkomst. Het programma van de bijeenkomst bestaat uit twee onderdelen: 1. gezondheids*voorlichting* en 2. Inhalatieoefeningen, ademhalings- en ontspannings*oefeningen*.

> De cursus 'Sociale steun bij reuma' heeft als *doelgroep* mensen die al een jaar of langer weten dat zij reuma hebben en minimaal enige beperkingen ondervinden op het gebied van sociale steun, sociaal functioneren en algemeen dagelijks functioneren. Het *doel* van de cursus is dat de deelnemers meer sociale steun vragen (en ondervinden) in de vorm van troost, begrip en medeleven (emotionele steun), praktische hulp (praktische steun) en advies en informatie (informatieve steun). De *interventie* bestaat uit een cursus van tien bijeenkomsten. Het programma bestaat uit voorlichting, uitwisseling van ervaringen en tips, oefenen met de vier stappen van een probleemoplossingsmethode en voorbereiden en uitvoeren van individuele oplossingen.

6.2 Keuze van de doelgroep

Kies en omschrijf de doelgroep
De keuze voor een doelgroep komt voort uit de resultaten van het voortraject. De doelgroep bestaat uit de mensen die je wilt bereiken (de ontvangers). Dat zijn de mensen voor wie de boodschap is bedoeld. Zorg ervoor dat de doelgroep is afgebakend en min of meer homogeen is, op basis van de volgende kenmerken:
- demografische kenmerken;
- gezondheidsgedrag en determinanten;
- communicatiekenmerken.

Doelgroep is afgebakend
De probleembeschrijving laat zien dat er een (groot) aantal mensen is met een bepaald gezondheidsprobleem, bijvoorbeeld vrouwen boven de 55 met risicofactoren voor osteoporose. Om te zorgen dat je bereikt wie je wilt bereiken en dat bovendien te kunnen evalueren, is het noodzakelijk de doelgroep goed te omschrijven en te begrenzen. Er kunnen ook verschillende doelgroepen geformuleerd worden.

Doelgroepen formuleren

'Als eerste doelgroep hebben we geformuleerd: Hindostaanse patiënten met diabetes type II, met diëtisten en diabetesverpleegkundigen als intermediaire doelgroep.
Als tweede doelgroep hebben we geformuleerd: de hele Hindostaanse populatie in Den Haag. Met de tweede doelgroep wilden we een preventief traject in. We wilden de mensen informeren over risicofactoren voor het krijgen van diabetes type II en de mogelijkheden om deze te vermijden of te verminderen, om daarmee de kans te verkleinen diabetes type II te ontwikkelen.'

GEETA RAMSARANSING,
voedingskundige, project 'Diabetes mellitus en cardiovasculair risico bij Hindostanen'

Doelgroep is homogeen
Om effectief te zijn, moet de voorlichting aansluiten bij de groep mensen met een bepaald probleem of gezondheidsrisico. Wanneer mensen hetzelfde probleem hebben, betekent dat nog niet dat je ze als een doelgroep kunt beschouwen. Jonge mensen met een weinig actieve leefstijl willen immers anders benaderd worden dan ouderen met een inactieve leefstijl. En jongeren onderling verschillen ook weer sterk. Die zijn niet als één groep te beschouwen, dat kan elke techno, nerd of gothic uitleggen. Precies hetzelfde geldt ook voor mensen met astma of mensen met diabetes. Je kunt ze pas als doelgroep beschouwen als je ze op dezelfde manier (dezelfde boodschap, hetzelfde kanaal en middel) kunt benaderen. Ze moeten dus zoveel overeenkomsten vertonen dat één benadering volstaat. Kiezen van een min of meer homogene doelgroep kan aan de hand van enkele kenmerken. Het resultaat van de doelgroepkeuze is een voorlopige doelgroepbeschrijving met eventuele subgroepen.

Niet-homogene doelgroep wordt gesegmenteerd
Wanneer de doelgroep te divers is om met dezelfde boodschap, via dezelfde kanalen en middelen te bereiken, is het verstandig de doelgroep op te splitsen in subgroepen. Dit wordt doelgroepsegmentatie genoemd (zie kader Doelgroepkenmerken). Vaak is er al een idee voor een activiteit, ook al staat die nog niet vast. Zo'n idee maakt wel inzichtelijk of je met één activiteit of kanaal kunt volstaan om iedereen te bereiken die je wilt bereiken. Opsplitsen (segmenteren) maakt het dan mogelijk om voor elke subgroep een benadering op maat te ontwikkelen.

GGD zoekt 'jonge' vrijwilligers voor kroeg en baan

SOA-voorlichting homohoreca
Eindhoven – De GGD in de regio gaat in homo-horecagelegenheden actief voorlichting geven over seksueel overdraagbare aandoeningen (SOA's). De bezoeken van GGD-vrijwilligers aan onder meer homocafé's zijn een uitbreiding van het zogeheten baanproject. 'Het overgrote deel van de homomannen bereiken we nu alleen via folderrekken en daar voelen ze zich niet echt door aangesproken. De nieuwe doelgroep in de homocafé's betreft vooral de jongere homo's. Die hebben de voorlichting misschien wel het hardste nodig. Want met name onder jongeren, overigens homo én hetero, is het aantal SOA's de afgelopen jaren namelijk schrikbarend gestegen. Door ze actief aan te spreken over de gevaren van onveilige seks, hopen we ze toch te kunnen bereiken.
We hebben nu acht vrijwilligers die in de hele regio Zuidoost-Brabant actief zijn. We zouden er graag vier bij willen hebben. Aan het eind van de maand start er weer een nieuwe training', aldus Jacobs van de GGD Eindhoven (1).

Doelgroepkenmerken en segmenteren van een doelgroep

Een doelgroep heeft demografische kenmerken
Demografische gegevens betreffen geslacht, leeftijd, opleidingsniveau, inkomensniveau en plaats (welke delen van Nederland, welke gemeenten, welke wijken). Deze gegevens staan vaak vermeld in de probleembeschrijving, die onderdeel is van het projectplan en/of het draaiboek. Daarin staat immers om welke mensen het gaat.
Voorbeelden:
- vrouwen boven de 45 jaar met incontinentieklachten, met en zonder kinderen, met een minimuminkomen, in de wijken A en B;
- jongvolwassenen (18-25 jaar) in gemeente C en D die antipsychotica gebruiken.

Gezondheidsgedrag en determinanten kunnen onderdeel zijn van de doelgroepbeschrijving.
Voorbeelden:
- vrouwen boven de 45 jaar met incontinentieklachten, met een minimuminkomen, die geen bewegingsactiviteiten uitvoeren, anders dan in huishouden en werk, in de wijken A en B;
- jongvolwassenen (18-25 jaar) in gemeente C en D die antipsychotica gebruiken, door verhoogde eetlust (als bijwerking van de medicijnen) meer eten en daardoor in gewicht toenemen.

Een doelgroep heeft ook communicatiekenmerken
Indien mogelijk beschrijf je een doelgroep mede op basis van 'communicatiekenmerken': via welke zender, met welke boodschap, via welk kanaal en op welke plaatsen kan de doelgroep bereikt worden? Je weet immers niet wie de mensen zijn die tot de doelgroep horen en waar elk individu uit de doelgroep precies woont, werkt of naar school gaat. Bij de keuze en afbakening van een doelgroep houd je al in je achterhoofd hoe je de doelgroep kunt bereiken. Ook al is dit niet het moment waarop de interventie wordt vastgesteld, je houdt rekening met het gegeven dat de manier van benaderen mede bepaalt wíe bereikt worden.
Voorbeelden:
- bewoners die van oudsher in de wijk wonen en vooral gebruikmaken van de stadskrant, het wijkblad en parochieblad;
- jongvolwassenen (18-25 jaar) in gemeente C en D die antipsychotica gebruiken en onder behandeling zijn bij de GGZ;
- ouders van peuters die gebruikmaken van het peuterspeelzaalaanbod en koffieochtenden in de buurthuizen in stadswijk E.

6.3 Vaststellen van het doel

Doel beschrijft het gewenste resultaat
Na de doelgroepkeuze volgt het formuleren van het doel (het gewenste resultaat of effect). Dit (voorlopig geformuleerd) doel geeft aan wat je wilt bereiken bij deze groep. Uiteraard hangt deze keuze sterk af van het probleem, de huidige situatie van de doelgroep en de mogelijkheid om intensieve of langdurige voorlichting uit te voeren. Formuleren van voorlichtingsdoelen gebeurt aan de hand van enkele criteria:
- Geef globaal aan wat je wilt bereiken (algemene doelstelling);
- Geef vervolgens aan welk resultaat (effect) je wilt bereiken bij de doelgroep (einddoel). Gebruik het gedragsveranderingsproces en de determinanten om aan te geven welk resultaat je nastreeft (op het gebied van gedrag; op het gebied van opvattingen en risicoperceptie; op het gebied van kennis?). Breng eventueel een ordening aan: een einddoel met subdoelen.
- Hanteer SMART voor het formuleren van de gewenste verandering (zie kader SMART).

Doelen formuleren

SMART staat voor:

Specifiek	De doelen zijn aangepast aan de doelgroep en de situatie.
Meetbaar	Alleen bij concrete en meetbare doelen is het mogelijk na te gaan of het resultaat bereikt is (effectevaluatie).
Acceptabel	De doelgroep en intermediairs vinden de doelen belangrijk. Er is voldoende draagvlak.
Realistisch	De doelen zijn haalbaar, gezien de beginsituatie, de tijd en interventiemogelijkheden.
Tijdsgebonden	De termijn waarbinnen de doelen bereikt worden is duidelijk.

Het doel heeft betrekking op de deelnemer of doelgroep
De zin 'Ik wil bereiken dat de deelnemer aan de cursus...' is een hulpmiddel om de doelen zó te formuleren dat het doel het resultaat bij de doelgroep aangeeft. Dat zegt namelijk meer dan een beschrijving van wat de voorlichter doet of bedoelt: inzicht geven in gezonde voeding, stimuleren om voldoende te bewegen.

Het doel is meetbaar op individueel of groepsniveau
Een meetbaar doel luidt bijvoorbeeld: Ik wil bereiken dat de deelnemer aan het eind van de cursus
a drie manieren kan aangeven waarop zij de veiligheid in de huiskamer voor haar kind op peuterleeftijd kan vergroten (kennis);

b aangeeft welke manieren daarvan voor haar uitvoerbaar zijn (bewustwording en haalbaarheid);
c het voornemen uitspreekt om binnen drie weken aanpassingen te realiseren of uit te voeren (intentie).

Op het niveau van het individu is dat een goed geformuleerd doel, aangenomen dat het bedoelde cursusprogramma geschikt is om deze doelen te bereiken. Op het niveau van de cursusgroep kan een doel toegevoegd worden: 'Ik wil bereiken dat
- 80% van de deelnemers doel *a* bereikt;
- 70% van de deelnemers doel *b* bereikt;
- 30% van de deelnemers doel *c* bereikt.

Doelen en effect: Moeders Informeren Moeders (MIM)

Doelen
- Zelfvertrouwen, zelfredzaamheid en zelfzorgvermogen van moeders met een eerste kind vergroten.
- Moeders toerusten met oplossingen voor dagelijkse vragen over de verzorging en opvoeding, door kennis, inzicht en vaardigheden te vergroten (vertrouwen op eigen intuïtie en signalering).
- Zorgen dat moeders minder afhankelijk worden van 'deskundigen' voor de opvoeding en verzorging van de baby.
- Wat betreft het bereik: 30% van alle moeders met een eerste kind in de regio.

Evaluatie
Drie groepen moeders participeerden in de evaluatie: de experimentele groep en twee controlegroepen. De laatste twee groepen bestonden uit moeders die het consultatiebureau bezochten maar niet meededen aan het MIM-programma. Moeders en baby's werden gedurende vijftien maanden gevolgd.

Effecten
- Moeders die door een MIM-moeder (bezoekmoeder) worden bezocht hebben meer vertrouwen in hun eigen effectiviteit als opvoeder.
- Het programma heeft geen invloed op de geestelijke gezondheid van de moeder.
- Moeders die deelnemen geven langer borstvoeding.

Het verdient aanbeveling om in de toekomst de doelstellingen zo te formuleren (volgens de RUMBA-eisen) dat ze passen in de landelijke doelstellingen van de OKZ (2).

Uiteindelijke doel is gezondheidswinst
Het uiteindelijke doel van gezondheidsvoorlichting (interventiedoel) ligt op een ander niveau dan gedrag. Het gaat tenslotte om de gezondheid, de verbetering van de gezondheid en de maatschappelijke winst daarvan. Zo is het uiteindelijke doel van de campagne 'Roken, niet waar de kleine bij is' primaire preventie van luchtwegaandoeningen bij jonge kinderen.

Voorlichting kan nevendoelen en neveneffecten hebben
Voorlichting kan als nevendoel hebben dat mensen uit een buurt elkaar ontmoeten, dat zij stilstaan bij wat ze voor hun buurt belangrijk vinden. Een bewegingsstimuleringsproject voor jongeren kan als extra doel hebben dat jongeren samenwerken, dat zij een aandeel leveren in de organisatie en ervaren dat samenwerken met het buurtcentrum iets oplevert.

Daarnaast kan een project neveneffecten hebben, al dan niet gewenst. Samenwerking in een project kan het contact tussen instellingen bevorderen, waardoor de samenwerking ook op andere terreinen vlotter verloopt. Voorlichting over betere behandelmogelijkheden van hiv-infectie kan als neveneffect hebben dat mensen de gevolgen van onveilig vrijen lichter inschatten en daardoor vaker onveilig gaan vrijen.

Er is nu een voorlopige omschrijving van een einddoel en subdoelen. De doelen zijn haalbaar, concreet (meetbaar) en afgestemd op de doelgroep.

6.4 Keuze van interventie(s)

Kies interventies en vul ze in. Gebruik daarvoor de volgende punten:
1 Ga na of er succesvolle programma's bestaan.
2 Beoordeel of een bestaand programma bruikbaar is.
3 Verzamel ideeën voor (een combinatie van) interventies.
4 Kies een of meer interventies en vul ze nader in.

6.4.1 GA NA OF ER SUCCESVOLLE PROGRAMMA'S BESTAAN

Ga na of er een 'best practice' bestaat: een oordeel van professionals over de meest geschikte programma's of eisen waaraan geschikte programma's moeten voldoen.

Ga, eventueel opnieuw, op zoek naar projecten of programma's over hetzelfde probleem, voor dezelfde doelgroep, misschien zelfs met hetzelfde doel. Voorafgaand aan de keuze van doelgroep en doel was het immers alleen mogelijk om te zoeken naar voorlichtingsprojecten over een bepaald probleem. Nu is het mogelijk om gerichter te zoeken naar voorlichtingsprojecten voor deze specifieke doelgroep. Behalve de eerdergenoemde organisaties (zie paragraaf 5.2.1) kan de plaatselijke thuiszorgorganisatie een belangrijke bron van informatie zijn.

Wanneer er geen 'best practice' bestaat, ga dan van bestaande programma's na of ze methodisch opgezet zijn. Ga ook na of ze elders met succes zijn uitgevoerd. Probeer te achterhalen of men goede ervaringen heeft met de programma's. Baseer je daarbij zoveel mogelijk op (goede) evaluatierapporten.

Probeer anders een van de organisatoren en/of uitvoerders van de programma's te spreken.

Programma's voor osteoporosepreventie voor vrouwen boven de 55 jaar
De programma's kunnen gericht zijn op beweging, voeding, preventie van vallen of op een combinatie hiervan:
- eenmalige voorlichtingsbijeenkomst, op verschillende soorten locaties (buurthuis, school, vrouwenvereniging, sportcentrum, ouderencentrum en verzorgingshuis), voorafgegaan door enkele artikeltjes in verenigingsbladen, lokale krant en wijkblad;
- twee bijeenkomsten over het thema osteoporose, als onderdeel van een reeks of cursus. Voorafgaand aan de bijeenkomst noteren deelnemers wat ze de voorgaande twee dagen gegeten en gedronken hebben. Na een spel en informatie over voeding volgt discussie. Tot slot volgt een rondleiding door de supermarkt met toelichting bij producten die rijk zijn aan calcium. Tijdens de tweede bijeenkomst staat de rol van bewegen centraal. Na informatie en discussie over mythes en misverstanden volgt een kennismakingsles 'spel en beweging'.
- voorlichtingsbijeenkomst aansluitend aan bewegingsactiviteiten van de doelgroep;
- voorlichting via een vrouwenvereniging: informatie via het verenigingsblad, demonstratie op regiobijeenkomsten;
- voorlichting via 'Tupperware-demonstraties';
- voorlichting door daarvoor getrainde medewerkers van beautysalons;
- voorlichting aan vrouwen boven de 65 jaar door een daarvoor getrainde ouderenvoorlichtster;
- voorlichting aan kinderen uit groep 7 en 8 en hun opa's en oma's.

6.4.2 BEOORDEEL OF EEN BESTAAND PROGRAMMA BRUIKBAAR IS

Beoordeel of het programma geschikt is voor de doelgroep en het doel. Vraag of het draaiboek en alle materialen voor anderen beschikbaar zijn. Pas het programma eventueel aan.

Is een programma geschikt?
Bij de ontwikkeling van de cursus 'Omgaan met artrose' is gebruikgemaakt van soortgelijke programma's voor mensen met reuma. Deze programma's besteden aandacht aan zelf-

> management en het verhogen van de eigen effectiviteit door zelf ervaren en modeling. Deelnemers oefenen in groepen en werken met contracten, persoonlijke doelen en huiswerk. Daarnaast leren ze probleemoplossingsstrategieën en krijgen individuele begeleiding en feedback op vorderingen.
> Uit de evaluatie blijkt dat deelnemers meer kennis hebben, de geleerde vaardigheden toepassen en minder pijn hebben.
> Succesvolle elementen zijn daarom overgenomen en aangepast voor de doelgroep (3).

Let bij het beoordelen van de interventies op inhoudelijke en organisatorische aandachtspunten (4).

Inhoudelijk:
- De interventie moet passen bij de doelgroep en geschikt zijn om het geformuleerde doel te bereiken; de voorlichtingsmatrix is hierbij een hulpmiddel (zie 6.4.4 en kader hierbij).
- De interventie is effectief gebleken; bevat effectieve elementen (zie kader 'effectieve elementen' in deze paragraaf).
- Bij voorkeur wordt de doelgroep betrokken bij het ontwerpen, uittesten of uitvoeren van de interventie.

Daarnaast moet er aandacht zijn voor onbedoelde neveneffecten.

Organisatorisch:
- De interventie is haalbaar, gezien de randvoorwaarden (tijd, geld).
- De interventie is efficiënt opgezet, liefst in samenhang met andere maatregelen, voorzieningen en activiteiten.
- Er zijn mogelijkheden om een interventie uit te voeren.
- Er zijn mogelijkheden om de doelgroep te betrekken bij de voorbereiding, het uittesten of de uitvoering.
- Welke problemen zijn te verwachten?

6.4.3 VERZAMEL IDEEËN VOOR (EEN COMBINATIE VAN) INTERVENTIES

Ook wanneer de bestaande programma's niet direct bruikbaar zijn, brengen ze je vaak wel op een idee. Inventariseer ideeën en ervaringen van de eigen organisatie en van andere organisaties. Maak daarvan gebruik bij het ontwerpen van een programma.

6.4.4 KIES EEN OF MEER INTERVENTIES EN VUL ZE NADER IN

De vraag is: bereik je zo het doel?
Er zijn talloze interventies mogelijk, van 'klassieke' zoals een voorlichtingsbijeenkomst of een open dag tot modernere of meer creatieve zoals 'een mobiel informatie-

team' of een theatervoorstelling door *peers*. De kunst van het ontwerpen is niet zozeer iets nieuws of creatiefs te bedenken, als wel iets te selecteren of bedenken waarmee het doel wordt bereikt. Elke interventie heeft immers zijn mogelijkheden en beperkingen.

Soms is werken 'op locatie' nodig
Soms zijn mensen uit de doelgroep beter te bereiken door naar hen toe te gaan. Je kunt dan een bijeenkomst houden die de contactpersoon daar heeft georganiseerd. Die bijeenkomst kan bij iemand thuis plaatsvinden. De betreffende bewoner heeft dan zelf mensen uitgenodigd voor de bijeenkomst (homeparty of Tupperware-formule). Deze werkwijze wordt wel gebruikt voor voorlichting aan ouders van kinderen die alcohol-, drugs- of gokverslaafd zijn, voor themabijeenkomsten in de ouder- en kindzorg en in de voorlichting aan alleenstaande minderjarige asielzoekers die in kleine wooneenheden wonen.

Tupperware-formule
Een thuiszorgorganisatie biedt zogenaamde 'Kinderthema's thuis' aan. Dit is voorlichting aan ouders over een aantal onderwerpen tijdens huiskamerbijeenkomsten bij iemand thuis. Iemand meldt zich als gastvrouw aan voor zo'n bijeenkomst bij haar thuis en nodigt daarvoor vijf tot zeven andere ouders uit. De thuiszorgmedewerkers kunnen op deze manier goed aansluiten bij de behoeften van ouders. Die willen graag informatie of een oplossing voor hun specifieke problemen die ze op dat moment ervaren.

Soms vindt echt veldwerk plaats
Veldwerk (outreachend werken, werken op de vindplaats) houdt in dat je mensen opzoekt op plaatsen waar ze vaak zijn. Niet per se om op 'hun' plek een bijeenkomst te organiseren, maar om daar met hen in contact te komen. Dan kan in een individueel contact of in een klein groepje een interventie plaatsvinden. Bij veldwerk moet je niet alleen denken aan het bereiken van bijvoorbeeld daklozen en druggebruikers die geen gebruikmaken van de drughulpverlening. Je kunt ook denken aan jongeren die middelen gebruiken op houseparty's, jongeren die zich in strandvakanties te buiten gaan aan alcohol (en dan ook nogal eens onveilige seks hebben), allochtone mannen die koffiehuizen bezoeken, een Somalische groep die quat kauwt, homomannen in homobars of -sauna's of aan werkers en bezoekers in prostitutiestraten en in tippelzones, mensen die een verre reis gaan maken op vakantiebeurzen.

Meestal is een combinatie van activiteiten nodig
De verschillende stappen van gedragsverandering vragen verschillende interventies. Een programma beslaat daarom vaak verschillende activiteiten. Het kan handig zijn bij het ontwerpen een matrix te gebruiken zoals in paragraaf 1.7 is gepresenteerd met

de communicatiereeks en de stappen die je gaat beïnvloeden. In paragraaf 1.7 is de matrix een handvat om een bijeenkomst te ontwerpen, de matrix in deze paragraaf is een hulpmiddel om een (nieuw) interventieprogramma te ontwerpen. Het kader 'Bevorderen van doorgaan met borstvoeding' (verderop) laat zien hoe de matrix gebruikt kan worden bij het invullen van interventies. De matrix laat een voorbeeld zien. Door de interventies in de matrix te noteren wordt namelijk zichtbaar welke (onderdelen daarvan) voor welke fase van gedragsverandering bedoeld zijn. Dat helpt om goed voor ogen te houden of het betreffende onderdeel geschikt is om die fase of determinant te beïnvloeden. Ook wordt zichtbaar of onderdelen ontbreken. Overigens is de matrix een hulpmiddel, geen dwangbuis. Verder kan de matrix ook gebruikt worden om een bestaand programma door te lichten.

De activiteiten moeten effectieve elementen bevatten
Van eerdere projecten is bekend wat de sleutel is tot succes: de zogeheten effectieve elementen van een interventie (zie ook kader effectieve elementen in paragraaf 2.2.3). Door daarvan gebruik te maken wint de interventie aan kracht. Daarnaast verdient een combinatie van interventiemethoden in een project de voorkeur.

Een combinatie van effectieve elementen in 'Astma for kids!'
De cursus richt zich op kennis, coping en vaardigheden.
Er wordt gebruikgemaakt van de volgende elementen:
- Als kinderen (als groep) goed meedoen, krijgen ze een beloning.
- Kinderen vinden herkenning bij elkaar.
- Ze oefenen om over astma te praten, om begrip en steun in de eigen omgeving te vergroten.
- Er zijn spel- en wedstrijdelementen ingebouwd, vooral bij kennisonderdelen.
- Stilstaan bij (herkennen van) vroege signalen van luchtwegvernauwing.
- Kinderen oefenen in het voor zichzelf opkomen en (h)erkennen van emoties en wat emoties voor invloed hebben.
- Kinderen oefenen in het oplossen van problemen.

Soms is de voorlichting (ook) op intermediairs gericht
Activiteiten of middelen kunnen gericht worden op de (eind)doelgroep, maar ook op intermediairs. Als je kinderen wilt bereiken, kan het strategisch (en effectiever) zijn ze te benaderen via de leerkrachten. De leerkrachten zijn in deze situatie de intermediairs naar de (eind)doelgroep kinderen. In het project 'Preventie van depressie bij bewoners van verzorgingshuizen' is de voorlichting, deskundigheidsbevordering en ondersteuning vooral gericht op de verzorgenden en hun managers. Zij zijn de intermediairs. Daarnaast worden bijeenkomsten georganiseerd voor de bewoners en familie.

Communicatiematrix 'Bevorderen van doorgaan met borstvoeding'

Stappen	Gedrag en factoren bij de doelgroep werkende moeders	Doel wat wil je bereiken?
Openstaan	Veel vrouwen realiseren zich niet dat borstvoeding ook na drie maanden voor baby's het beste is. Veel vrouwen staan er (nog) niet bij stil dat de combinatie van werk en voeding kán.	Werkende moeders denken (opnieuw) na over de combinatie van borstvoeding en werken.
Begrijpen	Veel vrouwen weten niet welke voordelen het kind heeft van borstvoeding langer dan drie maanden. Veel vrouwen weten niet dat het een récht is om op het werk borstvoeding te geven of te kolven.	Werkende moeders kunnen noemen: – het belang van > 3 maanden borstvoeding; – het recht op geven van borstvoeding/kolven op hun werk.
Willen	Veel vrouwen verwachten: A: dat de nadelen van (combineren van) borstvoeding en werk groter zijn dan de voordelen; S: weinig steun uit hun (werk)omgeving; voelen gêne om te kolven op het werk; E: dat het niet zal lukken om borstvoeding te blijven geven zodra ze weer gaan werken. (8)	Werkende moeders – zien het belang van borstvoeding > 3 maanden; – zorgen voor steun, maken een plan; – hebben vertrouwen in hun aanpak.
Kunnen	Veel vrouwen verwachten: B: dat de borstvoeding zal teruglopen; praktische problemen als ze borstvoeding en werk willen combineren (apparaat, ruimte, privacy, tijd, koelkast voor gekolfde melk); V: dat kolven moeilijk is omdat het te veel regelwerk kost.	
Doen	Vrouwen die borstvoeding geven stoppen daarmee binnen drie maanden.	
Blijven doen	Vrouwen ondervinden weinig steun en medewerking bij het borstvoeding geven of kolven op het werk. Er zijn onvoldoende faciliteiten.	> 30% van de werkende moeders uit de regio A geeft > 3 maanden borstvoeding

Ontvanger Wie wil je bereiken?	Boodschap Wat zeg je?	Kanaal / medium	Zender
Werkende moeders uit de regio A		Folder, affiche; informatie verloskundige, OKZ	OKZ
	Ook na 3 maanden is borstvoeding goed voor uw baby. U en uw baby hebben er recht op.	Informatie tijdens cb-bezoek; folder	OKZ-vp
	Borstvoeding op het werk, moeders kiezen ervoor.	Informatie bij cb-bezoek; nagym; oudercursus	OKZ-vp; docent; collega-moeder
	Borstvoeding en werk: zó werkt het!	Oudercursus	
		Gesprek bij cb-bezoek; oudercursus	OKZ-vp; collega-moeder
	Borstvoeding en werk: een succesvolle combinatie	Gesprek bij cb-bezoek; oudercursus	OKZ-vp; collega-moeder

Hoe meer gericht en specifiek, des te beter
Ook kan per activiteit of middel een andere zender worden ingezet: de meest geschikte. De ene keer is dat een organisatie met aanzien, de andere keer een rolmodel of een professional die bekendheid geniet bij de doelgroep. Kortom, mogelijkheden te over. De kunst is een samenhangend geheel van activiteiten op te zetten, gericht op de doelgroep en het doel. Zo heeft de cursus 'Omgaan met artrose' gebruikgemaakt van zowel inhoudelijk deskundigen (artsen, bewegingstherapeuten, ergotherapeuten) als van seniorenvoorlichters (3). Bij het project Moeders Informeren Moeders is gekozen voor een één-op-één-benadering van moeders van een eerste kind door ervaren moeders.

Gezondheidsbevorderingsideeën

Thematafel
Themadozen
Prikkelende startactiviteit van een project of campagne
'Bekende persoonlijkheid' als rolmodel in project of campagne
Manifestatie met diverse activiteiten
Dag van de..., week van de...
Informatiemarkt, stand
Mobiele informatieteams
Demonstratie van vaardigheden
Demonstratie van producten en apparatuur
Kennistest, quiz
Zelf-doe-tests, zelf-doe-stations
Open dag in een instelling of praktijk
Gratis onderzoek (gewicht, QI, hartslag, ECG, piekstroom, glucose)
Wedstrijd, prijsvraag
Informatiebijeenkomst(en), cursus
Aanbod bewegingsactiviteit in buurthuis
Gratis les, kennismakingsles
Kookles, kookclub, receptenwedstrijd
Rondleiding in supermarkt
Gezamenlijk boodschappen doen
Gezamenlijke maaltijd
Gezamenlijk koken en eten
Maaltijd voor kinderen en (groot)ouders
Groepsvoorlichting aan huis
Regionale wandeldag, fietsdag; wandel- en fietsroutes
Huisbezoek
Individuele gezondheidstest met individueel advies, computertailed;
   gesprek met gezondheidsadviseur

Les in onderwijsprogramma van basisschool of voortgezet onderwijs
Theatervoorstelling
Site en chatbox
Infolijn
Gezondheidskrant
Rubriek in regionaal dagblad, huis-aan-huisbladen, verenigingsbladen
Beloningen
Lokaal gezondheidskeurmerk
Gezonde producten in de aanbieding
Uitdelen producten en folders (condooms en folders veilig vrijen)

In veel interventieprogramma's zijn patronen te herkennen
Sommige activiteiten en enkele effectieve elementen worden vaak ingezet om bepaalde stappen te beïnvloeden. Veel beproefde combinaties zijn:
- aandacht en bewustwording via posters, folders en (massamedia)spotjes. Soms via computergestuurd advies op maat, gebaseerd op een vragenlijst die iemand heeft ingevuld en ingestuurd;
- bewustwording en attitudeverandering via groepsvoorlichting en voorlichtingsgesprekken; ruimte voor individuele benadering binnen activiteiten voor een groep. De voorlichter kan ook individuele gesprekken aanknopen tijdens manifestaties, op hangplekken en in uitgaansgelegenheden;
- verandering van sociale invloed:
  • verandering van sociale norm door inzet van rolmodellen (personages in folder, poster en spotjes), voorlichting door groepsgenoten (*peers*) en door voorlichters eigen taal en cultuur; wordt ondersteund door beeldvorming in posters en massamedia-uitingen;
  • verandering van sociale steun door regelen van sociale support, erbij betrekken van de omgeving;
  • verandering van eigen effectiviteit door voorbeeldgedrag van rolmodellen (modeling) en door oefenen van (praktische en sociale) vaardigheden;
- gedragsverandering door te vragen naar voornemens, voornemen te laten opschrijven of uitspreken, liefst in bijzijn van anderen; beloning bij deelname aan activiteit; wegnemen van barrières voor gewenst gedrag; aankondigen dat er een follow-up is; ruimte voor individuele benadering;
- gedragsbehoud door follow-up, feedback over effecten (telefonisch, bijeenkomst, of brief na enige tijd). Informatie over de vorderingen of resultaten stimuleert. De vorderingen kunnen worden vergeleken met het gemiddelde, zodat iemand kan zien in hoeverre hij grotere of kleinere vorderingen maakt. Dat stimuleert om door te gaan. Tevens kan de feedback mensen die het niet hebben volgehouden uitnodigen om opnieuw te beginnen. Ook een beloning werkt goed als stimulans.

Interventie Hindostanen en diabetes

'In dit project zijn twee trajecten ontwikkeld: een traject voor diabetespatiënten en een traject voor de hele Hindostaanse gemeenschap in Den Haag. In het eerste traject is ingezet op materialen en deskundigheidsbevordering. Zo hebben we een folder gemaakt met het voedingsadvies bij diabetes, met een toelichting en daarnaast een koolhydraatvariatielijst, een boek met foto's van Hindostaanse voeding, informatie op audiocassette in de eigen taal en een videoband in de eigen taal. Daarnaast hebben we voor de intermediairs een reader samengesteld met achtergrondinformatie over de Hindostaanse leef- en voedingsgewoonten. Voor hen hebben we bovendien workshops georganiseerd.'

GEETA RAMSARANSING,
voedingskundige, project 'Diabetes mellitus en cardiovasculair risico bij Hindostanen'

Bij de diabetespatiënten wil je een langdurige gedragsverandering bereiken. Dat heeft veel tijd nodig. Voordat het project startte, boden we patiënten een bepaald aantal consulten aan en de mogelijkheid van een consult na een jaar.

In het project werden ze intensief en met nieuwe materialen begeleid, met resultaat. Het HbA_{IC}-gehalte daalde in de eerste drie maanden. Mensen voelden zich beter en leerden beter met hun ziekte om te gaan. Maar toen de begeleiding werd afgerond, ging het HbA_{IC}-gehalte weer stijgen. De therapietrouw vermindert als de aandacht en controle van buitenaf verminderen.

Mensen moeten er iedere keer aan herinnerd worden hoe belangrijk een goede diabetesregulatie is. Er is beslist iets te zeggen voor een praktijkverpleegkundige, bij wie patiënten elke drie maanden voor controle komen, bijvoorbeeld in de huisartspraktijk met veel Hindostaanse patiënten, waar het onderzoek heeft gelopen. Regelmatige controle van de glucosewaarden en het HbA_{IC}-gehalte is daarbij belangrijk. Daar schort het ook wel eens aan bij huisartsen en mensen laten het zelf ook wel liggen. Sommigen omdat ze bang zijn voor de uitslag. Anderen zien het belang er niet van in omdat ze geen klachten hebben.

Je moet veel geduld hebben en bereid zijn te blijven trekken. Komt u nog een keer, u bent toen niet geweest... Ik heb heel veel mensen nog een herinneringsbrief gestuurd, ik heb ze opgebeld. Maar achteraf denk ik dat ik het anders had moeten doen, dat ik de huisarts had moeten laten bellen. Als hij zegt dat het moet, dan gebeurt het wel.

JOLANDA VERVLOED,
diabetesverpleegkundige, Stichting Thuiszorg Den Haag

Elke activiteit en elk middel heeft een specifieke functie
Zorg ervoor dat de functie van elke activiteit en elk materiaal duidelijk is en werk ze zo uit dat ze het beoogde doel dienen. De boodschap en functie ervan moeten duidelijk zijn. Houd die zelf voor ogen als je de activiteiten of materialen verder uitwerkt. Maar je moet die ook duidelijk kunnen maken aan anderen, bijvoorbeeld wanneer je de ontwikkeling van een folder of video uitbesteedt aan een professionele tekstschrijver, vormgever en videoproducent.

> **Begrip voor mensen met diabetes**
>
> 'Voor de Hindostaanse gemeenschap in Den Haag hebben we voorlichtingsbijeenkomsten georganiseerd over gezonde voeding en voldoende lichaamsbeweging. Maar in de bijeenkomst wilden we ook aandacht vragen voor mensen met diabetes, zodat ze daar meer begrip voor kunnen tonen. Bijvoorbeeld begrip tonen voor het feit dat mensen met diabetes soms bedanken voor drinken of eten, terwijl dat in deze cultuur niet gebruikelijk is. We hebben migrantenvoorlichters bijgeschoold om deze bijeenkomsten te verzorgen in de eigen taal.'
>
> GEETA RAMSARANSING,
> *voedingskundige, project 'Diabetes mellitus en cardiovasculair risico bij Hindostanen'*

6.5 Voorbereiding

In deze paragraaf gaat het om de praktische voorbereiding. Deze vraagt de nodige aandacht en tijd. Een methodische aanpak helpt om geen zaken over het hoofd te zien en alles op tijd klaar te hebben.

6.5.1 PLANNING

Een goede planning is het halve werk
Om voorlichting te ontwikkelen en te zorgen dat die tot zijn recht komt is een goede planning nodig. Deze planning omvat zowel de ontwikkelfase als de fase van praktische voorbereidingen.

Opzetten en uitvoeren van een voorlichtingsactiviteit, klein of groot, is te beschouwen als een project dat zich leent voor een projectmatige aanpak. Behalve de doelstelling, de eventuele opdrachtgever en projectleiding, de randvoorwaarden en de tijdplanning, beschrijft een projectplan ook de gewenste producten, de eisen waaraan de producten moeten voldoen en beslismomenten. Ook wanneer het opzetten van voorlichting formeel niet het predikaat project heeft, is een projectmatige aanpak effectief.

Plannen gebeurt vanaf begin naar eindtijdstip en terug
Een van de praktische dingen van projectmatig werken is de manier van plannen. Je kunt beginnen bij het beginpunt en van daar af gaan plannen. Je kunt ook beginnen bij de vraag wat er op wélk moment moet 'liggen' en dus af moet zijn. Meestal werkt een combinatie van beide het beste. De ene route is een controle van de andere route. Een planning laat ook kwetsbare 'plekken' of 'factoren' zien, bijvoorbeeld de krappe tijd tussen twee vergaderingen (zijn de taken die voortvloeien uit de eerste vergadering op dat moment al uitgevoerd?), en de maanden mei en juni waarin veel mensen rondom feestdagen vakantie nemen.

Plannen tot op de week en dag nauwkeurig
Sommige taken zijn uitstekend per week te plannen, maar wanneer berichten moeten uitgaan naar media is het nodig de taken per dag in de planning op te nemen. Regionale kranten en wijkbladen hebben immers deadlines voor hun rubriek: lokaal nieuws of activiteiten in de gemeente of wijk.

Planningsschema
De cursus is al ontwikkeld. Deelnemers melden zich tevoren aan.

Tijd	Activiteit	Functie / naam
Minimaal 3 maanden voordat de cursus begint	– Draaiboek doornemen – Contact opnemen met samenwerkingspartners – Collega's informeren, i.v.m. hun bijdrage aan werving – Op basis van groep, groepsgrootte en eisen aan ruimte een gebouw kiezen en ruimte reserveren – Sprekers, begeleiders e.a. gasten om medewerking vragen – Wervingsmateriaal in orde maken (tijdstip, locatie, gasten in brieven vermelden enz.) – Materialen bestellen	
8 weken tevoren	– Brieven maken – Informatiesets voor werving samenstellen	
6 weken tevoren	– Mailing wervingsmateriaal – Collega's werving laten starten – Bevestigingsbrieven aan sprekers, begeleiders enz. Vragen aan te geven of zij (nog meer) AV-middelen willen gebruiken dan een overheadprojector. Afspraak maken voor (eventueel telefonisch) overleg om hun bijdrage af te stemmen op het programma	
4 weken tevoren	– Bericht voor krant insturen – Controleren van plaatsing – Informeren naar aantal aanmeldingen – Reproductie deelnemersmateriaal (bevestigingsbrieven voor deelname; materiaal tijdens de cursus)	
3 weken tevoren	– Advertentie in krant plaatsen – Controleren van plaatsing – Informeren naar aantal aanmeldingen	

	– Zo nodig extra AV-middelen regelen
	– Eigen bijdrage aan cursus voorbereiden; eventueel extra materiaal maken
2 weken tevoren	– Interview lokale omroep
	– Bevestigingsbrieven versturen aan deelnemers
	– Eigen bijdrage oefenen
1 week tevoren	– Reservering locatie, ruimte, materiaal controleren
	Afspraken over openen, ontvangst, koffie enz. controleren
	– Deelnemerslijst opstellen
Vlak tevoren	– Ruimte inrichten, apparatuur controleren, materiaal klaarleggen
Bijeenkomst	– Koffie en thee (laten) schenken
	– Materiaal uitreiken
	– (Eventueel) aanwezigheid van deelnemers noteren

Groepsvoorlichting voor Hindostaanse gemeenschap

'We hebben berichten en artikelen geplaatst en verspreid via lokale media (kranten, maar ook de Hindostaanse radiozenders) en via lokale Surinaams-Hindostaanse organisaties.

We hebben gekozen voor tamelijk kleine groepen, omdat we het belangrijk vinden dat het niet alleen maar een lezing wordt. Mensen moeten hun ei kwijt kunnen en vragen kunnen stellen. En dan moet de groep niet te groot zijn. Bovendien zijn de migrantenvoorlichters getraind om voorlichting in kleine groepen te geven. We konden natuurlijk zelf wel de voorlichting geven, maar als het project afgelopen is, moet de voorlichting door kunnen gaan. Daarom is het beter dat de migrantenvoorlichters de voorlichting doen.'

GEETA RAMSARANSING,
voedingskundige, project 'Diabetes mellitus en cardiovasculair risico bij Hindostanen'

6.5.2 MATERIAAL SELECTEREN OF ONTWIKKELEN

Bestaand materiaal gebruiken scheelt tijd en geld
Uiteraard moet materiaal geschikt zijn voor de doelgroep en het doel. Ga daarom na welke materialen beschikbaar zijn en beoordeel of ze bruikbaar zijn. Maak daarbij gebruik van een checklist voor de beoordeling van schriftelijk voorlichtingsmateriaal of een voorlichtingsvideo (5). Pas wanneer er geen geschikt materiaal bestaat, is zelf (laten) ontwikkelen een optie. Schakel daarbij professionals in op het gebied van communicatie en vormgeving (zie paragraaf 4.2.2).

Uitvoeren van een pretest kan schriftelijk of mondeling plaatsvinden
Een schriftelijke pretest van een folder maakt gebruik van een vragenlijst (zie bijlage 3). Meestal bevat de vragenlijst voornamelijk gesloten vragen met tevoren vastgestelde antwoordcategorieën. Daarnaast zijn er vaak enkele open vragen en is er ruimte om antwoorden toe te lichten.

Een mondelinge pretest bestaat uit een semi-gestructureerd gesprek
Dat gesprek kan plaatsvinden aan de hand van een vragenlijst of met gebruik van de plus-minmethode. Bij de plus-minmethode voeren respondenten voorafgaand aan het gesprek een opdracht uit. Zij lezen de folder door en noteren al lezend plusjes en minnetjes in de kantlijn bij stukjes die ze respectievelijk goed en niet goed vinden. Op deze manier voorzien zij de hele folder van plusjes en minnetjes. Daarna vraagt degene die de pretest afneemt de respondent om de plusjes en minnetjes toe te lichten: Wat vindt u er goed aan? Wat vindt u niet duidelijk? Wat vindt u niet prettig aan de illustratie?

Aan beide vormen zitten voor- en nadelen
Bij een schriftelijke pretest komen lang niet alle vragenlijsten terug. Wanneer de vragenlijst is toegestuurd, is het vaak nodig een herinneringsbrief te sturen met een extra vragenlijst.

Een mondelinge pretest organiseren en uitvoeren kost veel tijd, maar als de gesprekken eenmaal plaatsvinden, komen de gegevens ook binnen.

Pretestgesprek

Introductie
Leg aan het begin van het gesprek uit wat het doel is van het gesprek: dat je de folder wilt verbeteren en daarom graag wilt weten wat de ander ervan vindt. Maak duidelijk dat er geen goede of foute antwoorden zijn. Dat het gaat om een mening over de folder.

Afnemen
Ga niet in discussie met de respondent. Ook niet als hij iets verkeerd heeft gelezen of meent dat informatie ontbreekt die wel in de folder staat. De respondent kijkt en leest zoals hij kijkt en leest. Dat is een belangrijk gegeven. Vraag alleen door om aanwijzingen te krijgen voor verbetering van de folder. Doel van de pretest is immers erachter te komen op welke punten de folder verbetering behoeft en informatie te verkrijgen in welke richting de folder aangepast kan worden.

Afronding
Bedank de respondent hartelijk voor zijn tijd en waardevolle informatie. Bied, wanneer dat mogelijk is, een kleine attentie aan.

Op maat maken van materiaal

'We hebben het eerste materiaal voor de diabetespatiënten via de spreekuren op de diabeteseducatiepunten aan een selecte groep patiënten meegegeven, zowel aan mensen die voor het eerst kwamen als aan mensen die al langere tijd onder behandeling waren. Vervolgens hebben we hun ervaringen nagevraagd.

We hebben daarvoor enkele tientallen mensen geïnterviewd. Een huisbezoek zou het beste zijn geweest, maar dat was gezien de tijd niet haalbaar. Bijwonen van het consult op het educatiepunt vonden we uit oogpunt van privacy een bezwaar. We hebben gekozen voor een telefonisch interview. We wilden vooral weten of we op de goede weg waren met het materiaal en het spreekuur.

Dat was gelukkig zo. In de koolhydraatvariatielijst hebben we enkele dingen aangepast. De videoband was prima, maar dat was een Engelstalige videoband voor de Hindostaanse gemeenschap daar en die hebben we vertaald in het Sarnami en in het Nederlands ondertiteld. Die ondertiteling is voor de mensen die het Sarnami niet (goed) begrijpen, maar wel Nederlands kunnen lezen. Bovendien hebben we enkele beelden eruit geknipt en nieuwe beelden opgenomen om de video te actualiseren.

Gaandeweg het project hebben we naar mogelijkheden gezocht om het brede publiek te bereiken. We hebben behalve interviews op de radio ook een uitzending gehad bij de landelijke televisie Omroep Hindoe Media.'

GEETA RAMSARANSING,
voedingskundige, project 'Diabetes mellitus en cardiovasculair risico bij Hindostanen'

6.6 Uitvoering

Een goed draaiboek en een goede voorbereiding is het halve werk (paragraaf 4.1 en 4.3).

Veel voorlichtingsbijeenkomsten met één draaiboek

'Kort na de publicaties van het prevalentieonderzoek naar diabetes type II bij Hindostanen in Den Haag hebben we een bijeenkomst georganiseerd om het publiek te informeren. We hebben veel mensen moeten teleurstellen, omdat de opkomst zo groot was en de zaal daarvoor veel te klein. We hebben wel snel een tweede bijeenkomst belegd, en ook die was heel druk bezocht.

Later, toen de voorlichtingsbijeenkomsten gehouden werden, kregen we erg veel aanvragen om buiten Den Haag voorlichting te geven. Deze voorlichting hebben wij zelf verzorgd, omdat het vaak grote groepen betrof en migrantenvoorlichters getraind zijn in het verzorgen van voorlichtingsbijeenkomsten voor kleine groepen.'

GEETA RAMSARANSING,
voedingskundige, project 'Diabetes mellitus en cardiovasculair risico bij Hindostanen'

6.7 Evaluatie

Omdat evaluatie een onderdeel is van methodisch handelen en enige vorm van evaluatie altijd wel mogelijk is, vindt in de meeste programma's en projecten evaluatie plaats. Vaak ligt het accent op evaluatie van het proces en blijft de effectevaluatie beperkt (zie evaluatie van voorlichtingsbijeenkomsten in paragraaf 4.5). Over effectevaluatie volgen hier enkele opmerkingen.

Effectevaluatie gaat over het resultaat
In een effectevaluatie wordt onderzocht welk resultaat de voorlichting heeft gehad: wat is er bereikt? Of liever gezegd: is er bereikt wat men wilde bereiken? Effectevaluatie wordt altijd gekoppeld aan de specifieke doelen van de voorlichting, zoals die in het draaiboek van het programma of in het projectplan staan. Wanneer kennisvermeerdering het doel is, moet kennis gemeten worden. Wanneer de voorlichting gericht is op attitude en gedrag, moeten deze onderwerp van de evaluatie zijn. Op deze manier levert evaluatie nieuwe 'evidence', als bijdrage aan de versterking van evidence based handelen.

Hoe concreter, des te beter meetbaar
Concrete doelen maken duidelijk waarover de evaluatie moet gaan. Wanneer het specifieke doel van een voorlichtingsprogramma is dat 50% van de deelnemers lid wordt of lid blijft van een bewegingsgroep is de effectmaat of effectvariabele duidelijk: lidmaatschap van een bewegingsgroep.

Om effect te kunnen meten is voor- en nameting noodzakelijk
Zonder voormeting is niet aan te tonen of er verandering is opgetreden. Een voor- en nameting is te realiseren door de deelnemers voorafgaand aan een voorlichtingsbijeenkomst een korte vragenlijst voor te leggen en dat opnieuw te doen aan het eind of enige tijd na de activiteit. Dat is niet altijd haalbaar.

Resultaat, maar niet goed genoeg

'Het is goed om te meten wat er verandert. Dat is in dit diabetesvoorlichtingsproject voor Hindostanen ook gebeurd. We hebben onder andere het diabeteseducatiepunt geëvalueerd. Mensen hebben aan het begin en later een reeks vragen beantwoord. Je ziet dan echt wel verschil, maar ik vraag me toch altijd af of het geen sociaal-wenselijke antwoorden zijn.

Daarnaast zie je zelf natuurlijk ook veranderingen. Vaak zijn het hele kleine dingen of dat iemand toch ineens begrijpt hoe diabetes in elkaar zit. Maar ik blijf de noodzaak benadrukken van langduriger begeleiding. Veel mensen hebben niet genoeg aan een kortdurend traject van voorlichting en enkele consulten. Langdurige gedragsverandering heeft gewoon heel veel tijd nodig. Mensen moeten er iedere keer weer aan herinnerd worden hoe belangrijk dat is en hoe belangrijk we dat allemaal vinden, de huisarts, de praktijkverpleegkundige, de diabetesverpleegkundige, de diëtist.'

JOLANDA VERVLOED,
diabetesverpleegkundige, Stichting Thuiszorg Den Haag

Wetenschappelijke effectmeting vraagt een gedegen onderzoek
Voor effectmeting is een goede onderzoeksmethode en een betrouwbaar en valide meetinstrument nodig. En ook dan moet er nog aangetoond worden dat het effect (de gemeten verandering) is teweeggebracht door de interventie (bijeenkomst) en niet door iets anders. Daarvoor is een controlegroep nodig. De deelnemersgroep en controlegroep behoren volgens de regels van wetenschappelijk onderzoek samengesteld te zijn. Dat vraagt een onderzoeksopzet die verder gaat dan een evaluatie van een bijeenkomst. Voor een dergelijk onderzoek is meestal medewerking van wetenschappelijk onderzoekers nodig.

Evaluatie laat resultaten zien

'We hebben tientallen voorlichtingsbijeenkomsten georganiseerd, waaraan in totaal enkele honderden Hindostanen hebben deelgenomen. Veel mensen die al diabetes hadden. In die zin hebben we de groep voor wie deze bijeenkomsten bedoeld waren niet goed bereikt. Want we mikten op Hindostanen, die geen diabetes hadden.

De Hindostaanse diabetespatiënten hebben veel waardering voor de audiocassette en de brochures, hoewel ze de brochures niet vaak raadplegen.

De diëtisten hebben meer kennis van de specifieke voedingsgewoonten van Hindostanen, zijn beter in staat de voedingsanamnese af te nemen, hebben meer productkennis en kunnen meer variatiemogelijkheden in de voeding bieden. De diabetesverpleegkundigen hebben de achtergrondinformatie gebruikt om beter te kunnen inspelen op belemmeringen bij het opvolgen van adviezen.'

GEETA RAMSARANSING,
voedingskundige, project 'Diabetes mellitus en cardiovasculair risico bij Hindostanen'

Cursus sociale steun bij reuma
Zowel de cursus als het cursusboek zijn gepretest in een pilotgroep. De waardering voor de cursus was 7,6 op een schaal van 1-10. Het hoogste gewaardeerd was het contact met mensen met dezelfde ziekte. Daarnaast waarderen mensen de persoonlijke hulp bij het zoeken naar oplossingen en het gevoel dat ze op de voorgrond staan als voor hun probleem een oplossing wordt gezocht (6).

Verbeterpunten uit de procesevaluatie
- De tekst van het cursusboek duidelijker presenteren.
- De term 'huiswerk' riep weerstand op. Dit woord is vervangen door het woord 'voorbereidingsopdracht'.
- De cursusleider besteedt nog meer aandacht aan het uitleggen van de voorbereidingsopdracht: dat de cursisten er geen beoordeling voor krijgen, dat het niet zo is dat je de opdracht 'goed' of 'fout' doet. Dat het erom gaat erbij stil te staan, zodat de bespreking in de volgende bijeenkomst gemakkelijker verloopt.

- De cursusbegeleider legt uit dat het niet om grote problemen hoeft te gaan. Het kan ook gaan om kleine of dagelijkse problemen.
- De cursusbegeleider geeft voorbeelden hoe een opdracht ingevuld kan worden.
- De cursisten kunnen de stappen (van probleem oplossen) in hun eigen tempo doorlopen.

Aanbevelingen
- uitvoering door twee cursusbegeleiders, van wie één deskundig op het gebied van gedrag (psycholoog, maatschappelijk werkende);
- herhalingsbijeenkomsten na afloop van de cursus, eenmaal per zes weken;
- goede informatie vooraf over het doel en de inhoud van de cursus.

Effectevaluatie
Om het effect te kunnen meten zijn *at random* mensen toegewezen aan *a* de interventiegroep (de cursus), *b* de groep lotgenotencontact of *c* de groep die reguliere individuele zorg krijgt.

Resultaten
- Zowel de actieve coping (probleemoplossen) als het dagelijks functioneren verbeterden in de cursusgroep.
- Ook de meting na een halfjaar liet zien dat de sociale steun was toegenomen.

6.8 Implementatie

Implementeren is inbedden
Implementatie is een procesmatige en planmatige invoering van vernieuwingen en/of veranderingen van bewezen waarde met als doel dat deze een structurele plaats krijgen in het (beroepsmatig) handelen, in het functioneren van organisaties of in de structuur van de gezondheidszorg (7). In het kader van dit boek: structureel (laten) uitvoeren van de voorlichting, ingebed in reguliere activiteiten, nadat een voorlichtingsactiviteit is uitgevoerd en bijgesteld.

Implementeren begint bij het opzetten van een project
In het enthousiasme en de drukte van het opzetten en uitvoeren van activiteiten komt nadenken over 'hoe verder' wel eens in de knel. Dat is jammer, want werken aan gezondheid is gebaat bij continuïteit. Daarom zijn vanaf het begin stappen nodig om activiteiten te kunnen continueren, wanneer ze succesvol blijken te zijn. Die stappen zijn om twee redenen nodig.

De eerste reden is dat financiering voor lange termijn vaak moeilijker is te realiseren dan een eenmalige financiële bijdrage. Zonder intensieve bemoeienis met financiering op langere termijn, lukt het vaak niet om die rond te krijgen. En dan zou een succesvolle activiteit gestaakt moeten worden. De tweede reden is dat in de loop der tijd mensen weggaan, anderen misschien minder prioriteit bij een activiteit leggen en de activiteit zodoende 'doodbloedt', zonder dat daar een weloverwogen keuze voor is gemaakt. Door bijtijds te overleggen over voortzetting en financiering van het project, verbinden instellingen en betrokken medewerkers zich aan de activiteit. Of die uitgevoerd blijft worden, hangt dan minder af van het enthousiasme van één of enkele personen.

Soms worden sommige activiteiten voortgezet zonder dat vanaf het begin gesproken is over inbedding in het reguliere aanbod en de reguliere financiering. 'Niet praten, maar doen' werkt dus soms ook.

Doorgaan gaat niet vanzelf

'We zijn overdonderd door de grote behoefte, de grote belangstelling. We kregen bijvoorbeeld vragen uit Amsterdam en Rotterdam. Maar meer dan daar een lezing geven konden we niet. Het is allemaal zo snel gegaan. We hebben niet voldoende aandacht kunnen besteden aan het inbedden van de activiteiten in het reguliere aanbod. De implementatie is niet voldoende van de grond gekomen. En zoeken naar gelden om de activiteiten voort te zetten heeft te weinig opgeleverd.

Toch zijn er wel stappen gezet om te zorgen dat men (ook in andere steden) gebruik kan maken van het materiaal en de expertise die in het project zijn opgebouwd. Zo zijn bijvoorbeeld migrantenvoorlichters in Amsterdam bijgeschoold over dit onderwerp en is er een nieuw project in gang gezet om gelijksoortig materiaal te ontwikkelen voor Turkse en Marokkaanse mensen met diabetes.'

GEETA RAMSARANSING,
voedingskundige, project 'Diabetes mellitus en cardiovasculair risico bij Hindostanen'

Implementatie van MIM

Het programma van Moeders-Informeren-Moeders is ontwikkeld en wordt nu breed geïmplementeerd.

Ik zou de Ouder- en Kindzorg adviseren het programma op te nemen in het aanbod, maar onder een aantal voorwaarden. Het is raadzaam om in de voorbereidingsperiode een behoeftepeiling uit te voeren, gebruik te maken van epidemiologische gegevens, samen te werken met de GGD, met buurtwerk en andere instellingen voor ondersteuning van ouders van jonge kinderen.

Bij een goede start van MIM hoort een gedegen draagvlak van wijkverpleegkundigen die vertrouwen hebben in de expertise van de bezoekmoeders. Ze moeten vertrouwen hebben in de filosofie en bezoekmoeders kunnen coachen' (8).

6.9 Kwaliteitszorg

Ook voor preventie- en voorlichtingsactiviteiten is kwaliteitszorg van belang. Daarom worden interventies methodisch opgezet en volgens draaiboeken uniform uitgevoerd. Daarnaast worden evaluaties gehouden en verbeteringen doorgevoerd. Tot slot worden afspraken gemaakt om de kwaliteit te borgen.

Kwaliteit meten en borgen

'Bij de kindercursus "Astma, thuis en op school" werken we met een draaiboek. Dat is door het Nederlands Astma Fonds opgesteld en wetenschappelijk onderbouwd. Die cursus werkt, de effectiviteit is aangetoond. Daarom vind ik dat we die cursus volgens het draaiboek moeten blijven uitvoeren. Op het moment dat je dingen wilt veranderen, moet je dat met elkaar bespreken en daarover afspraken maken. Anders heeft een draaiboek weinig zin. Of je moet het draaiboek als richtlijn beschouwen, waaraan ieder zijn eigen invulling geeft. Maar dat kan betekenen dat een cursus in Woerden anders wordt ingevuld dan in Boskoop. Dat kan een nadeel zijn, zeker voor de beeldvorming, want mensen horen van elkaar. Daarom is het belangrijk een cursus op dezelfde manier aan te pakken. Om kwaliteit te bewaken en te kunnen meten heb je uniformiteit nodig.

Daarnaast zijn voor kwaliteitszorg evaluatiegegevens nodig. Voor de cursus "Astma, thuis en op school" coördineert het cursusbureau dat. Als je eenmalig evalueert, dan borg je de kwaliteit nog niet. En je wilt die kwaliteit toch vasthouden. Daarom meten we regelmatig.'

JEANNE KASTELEIN,
specialistisch verpleegkundige astma/COPD,
Vierstroom Thuiszorg Specialistische Diensten, Gouda

Samenvatting

Ontwerpen van een voorlichtingsprogramma begint met het bepalen van een doelgroep en een doel. De doelgroep bestaat uit een afgebakende groep mensen die je wilt bereiken. Als een doelgroep niet voldoende homogeen is, kan de groep opgesplitst worden in subdoelgroepen (segmentatie).

Doelen duiden een beoogd eind- of tussenresultaat aan. Het kan helpen om te werken met algemene doelstellingen en specifieke doelen. Het resultaat moet meetbaar zijn.

Als de doelgroep en het doel vaststaan, volgt de interventiekeuze. Als er geen bruikbare programma's zijn, is een (gedeeltelijk) nieuw programma nodig. Meestal bestaat een programma uit een combinatie van activiteiten, waarin verschillende effectieve elementen gebruikt worden. De combinatie is gericht op de te beïnvloeden determinanten.

Voorlichtingsmateriaal moet geschikt zijn voor de doelgroep, het doel en de boodschap. Gebruik van bestaand materiaal scheelt tijd en kosten. Ontwikkelen van materiaal is vakwerk en vereist een pretestfase bij de doelgroep.

Bij de meeste voorlichtingsactiviteiten vindt een procesevaluatie plaats. Effectevaluatie vereist een meetbare doelstelling en een voor- en nameting. Dat is in de praktijk wenselijk, maar niet altijd haalbaar.

Implementatie is het inbedden van voorlichting in een organisatie en/of in reguliere activiteiten. Implementeren vraagt vanaf de start van de programmaontwikkeling aandacht.

Een voorlichtingsprogramma vraagt om een goede planning, vanaf het begin. Een draaiboek is daarbij een bruikbaar hulpmiddel. Evaluatie en afspraken over de uitvoering zijn nodig om de kwaliteit te borgen.

Literatuurverwijzingen

1 Van Stralen, 2003.
2 MIM-nieuws, mei 2002, p. 2-5.
3 Tak e.a., 1999.
4 Hommels & Molleman, 2000.
5 Maertens e.a., 1992; Terra e.a., 2000.
6 Savelkoul, 2000.
7 ZorgOnderzoek Nederland, 1997.
8 MIM-nieuws, mei 2002, p. 1.

7

ROL VAN VERPLEEGKUNDIGEN IN GEZONDHEIDSVOORLICHTING

7.1 Voorlichting over voorlichting 195

7.2 Project 'Met mij gaat het goed!' 196

7.3 Gezondheidsbevordering op de werkplek 200

7.3.1 Preventie in de arbeidssituatie 200

7.3.2 Een gezonde werknemer in een gezonde werkomgeving 200

7.3.3 Stappenplan voor gezondheidsbevordering op de werkplek 201

7.4 Rol van verpleegkundigen in campagnes en landelijke projecten 208

7.5 Campagne: hepatitis B-vaccinatie voor werkers in de gezondheidszorg 212

Samenvatting 214

Verpleegkundigen kunnen op allerlei manieren te maken hebben met gezondheidsvoorlichting. In de ene situatie is hun rol beperkt tot verwijzen en motiveren van patiënten om aan bestaande programma's deel te nemen, zoals het bevolkingsonderzoek op baarmoederhalskanker, de griepvaccinatie of het Rijks Vaccinatie Programma voor kinderen, of deelname aan cursussen. In een andere situatie voeren ze het programma uit of zijn ze betrokken bij de ontwikkeling. Dit hoofdstuk beschrijft de verschillende rollen aan de hand van een bestaand lokaal of regionaal project. Ook al zijn sommige projecten door een landelijke organisatie ontwikkeld, verpleegkundigen kunnen de programma's overal in het land uitvoeren. In de projecten zijn meestal ook andere disciplines en organisaties betrokken.

Gezondheidsvoorlichtingstaken van zorgverleners (verpleegkundigen en andere zorgverleners)
- Signaleren van gezondheidsproblemen en gezondheidsrisico's.
- Bijdragen aan het initiatief tot en onderbouwing van de ontwikkeling van een programma.
- Netwerk raadplegen en motiveren ten behoeve van mede opzetten en/of bijdragen aan de inhoudelijke ontwikkeling van een programma.
- Bijdragen aan het organiseren van programma.
- Organiseren van een programma.
- Uitvoeren van een bestaand programma.
- Attenderen.

7.1 Voorlichting over voorlichting

Er zijn goede redenen om voorlichtingsprogramma's of activiteiten om gezondheid te bevorderen onder de aandacht van patiënten of cliënten te brengen, op een gepast moment, op een gepaste manier. Zij zijn lang niet altijd van die activiteiten op de hoogte. Bovendien kan een gesprek daarover voor een patiënt of cliënt de doorslag geven om deel te nemen. Als hij weet wat een programma hem persoonlijk te bieden heeft, is een beslissing over deelname gemakkelijker, zoals uit het project 'Met mij gaat het goed!' blijkt (zie paragraaf 7.2). Daarnaast laat je als verpleegkundige zien dat je met de patiënt of cliënt wilt meedenken over andere mogelijkheden.

Verpleegkundigen hoeven niet in hun eentje preventie waar te maken. Werken aan preventie is ook gebruikmaken van andere mogelijkheden en andere organisaties. Door patiënten en cliënten te attenderen op activiteiten elders en te motiveren om daaraan deel te nemen, bevorder je bovendien dat zij het gezondheidsheft in eigen hand nemen. En dat is precies wat 'preventie en voorlichting' wil bereiken.

We zullen de rol van verpleegkundigen aan de hand van enkele projecten illustreren. De ene keer gebeurt dat vanuit het perspectief van degene die het project ontwikkelt of coördineert, de andere keer vanuit het perspectief van de verpleegkundige die het project (mede) ontwikkeld heeft of bij de uitvoering betrokken is.

7.2 Project 'Met mij gaat het goed!'

De rol van verpleegkundigen in het project 'Met mij gaat het goed!' is: attenderen op de cursus en motiveren om deel te nemen. De beschrijving volgt de methodische opzet van gezondheidsvoorlichting, die uit de volgende zes stappen bestaat:
1 Het probleem in kaart brengen.
2 Samenwerking zoeken en gestalte geven.
3 Ontwerpen (doel-doelgroep-interventie).
4 Voorbereiding van uitvoering.
5 Evaluatie.
6 Implementatie.

Deze paragraaf is gebaseerd op een interview met Anja Koornstra, voormalig projectmedewerker van GG&GD Utrecht.

Het probleem in kaart brengen
In Utrecht-Noordwest wonen tweemaal zoveel mensen met een chronische aandoening als in andere wijken van de stad. De sociaal-economische positie van mensen in deze wijk is ongunstiger dan elders in de stad. Dit laatste pakt nadelig uit voor hun gezondheid: de gezondheid in deze wijk is slechter dan die in andere wijken. Het gaat hier dus om sociaal-economische gezondheidsverschillen (SEGV). Ze bezoeken hun huisarts vaak en hebben dikwijls contact met de thuiszorg, maar ze maken weinig gebruik van andere voorzieningen.

Vanuit hun taak gezondheid te bevorderen heeft de GGD het initiatief genomen om meer te weten te komen over de aard van deze gezondheidsverschillen. Vervolgens heeft de GGD samen met anderen een project opgezet. Het Preventiefonds (nu: Zorg Onderzoek Nederland Medische Wetenschappen) heeft een subsidie verstrekt.

'Om meer te weten te komen over de gezondheidsproblemen hebben we gesprekken gevoerd met zowel zorgaanbieders als met patiënten en patiëntenorganisaties.

De patiënten komen op het spreekuur van de huisarts of voor behandeling bij een oefentherapeut. Dikwijls komt de thuiszorg bij de patiënten thuis over de vloer. Huisartsen, fysiotherapeuten, oefentherapeuten en medewerkers van de thuiszorg vertellen dat zij te weinig tijd hebben en (kennelijk) niet kunnen bieden wat chronisch zieken nodig hebben. Deze hulpverleners voelen zich tekortschieten of liever gezegd: ze ervaren aan den lijve dat de zorg tekortschiet en ze kunnen dat niet oplossen. "Wat kan ik doen? Waar kan ik ze mee helpen? Er is niks waar ik ze naartoe kan verwijzen, waar mensen zijn die ze echt verder helpen. Er is geen passend aanbod voor deze mensen. Of ze gaan er niet heen. En voor alles is een wachttijd."

De hulpverleners voelen zich ook geërgerd. Ik vroeg of ze zich een patiënt voor de geest konden halen bij wie ze zich hopeloos en geërgerd voelen en bij wie ze wel eens denken "Nee, niet die weer". Nou, allemaal konden ze er één of meer bedenken. Ze voelen dat de patiënt niet verder komt en hebben het idee dat de patiënt ook weinig wil aanpakken. Ze weten in elk geval niet hoe ze met zo'n patiënt verder kunnen, hoe ze samen verder kunnen, met meer resultaat en een betere verstandhouding.

Uit gesprekken met mensen met een chronische ziekte, beperking of handicap blijkt dat zij hun situatie vaak uitzichtloos vinden. Ze hebben er weinig vertrouwen in dat ze invloed kunnen uitoefenen op hun leven en hun aandoening of handicap. Hebben vaak geen idee waar ze terechtkunnen, behalve bij de huisarts. Weten ook niet hoe ze dingen moeten aanpakken.

Opvallend is dat zij veel van hun problemen toeschrijven aan de specifieke aandoening en niet aan het feit dat het chronische beperkingen zijn. Ik bedoel, mensen met COPD (chronisch obstructieve longziekten) kunnen zich niet voorstellen dat mensen met reuma of rugklachten dezelfde problemen ervaren. Voor ons vormde het gemeenschappelijke van "leven met chronische beperkingen" een belangrijk uitgangspunt. Mensen kunnen dan zoveel meer aan elkaar hebben.

Je kunt niet alle mensen met een chronische ziekte of beperking over één kam scheren. In deze wijken zijn het echter vaak mensen met weinig opleiding en heel veel moeite om zich uit te drukken. Het is moeilijk voor hen zich zo op te stellen dat een contact prettig verloopt en dat de ander hen begrijpt. De verschillen tussen hen en de hulpverleners zijn echt heel groot. Juist communicatie speelt een heel belangrijke rol in hulp vragen en omgaan met problemen. Dus niet alleen sociaal-economisch en wat betreft hun gezondheid zitten ze in een ongunstige hoek, maar vaak ook wat betreft sociale en communicatieve vaardigheden. En dat de gesprekken niet opleveren wat ze ervan verwachten, dat merken ze heel goed. Dat is zo frustrerend. Ze hebben dan het gevoel dat niemand echt naar hen luistert. Ze hebben behoefte aan meer aandacht, en het lukt ze maar niet om het luisterend oor of de steun te krijgen die ze zoeken.'

Samenwerking zoeken en gestalte geven

'Voordat ik vertel welke samenwerking we hebben gezocht, wil ik eerst twee belangrijke dingen duidelijk maken.

Dat ze minder gezond zijn, dat is duidelijk. En ook dat ze weinig gebruikmaken van de diverse mogelijkheden om zich, ondanks beperking of handicap, goed te voelen, of om op een iets prettiger manier hun leven te leiden.

Het tweede belangrijke punt dat uit deze gesprekken naar voren is gekomen, is dat de hulpverleners en deze mensen met elkaar zijn vastgelopen en negatieve ervaringen met elkaar opdoen. Dat verergert de zaak alleen maar.

Het is duidelijk dat beide "partijen" niet tevreden zijn en zich niet bij machte voelen om daaraan iets te veranderen. Het moet toch mogelijk zijn dat te verbeteren. Maar om echt iets te verbeteren aan de mogelijkheden voor de chronisch zieken kun je niet volstaan met een aanbod voor de patiënten, voorlichting over mogelijkheden en versterken van hun vaardigheden. Je moet ook iets doen aan de communicatie tussen de patiënten en de hulpverleners. Beide "partijen" zouden daar beter van kunnen worden. Dat is ons uitgangspunt geworden: een aanbod waaruit de mensen met chronische klachten kennis, steun en vaardigheden kunnen putten, maar waarin er ook gesprekken plaatsvinden met de hulpverleners. Die communicatie moet vlot getrokken worden. Niet alleen voor de patiënten, maar ook voor de hulpverleners, die zoveel meer plezier in hun werk zouden kunnen hebben en zoveel meer zouden kunnen betekenen wanneer de hulpverleningsrelatie niet zo vastzit.

We zijn met ongeveer iedereen gaan praten die te maken heeft met mensen met chronische klachten. En ook met de patiëntenorganisaties. Met een groot deel hadden we al contact naar aanleiding van de probleeminventarisatie. Veel hulpverleners hadden aanvankelijk twijfels of het nut had om iets op te zetten. Het is moeilijk daarin te geloven als je dagelijks de problemen en frustratie ervaart. Maar we hebben een kerngroep van allerlei disciplines en organisaties kunnen samenstellen die heeft uitgedacht wat we zouden gaan doen.'

Ontwerpen (doel-doelgroep-interventie)

Doel

'We hebben uiteraard doelen geformuleerd, ook omdat er wetenschappelijk onderzoek zou plaatsvinden naar het proces en het effect. Dan kom je op interventiedoelen zoals: meer kennis van voorzieningen, minder gebruik van medische zorg; meer gebruik van welzijnsvoorzieningen en hulpmiddelen. En verder: minder depressie, minder machteloosheid. En bij hulpverleners: minder machteloosheid, meer (succesvolle) verwijzing naar de cursus en andere instellingen.

Maar eigenlijk draait het allemaal om hanteren van moeilijke situaties, coping. Het belangrijkste vind ik het "emotionele doel". Zo noem ik het en zo leg ik het ook in de cursus en aan de hulpverleners uit. Ik zie als "emotioneel doel", dat de mensen die aan de cursus deelnemen zich beter voelen dan daarvoor, dat ze minder denken dat ze er niet toe doen, dat ze ervaren hebben dat er naar hen geluisterd wordt en dat het ze vaker dan daarvoor lukt een bevredigender contact met de huisarts te hebben. We hebben de cursus nu een paar keer gedraaid. Als je er niet bij bent geweest, is het bijna niet uit te leggen hoezeer het met elkaar praten en een ontspanningsoefening doen mensen raakt, en dat daardoor heel veel in gang wordt gezet. Dit zijn mensen die uit frustratie bijna niks anders doen dan ontevreden opmerkingen maken of schelden, zo diep zit hun gevoel van machteloosheid. Je ziet ze gewoon veranderen, dat is ontroerend. Je zou willen dat elke hulpverlener dat zou kunnen meemaken.'

Doelgroep

'De cursus is bedoeld voor de mensen uit Utrecht-Noordwest die langdurig problemen hebben met hun gezondheid, chronisch zieken, mensen met een handicap, mensen die in de WAO zijn terechtgekomen; mensen die het gevoel hebben door hun beperking steeds verder achterop te raken, dat ze bij niemand terechtkunnen, die eenzaam worden.'

Interventie

'We hebben een cursus opgezet van tien bijeenkomsten van tweeënhalf uur. In de eerste acht bespreken deelnemers hoe ze met problemen omgaan, wisselen ze ervaringen uit en krijgen informatie over omgaan met problemen. Ze doen ook ontspanningsoefeningen. Deze bijeenkomsten dragen bij aan inzicht, ervaren van steun en toename van vaardigheden. De laatste twee zijn informatiebijeenkomsten, waar hulpverlenende instellingen voorlichting komen geven.
Een psycholoog begeleidt de bijeenkomsten.
De deelnemers worden gestimuleerd om na de cursus aan "gewone" bewegingsprogramma's mee te gaan doen.'

Voorbereiding van uitvoering

Werving

'De werving vindt plaats via huisartsen, die mensen erop attenderen en een folder uitreiken; ook via verpleegkundigen, thuiszorg, apotheek en fysiotherapiepraktijken.

Locatie

We hebben gekozen voor een dienstencentrum voor ouderen in de wijk. De meeste mensen kennen het en het heeft een relatief lage drempel. Het is bovendien dichtbij en toegankelijk voor rolstoelen. Bovendien kunnen de deelnemers na de cursus in het dienstencentrum andere (leuke) dingen doen.

Kosten

In de pilot waren er voor de deelnemers geen kosten verbonden aan de cursus. Nu wel. Er wordt een bijdrage van € 7 gevraagd voor het werkmateriaal dat ze mee naar huis krijgen. Wij maken een afweging tussen de kleine beurs van de mensen en de ervaring dat het goed is om mensen te vragen zelf iets bij te dragen. Dat helpt ze de cursus op waarde te schatten. Zij wegen ook af of ze het ervoor overhebben. Een eigen bijdrage in de zorg is voor ons wel acceptabel, maar hoe hoog die idealiter zou moeten zijn, is moeilijk te bepalen.'

Evaluatie

'De cursus is geëvalueerd. We hebben zowel een procesevaluatie als een effectevaluatie kunnen uitvoeren. Mensen blijken zich na de cursus beter te voelen. Ze vinden zichzelf gezonder dan ervoor. Maar het mooiste vind ik uitspraken van deelnemers, recht uit het hart:

– Het is een plek waar niemand je vertelt wat je moet doen, waar naar je geluisterd wordt. Je leert om spanningen van je af te schudden.

Maar ook:

- Ik heb mezelf jaren voor de gek gehouden dat ik niets mankeerde. Ik zie nu mijn beperkingen onder ogen.
- Ik heb ontdekt dat ik nog steeds een waardevol mens ben.'

'De cursus werkt. Hij heeft effect. En dan wil je hem vaker draaien, je ervaringen gebruiken om hem te verbeteren, een draaiboek maken dat anderen ook elders kunnen gebruiken.
Maar implementatie van een experiment is altijd moeilijk. Je wilt gewoon dat de cursus op zelf betaald wordt, niet per se de deelname van meneer A via zijn verzekering en van mevrouw B via wat anders. Maar dat kan dus niet. Zorgaanbod binnen de gezondheidszorg gaat per verzekerde.
Inmiddels heeft de thuiszorg toegezegd om de cursus te gaan uitvoeren. En in Brabant gaat de GGD het zelf doen, daar zijn nu mensen getraind. Dus dat is de start van de verspreiding. Er gaat gewoon veel tijd in zitten om dat goed te regelen. Maar voorlopig blijft iedereen gelukkig nog zijn best doen om door te zetten!'

7.3 Gezondheidsbevordering op de werkplek

Mensen met betaalde arbeid zijn gemiddeld gezonder en tevredener dan mensen die geen baan hebben, maar de andere kant van de medaille is dat arbeid en arbeidsomstandigheden ook tot ziekte kunnen leiden (1). Instellingen en bedrijven (verder instellingen genoemd) zijn op grond van wetten en regelgeving verplicht te zorgen voor veilige en gezonde arbeidsomstandigheden. Ze doen dat ook in toenemende mate, niet alleen omdat zij daartoe verplicht zijn, maar ook omdat het besef groeit dat werknemers een flink deel van hun leven op de werkplek doorbrengen. Zo realiseren ziekenhuizen en instellingen voor thuiszorg zich steeds meer dat het ook in het belang van de instelling is om te investeren in de gezondheid van hun werknemers. Daarbij valt te denken aan preventieve maatregelen, gericht op de arbeid en arbeidsomstandigheden, maar ook aan gezondheidsbevordering op de werkplek (GBW).

7.3.1 PREVENTIE IN DE ARBEIDSSITUATIE

Preventieve activiteiten in de arbeidssituatie bestaan uit het beoordelen en aanpassen van de werkplek, risico-inventarisatie, advisering, voorlichting en begeleiding bij gedragsverandering, instructie en begeleiding van oefenprogramma's. Veel van deze preventieactiviteiten vinden groepsgewijs plaats. Ze zijn gericht op preventie van arbeidsgerelateerde klachten, bevorderen van werkhervatting (bij kortdurende klachten) en het ondersteunen van reïntegratie bij langdurige klachten. Diverse disciplines verbonden aan een bureau of Arbo-dienst voeren deze taken uit.

7.3.2 EEN GEZONDE WERKNEMER IN EEN GEZONDE WERKOMGEVING

Gezondheidsbevordering op de werkplek kan worden omschreven als een systematisch proces van beïnvloeden van de leefstijl van werknemers, op en via het werk, in combinatie met het creëren van een veilige en gezonde werkomgeving.

Onderwerpen waarmee instellingen aan de slag gaan zijn bijvoorbeeld: beleid om astmaklachten te voorkomen, roken, stress, RSI (repetitive strain injury), voeding en alcoholgebruik. Waar mogelijk worden faciliteiten aangeboden en wordt de omgeving zo ingericht dat die het gewenste gedrag ondersteunt. Het kan daarbij gaan om aanschaf van 'rugsparende' bedden, een stimuleringsproject om fietsen naar het werk te bevorderen, maar ook om verandering van het productaanbod in de kantine van de instelling.

Een aantal organisaties biedt instellingen hulp bij het opzetten van gezondheidsbevorderingsprogramma's: het Centrum GBW (een samenwerkingsverband van het Nederlands Astma Fonds, de Nederlandse Hartstichting, de Nederlandse Kankerbestrijding/KWF en het Nationaal Instituut Gezondheidsbevordering en Ziektepreventie), TNO-arbeid, Arbo-diensten, GGD, GGZ, het Voedingscentrum, Instituut voor Werk en Stress en particuliere adviesbureaus.

7.3.3 STAPPENPLAN VOOR GEZONDHEIDSBEVORDERING OP DE WERKPLEK

De methodiek van gezondheidsbevordering op de werkplek is uitgewerkt in een zeven-stappenplan. Dit stappenplan verloopt in grote lijnen hetzelfde als andere verandersituaties, zoals beschreven in dit boek en zoals beschreven in het Preventie Effectmanagement Instrument Preffi 2.0 (2). Het zeven-stappenplan is echter toegespitst op instellingen en voor werkgevers en werknemers toegankelijk gemaakt. Bovendien maakt participatie van management en werknemers vanaf het begin deel uit van het proces.

Het stappenplan kan dienen als leidraad voor het systematisch opzetten en uitvoeren van gezondheidsbevordering op de werkplek. Het is een cyclisch model.

Voor elf leefstijlthema's waaronder beweging, voeding, roken, stress en RSI is het stappenplan uitgewerkt. Zowel voor werkgevers, Arbo-dienstmedewerkers, professionals als voor werknemers zijn over deze thema's brochures verkrijgbaar bij het Centrum GBW.

Hierna volgt een beschrijving van het stappenplan voor gezondheidsbevordering op de werkplek. Het bestaat uit de volgende zeven stappen:
1. Creëren van draagvlak.
2. Opzetten van structuren.
3. Vaststellen van de behoefte.
4. Ontwikkelen van een plan.
5. Uitvoeren van een plan.
6. Evalueren van het beleid.
7. Aanpassen en verankeren van het plan.

Stap 1 Creëren van draagvlak
Gezondheidsbevordering op de werkplek is nog niet in alle instellingen vanzelfsprekend. Zelfs als er initiatieven uit de instelling zelf komen of als er gezondheidsproble-

men worden gesignaleerd, is het nodig de instelling ervan te overtuigen dat zij belang heeft bij gezondheidsbevordering. Dat geldt des te sterker, wanneer een Arbo-dienst of andere (externe) organisatie adviseert over preventie en gezondheidsbevordering. Geef sprekende voorbeelden, leg het verband uit tussen beweging/voeding en gezondheid en de 'winst' die te behalen valt. Zo lopen sportende werknemers risico's op blessures, maar de gezondheidswinst in termen van minder ziekteverzuim en grotere stressbestendigheid is veel groter.

Over het algemeen vraagt gezondheidsbevordering een investering, maar de kosten van ziekteverzuim en arbeidsongeschiktheid zijn vele malen hoger. Deze informatie legt veel gewicht in de schaal bij het management. Door de gegevens aan de instelling te presenteren, kun je het belang van gezondheidsbevordering voor deze specifieke instelling duidelijk maken. Zo creëer je draagvlak. Bovendien kom je zo te weten op welke thema's gezondheidsprogramma's zich zouden kunnen richten.

Draagvlak

'Vaak is het zo dat bestaande problemen de aanleiding vormen om de gezondheid en arbeidsomstandigheden nader te bekijken. Bijvoorbeeld in een ziekenhuis of een thuiszorginstelling waar de nood hoog is door hoog ziekteverzuim, bij klachten over het werk of dreigende langdurige uitval van medewerkers. Bestaande problemen vormen vaak een goede ingang, ook al staan instellingen niet te springen om een structurele aanpak. Ze willen het liefst een snelle oplossing. Maar dat hoeft elkaar niet uit te sluiten. Je kunt met de stappen van gezondheidsbevordering op de werkplek een proces in gang zetten en beginnen bij wat de instelling als het grootste probleem ervaart.'

TAMARA RAAIJMAKERS,
Centrum Gezondheidsbevordering op de Werkplek

Draagvlak in het bedrijf

Binnen Unilever Bestfoods hebben we het project 'Gezonde voeding in het restaurant' gehad. We kregen signalen van diverse medewerkers dat ze het assortiment niet aantrekkelijk vonden, of liever gezegd: weinig gezond, te veel snacks. Dat hebben we vanuit de Bedrijfsgezondheidsdienst aangekaart bij de directie, met het voorstel om ons daarin te verdiepen. Om de behoefte aan gezonde voeding in het restaurant na te gaan, wilden we wel draagvlak hebben binnen de organisatie. Het management kwam zelf met het voorstel er een project van te maken met een projectgroep.

MONIQUE ABBEKERK,
bedrijfsverpleegkundige, Unilever Bestfoods Nederland, Rotterdam

Stap 2 Opzetten van structuren
Wanneer er in een instelling draagvlak is voor een gezondheidsprogramma, is het een goed moment een werkgroep in te (laten) stellen die het onderwerp onder zijn hoede neemt en zich er hard voor gaat maken. De werkgroep bestaat uit mensen uit de

instelling zelf, eventueel aangevuld met een professional van de Arbo-dienst. In elk geval moeten de directie of het management en het personeel erin vertegenwoordigd zijn, in de persoon van een personeelsfunctionaris, een lid van de ondernemingsraad of een informele vertegenwoordiger van het personeel (een sleutelfiguur). Via bestaande overleggen kunnen potentiële deelnemers geïnformeerd en uitgenodigd worden.

Deze fase leent zich ook goed om in kaart te brengen hoe informatie in de instelling verspreid wordt: personeelsblad, intranet, werkoverleg of teambespreking. Een overzicht van de communicatiekanalen waarover de instelling beschikt, is nodig voor de volgende stappen.

Werkgroep

'Zo'n groep in de instelling zelf, die moet het doen, die moet de kar trekken. Daarom is enthousiasme nodig en moet er iemand in zitten met beslissingsbevoegdheid, uit de directie. Dan kan zo'n werkgroep iets tot stand brengen. Gezondheidsbevordering op de werkplek is van de instelling zelf, van werknemers en directie. Als extern deskundige kun je een werkoverleg of managementoverleg bijwonen en daar deskundigheid inbrengen, maar in principe doen de mensen van de instelling het zelf.'

TAMARA RAAIJMAKERS,
Centrum Gezondheidsbevordering op de Werkplek

Stap 3 Vaststellen van de behoefte
In deze derde stap vindt verdere analyse van de gezondheidssituatie, werkomstandigheden en behoeften van werknemers plaats. De werkgroep verzamelt informatie over de gezondheid van werknemers in de instelling. Als je deel uitmaakt van een Arbo-team van een instelling of werkzaam bent bij een Arbo-dienst, beschik je vaak over deze gegevens. Je kunt die vergaren uit rapporten, maar ook uit gesprekken met sleutelfiguren in de instelling. Wanneer er onvoldoende gegevens zijn, voert een Arbo-dienst of een ander bureau dat om advies is gevraagd vaak onderzoek uit met behulp van schriftelijke vragenlijsten of, in kleinere instellingen, groepsgesprekken. Op basis van die informatie wordt een bedrijfsgezondheidsprofiel opgesteld.

Behoefte in het bedrijf

'Bij Unilever Bestfoods hebben we een enquête gehouden. Daaruit kregen we een aardig beeld van wat de mensen van het restaurant vonden, de service en het assortiment. Dat kon wel verbeterd worden. En omdat we ook gevraagd hadden naar ideeën, kregen we heel aardige suggesties. In de bespreking kwam toen het idee van een salad- en fruitbar naar voren. En aanduidingen van wat er in elk product zit: hoeveel vet zit er in dit plakje kaas. Dan "zie" je wat je eet.'

MONIQUE ABBEKERK,
bedrijfsverpleegkundige, Unilever Bestfoods Nederland, Rotterdam

'Ik kom al zo'n vijf jaar als Arbo-adviseur bij de Sociale Werkplaats. Elke twee weken heb ik overleg met de Arbo-commissie. In die commissie zitten onder meer het hoofd Personeel en Organisatie, de Arbo-coördinator, de businessunitmanager, twee OR-leden en drie afdelingshoofden. Ik loop dan ook altijd rond door het bedrijf. Omdat ik daar ook verzuimbegeleiding heb gedaan, ken ik de gezichten, ik ken het gedragspatroon van de mensen en weet wat ze onder de leden hebben. Veel diabetes, ook nogal wat mensen met overgewicht en andere gezondheidsproblemen. De medewerkers doen veel zittend werk, ze worden door het bedrijf opgehaald en thuisgebracht en thuis doen ze vaak ook niet zoveel aan beweging. En het eten... dat kan ook gezonder.

Zelf wilde ik daarom beginnen met het thema gezondheid. Maar het bedrijf vond bewegen en voeding niet hun verantwoordelijkheid. Ik kreeg het er toen niet door, ook al kon ik wel aangeven dat het goed is dat mensen gezond leven en dat ze dan minder ziek zijn. Het verzuim is er namelijk erg hoog. Toen was net de risico-inventarisatie, de bedrijfsanalyse, uitgevoerd. Daarin kwam onveilig gedrag aan de orde en ze waren bezig de bedrijfshulpverlening op te zetten. Een themaweek vonden ze wel een heel leuk idee, maar het thema gezondheid was een brug te ver. Veiligheid is toen als thema genomen.'

ANKY THEELEN,
Arbo-adviseur, Achmea arbo

Stap 4 Ontwikkelen van een plan
De gezondheidssituatie, arbeidssituatie, knelpunten en behoeften zijn helder. De werkgroep kan gaan vaststellen wat ze wil aanpakken: wat willen we dit jaar bereiken (doelen), wat gaan we dit jaar doen en wat doen we het eerst? De keuzes en verantwoording van de keuzes worden beschreven in een draaiboek, evenals een beschrijving wie welke concrete taken uitvoert en de bijbehorende planning. Vaak kiest een werkgroep om te beginnen iets wat leeft bij werknemers en relatief eenvoudig aangepakt kan worden, liefst met een zichtbaar resultaat. Dat is helemaal niet zo gek. Je hebt dan een begin gemaakt, later komen de ingewikkelder problemen wel.

In stap 4 vindt de ontwikkeling van een projectplan plaats. Ook worden de geplande activiteiten voorbereid.

Net als in de voorgaande stappen zijn enthousiasme en draagvlak belangrijk. In deze fase worden doelen gesteld, keuzes gemaakt en plannen ontwikkeld. Daarom moet het management vertegenwoordigd zijn in de werkgroep. Anders bestaat het gevaar dat plannen van de werkgroep niet gerealiseerd kunnen worden. De (vertegenwoordigers van) verschillende geledingen in de werkgroep bepalen samen het plan en zetten zich vervolgens samen in om de werknemers achter het plan te krijgen.

'Op de Sociale Werkplaats hebben we een themaweek over veiligheid opgezet. Daarvoor hebben we in de Arbo-commissie de volgende doelen opgesteld.

Doelen
De werknemers
– worden op een aansprekende manier geattendeerd op veiligheid;
– worden zich meer bewust van onveilige situaties in hun werk;

- voelen zich gestimuleerd tot veiliger gedrag
- zijn op de hoogte van het bedrijfshulpverleningsplan;
- ontvangen een attentie van het bedrijf.

Het bedrijfshulpverleningsteam oefent een ontruiming.

Daarnaast had ik zelf een extra doel: via deze activiteit het bedrijf enthousiast maken om het thema gezondheid op te pakken.'

ANKY THEELEN,
Arbo-adviseur, Achmea arbo

Samen een plan opstellen

'Naar aanleiding van de enquête over het assortiment in het bedrijfsrestaurant en de ideeën die de mensen ingediend hadden, hebben we een plan opgesteld. Wat er in een artikel zit, hebben we met een stickertje aangegeven: groen was hartstikke goed, oranje was iets minder en rood moest je eigenlijk niet eten. Of liever gezegd: kan best een keertje, maar liever niet te vaak. Behalve Unilever, die zelf een aantal producten maakt, heeft ook de cateraar een heel grote rol gespeeld. We verstrekken nu geen roomboter meer, alleen nog maar Becel.
Het vergde wel veel overleg met de cateraar, omdat die op zijn beurt weer vastzit aan contracten. Ook daarom is het fijn als er in de projectgroep mensen zijn die daar verstand van hebben.
Het vernieuwde restaurant is feestelijk geopend. Dat was echt een happening, met voorlichting, pamfletten, een vetmeter en de mogelijkheid om de cholesterol in je bloed te laten bepalen. Die bloedafname hebben we na een halfjaar en een jaar herhaald om de aandacht vast te houden. Mensen vroegen er trouwens ook om.'

MONIQUE ABBEKERK,
bedrijfsverpleegkundige, Unilever Bestfoods Nederland, Rotterdam

Stap 5 Uitvoeren van het plan
Op basis van stap 4 wordt het plan uitgevoerd. Omdat de plannen in de gezamenlijke werkgroep zijn ontwikkeld en daar veel is gediscussieerd, komt het niet zo vaak voor dat in de uitvoeringsfase veel verzet optreedt. Het management en de personeelsvertegenwoordiging hebben immers ingestemd met het plan. Tijdens het hele proces is communicatie over wat er binnen de instelling gaat gebeuren van belang. Als iedereen weet wat hem te wachten staat, is men daarop voorbereid. Ook de communicatie over de aanpak van de vervolgactiviteiten gaat door, om ervoor te zorgen dat de aandacht voor het onderwerp niet verslapt. Het management heeft hierbij een voorbeeldfunctie.

De startactiviteit krijgt extra aandacht. Die moet opvallen, aandacht trekken en nieuwsgierigheid wekken. Een goede start van het programma levert veel draagvlak en motivatie op voor het vervolgtraject. Sommige instellingen kiezen voor een gezondheidsweek of sportdag, andere kiezen voor een actie aan de poort of in de kantine. Uiteraard vinden evaluaties plaats om de activiteiten tussentijds of achteraf te kunnen bijstellen. Ook in de voorgaande stappen wordt steeds bekeken wat wel goed is verlopen en waaraan meer aandacht besteed moet worden.

Aantrekkelijk programma

'Er is in de themaweek over veiligheid een ontruimingsoefening op de Sociale Werkplaats gehouden. En er is een video over veiligheid gemaakt op de eigen werkplekken. Op de gang waren allemaal dozen te zien die de doorgang versperden, een brandmelder waar je niet bij kon, leuke opnamen van plekken die ze kennen. Die video heeft de hele week in de kantine gedraaid. Ook hadden we een humoristische video over allerlei veiligheidssituaties. Die kwam ook goed over.
In de kantine had de leverancier van gehoorbescherming materialen ter demonstratie liggen. Iedereen kreeg van het bedrijf een rugzak met het bedrijfslogo met allerlei materiaal, folders erin.
Daarnaast konden ze een aantal tests doen, een cholesterolbepaling, een gehoortest en oogmetingen. Hoewel deze tests in eerste instantie niets met veiligheid te maken hebben, sloegen ze erg aan. De medewerkers wilden graag iets meer te weten komen over hun eigen gezondheid.'

ANKY THEELEN,
Arbo-adviseur, Achmea arbo

Stap 6 Evalueren van het beleid

Deze zesde stap dient om na te gaan hoe het proces is verlopen en of de doelen zijn bereikt. Meestal vindt zowel proces- als effectevaluatie plaats, dus niet alleen kijken of de gestelde doelen zijn gehaald maar ook de manier waarop dit is gegaan. Voor een goede beoordeling is informatie nodig van alle betrokken partijen. Onderwerpen die in de evaluatie een plaats kunnen hebben zijn de organisatie en het verloop van de activiteiten, tevredenheid over de activiteiten, veranderingen in de werkomgeving en verandering van gedrag, kosten en baten. Deze stap resulteert in een verslag met conclusies en aanbevelingen: hoe verder.

De resultaten worden 'teruggekoppeld' naar de werkgroep, naar het management, naar de OR en naar alle andere werknemers. Daarmee leg je verantwoording af over de activiteiten en betrek je degenen om wie het gaat opnieuw bij het proces.

Terugblik: effecten en neveneffecten

'In de Arbo-commissie hebben we nabesproken wat er wel en wat niet goed ging. De ontruimingsoefening was goed verlopen. Er was goed nagedacht over het in veiligheid brengen van mensen die moeilijk kunnen lopen. Maar de planning van het testen liep niet goed. Dat moeten we de volgende keer anders plannen.
Aandacht voor veiligheid is nog niet echt in beleid omgezet. Ik merk dat ik eraan moet blijven trekken om de aandacht ervoor te blijven houden. In tijden dat het aantal opdrachten voor de werkplaats krap is, krijgt dat natuurlijk meer aandacht dan veiligheid. Toch is bereikt dat ze een lijst hebben opgesteld, zodat je precies weet welke beschermingsmiddelen elke werknemer nodig heeft. Dat wordt nu beter bijgehouden, er is dus meer aandacht voor.
Ik merk ook dat de leidinggevenden wel meer openstaan voor arbo-zaken. In het begin werden die lastig gevonden. Nu zijn ze minder terughoudend om dingen op te pakken. We zijn nu bezig een themaweek over gezondheid voor te bereiden,

mede naar aanleiding van de reacties van de mensen op de themaweek veiligheid. De leidinggevenden zijn daar nu ook enthousiast voor.

Het mooiste vind ik als een bedrijf uit zichzelf de arbeidsomstandigheden gaat bekijken. Dan hoef ik als externe adviseur minder uitvoerend werk te doen, maar kan ik hiervoor mensen uit het bedrijf opleiden, zodat ze het zelf kunnen doen. Volgens de theorie van Orem, de zelfzorg van een bedrijf stimuleren. Dan hoeven ze minder producten van ons af te nemen omdat ze zelf hun mensen tot op zekere hoogte al kunnen helpen. Misschien komen ze daarna met andere vragen. Zo kom je verder.'

ANKY THEELEN,
Arbo-adviseur, Achmea arbo

Stap 7 Aanpassen en verankeren van het plan

Op basis van de evaluatie kan een vervolgplan worden opgesteld: wat gaan we het komend jaar doen om het behaalde resultaat te behouden en om nog meer gezondheidswinst te boeken. Eén zwaluw maakt immers nog geen zomer. Het onderwerp gezondheid moet geregeld voor het voetlicht komen, in de manier waarop de boodschap wordt overgebracht moet enige variatie zitten, om de aandacht te (blijven) trekken. Het is belangrijk in deze stap te zorgen voor een 'portefeuillehouder' (iemand die de verantwoordelijkheid draagt voor het thema) en voor een plaats op de jaaragenda van management en afdelingen.

Vervolgstappen: het moet eigen worden

'We zijn nu bezig een RSI-programma op te stellen en te implementeren binnen het bedrijf. Dat staat nog in de kinderschoenen. We doen al wel veel aan voorlichting, groepsgewijs, maar het gebeurt nog niet systematisch genoeg. Wel krijgen alle nieuwe medewerkers een korte instructie. Daarnaast geef ik incidenteel voorlichting op aanvraag van een leidinggevende, bijvoorbeeld op de secretaressedag, maar dat is niet voldoende. Mensen vinden dat wel interessant en leren hoe ze zelf hun stoel in moeten stellen, maar ze doen het niet. Met het toenemend aantal flexwerkplekken is het toch wel zaak dat het een gewoonte wordt om hun stoel in te stellen en hun plek voor die dag goed in te richten. Het moet eigen worden, het moet inslijpen.
En het moet binnen de cultuur van de organisatie vanzelfsprekend worden daaraan aandacht te besteden. We vergelijken het wel met de veiligheidsschoenen. Er loopt hier niemand zonder veiligheidsschoenen de (margarine)fabriek in. Dat is echt bijna misdadig. Het effect van die norm is, dat je je ook echt niet lekker voelt als je op gewone schoenen de fabriek binnenloopt. Nou, dat wil je dus ook bereiken op het gebied van RSI. Je probeert een complete gedragsverandering te bewerkstelligen. Dat willen we nu vrij groot aanpakken en continu laten terugkomen. Elke maand of elke twee maanden, elk kwartaal. Iets in het bedrijf wat alle mensen er weer even attent op maakt en ze alert maakt.'

MONIQUE ABBEKERK,
bedrijfsverpleegkundige, Unilever Bestfoods Nederland, Rotterdam

7.4 Rol van verpleegkundigen in campagnes en landelijke projecten

Campagnes fungeren als aanjager
Net als anderen komen verpleegkundigen gezondheidsboodschappen tegen in allerlei (landelijke) campagne-uitingen: op billboards, in radio- en televisiespotjes, in schriftelijk voorlichtingsmateriaal, al dan niet in de eigen werkomgeving. Regelmatig zijn er landelijke campagnes die een boodschap over gezondheid uitdragen, zoals 'Bob jij of Bob ik?', 'Roken? niet waar de kleine bij is' en 'Het leven is hart... zorg er goed voor'. Ze dienen vaak om een onderwerp onder de aandacht te brengen bij een breed publiek en het onderwerp op de maatschappelijke agenda te plaatsen. Daarnaast kan een organisatie met een campagne ook andere doelstellingen hebben, zoals zichzelf profileren.

Doel en tussendoelen

'Het uiteindelijke doel van de campagne "Het leven is hart... zorg er goed voor" is preventie van hart- en vaatziekten.

Dit doel wil de Hartstichting bereiken door mensen te informeren over en steun te bieden bij gezond leven met betrekking tot gezonde voeding, voldoende beweging en niet roken. Het tussendoel of gewenste resultaat van de campagne is:
– bewustwording bij het publiek van het huidige gedrag;
– vergroting van de kennis bij het publiek over de haalbaarheid van en mogelijkheden voor gezond leven;
– attitudeverandering in de richting van de intentie tot gezond leven.

Daarnaast wil de Hartstichting met de campagne bereiken dat mensen zien dat deze organisatie zich inzet voor gezondheid in de brede zin van het woord en voor een breed publiek. De campagne moet duidelijk maken dat mensen met vragen over gezond leven bij de Hartstichting terechtkunnen.'

STEFAN WIGGER,
voorheen programmamanager voorlichting,
Nederlandse Hartstichting

Campagnes hebben ook een paraplufunctie
Landelijke campagnes kunnen op zichzelf geen gedragsverandering teweegbrengen. Ze kunnen wel de aandacht vestigen op de boodschap. Door een campagne kan een onderwerp in de maatschappelijke en politieke belangstelling komen. Deze functie van een campagne heet ook wel 'agendasetting'. Daarnaast kan een campagne het onderwerp onder de aandacht brengen van het publiek (Openstaan, aandacht) en het publiek informatie bieden (Begrijpen, bewustwording). Een boodschap die aandacht besteedt aan opvattingen en ervaringen, kan bovendien een aanzet geven om de attitude en sociale norm te beïnvloeden. Op de laatste stappen van gedragsverandering (de stappen Doen en Blijven doen, gedragsverandering en gedragsbehoud) hebben landelijke activiteiten echter weinig invloed. Daarvoor is direct contact met de doelgroep nodig en dat kunnen lokale organisaties meestal beter realiseren.

Landelijk – regionaal – lokaal

'De campagne "Het leven is hart... zorg er goed voor" omvat zowel landelijke als regionale activiteiten, die onderling (landelijk – regionaal) op elkaar zijn afgestemd.

De landelijke campagne zet het onderwerp vooral op de "agenda". De campagneboodschap is uitgedragen via radio- en televisiespots, de website van de Hartstichting, posters en folders, een "leefstijlbus" die tal van plaatsen aandoet en uitneembare informatie die ingevoegd is in tijdschriften. Daarnaast is een leefstijltest via allerlei kanalen verspreid, onder meer via huisartsen, diëtisten en apothekers. Behalve een schriftelijke versie bestaat deze ook in interactieve vorm, via de website van de Hartstichting en op cd-rom.

Regionale en lokale activiteiten zijn deels door de Hartstichting ontworpen, deels door andere organisaties en groepen bij het project "Geld voor een gezond idee".'

STEFAN WIGGER,
voorheen programmamanager voorlichting,
Nederlandse Hartstichting

Landelijke en lokale activiteiten vullen elkaar aan
Lokale activiteiten zijn een essentieel onderdeel of vervolg van een campagne. Maar het omgekeerde geldt ook: lokale activiteiten hebben baat bij een boodschap die landelijk uitgedragen wordt. Een landelijke campagne maakt het publiek immers duidelijk dat de boodschap voor de doelgroep overal in het land belangrijk is en aandacht krijgt. Dat maakt de kans op stigmatisering van de doelgroep kleiner.

Lokale activiteiten versterken het effect van landelijke campagnes
Omdat lokale activiteiten het effect van landelijke campagnes versterken, zorgen de organisatoren van landelijke campagnes er steeds vaker voor dat zij tijdig relevante organisaties en beroepsbeoefenaren (intermediairs) in het land informeren over geplande voorlichtingsactiviteiten. Beroepsbeoefenaren in de gezondheidszorg worden dan niet onverwacht geconfronteerd met vragen naar aanleiding van de publieksvoorlichting. Ook hebben zij daardoor de mogelijkheid tijdig activiteiten op te zetten. Zo vinden er in ziekenhuizen regelmatig voorlichtingsactiviteiten plaats voor algemeen publiek over het thema van een (landelijke) campagne.

Campagnes worden planmatig opgezet
Ook campagnes zijn steeds vaker gebaseerd op degelijk onderzoek (evidence based) en worden planmatig opgezet. Daarin verschilt een campagne niet van een kleinschalige voorlichtingsactiviteit. Ook wat financiële verantwoording betreft, verschillen ze niet wezenlijk.

Er zijn voor het ontwerpen, plannen en uitvoeren van gezondheidsvoorlichting, waaronder voorlichtingscampagnes, verschillende modellen beschikbaar: het precede-proceed-model van Green en Kreuter (3), het intervention mapping-model van Bartholomew e.a. (4) en het Preffi 2.0 (2). In alle modellen zijn vijf fases te herkennen: analyse van het probleem, formuleren van doelen, ontwikkelen, uitvoeren en evalueren van een interventie. Alle modellen benadrukken bovendien het cyclisch karakter. Wel verschilt per model de uitsplitsing van de fases en er zijn onderling accentverschillen.

Modellen voor ontwerpen, plannen en uitvoeren van gezondheidsvoorlichting

Preffi	Precede-proceed-model (vereenvoudigd)	Intervention mapping
Randvoorwaarden		
Analyse van het probleem	Analyse van het probleem	Analyse van kwaliteit van leven en gezondheid
Analyse van gedrag en omgeving	Analyse van gedrag en omgeving	Analyse van gedrag en omgevingscondities
Analyse van gedragsdeterminanten	Analyse van gedragsdeterminanten	Analyse van gedragsdeterminanten
Ontwikkeling van interventie 1 Keuze doelgroep 2 Keuze doel 3 Ontwikkeling interventie; effectieve elementen 4 Haalbaarheid in de praktijk	Ontwikkeling van interventie	Ontwikkeling van interventie: 1 Specifieke programmadoelen 2 Theoretische methodieken en praktische technieken 3 Programmaontwerp 4 Implementatieplan 5 Evaluatieplan
Implementatie	Implementatie	Implementatie
Evaluatie	Evaluatie	Evaluatie

Specifiek voor landelijke, massamediacampagnes is door ZorgOnderzoek Nederland Medische Wetenschappen (ZonMw) een checklist ontwikkeld. Deze is te gebruiken bij de ontwikkeling van een campagne en kan tevens als handvat dienen voor de evaluatie (5). De aanpak verschilt overigens niet wezenlijk van die bij kleinschaliger activiteiten.

Intermediairs vormen de schakel naar de doelgroep
Een deel van de campagneactiviteiten is vaak gericht op zogeheten intermediairs. Zij vervullen door hun contact met de doelgroep een belangrijke rol in (het effect van) de campagne. Dat kan zijn omdat ze lokaal de boodschap 'aan de man brengen' of omdat

ze binnen hun werk kunnen aansluiten bij de campagneboodschap. Zo kunnen verpleegkundigen in een campagne als intermediairs fungeren.

Een intermediair kan verschillende rollen vervullen. Doorgeefluik zijn voor materiaal is een beperkte, maar relevante taak. Verpleegkundigen kunnen als intermediairs de boodschap, het materiaal en de activiteiten onder de aandacht brengen van patiënten, van andere disciplines en collega's in de organisatie. Steeds vaker vervullen intermediairs een actievere rol.

Landelijke campagne, lokale cursus

'Hartfalen staat landelijk nogal in de belangstelling. Je leest erover in de krant, maar in het ziekenhuis merken we er tot nu toe weinig van. Wat opvalt, is dat op de afdeling het woord hartfalen niet vaak gebruikt wordt. De cardiologen zeggen toch vaker dat iemand gedecompenseerd is of overvuld.

We hebben een training gevolgd om de cursus "Omgaan met hartfalen" te geven. Het is fijn dat er een draaiboek en cursusboek ligt. Die zijn inhoudelijk goed, al zijn sommige onderdelen hoog gegrepen. Het huiswerk vinden mensen erg moeilijk. Doelen stellen en problemen oplossen in zes stappen, dat is echt te moeilijk gebleken.'

CHRISTEL VOS EN PETRA SALDEN,
verpleegkundigen cardiologie.
Máxima Medisch Centrum, Locatie Veldhoven

Rol voor verpleegkundigen is soms onderdeel van de campagnestrategie

Verpleegkundigen kunnen bijvoorbeeld een rol vervullen bij activiteiten die al dan niet landelijk ontworpen zijn, maar lokaal uitgevoerd worden. Zo nodigen organisatoren van landelijke voorlichtingscampagnes steeds vaker lokale organisaties en zorgverleners uit om een actieve rol te vervullen. De organisatoren reiken ideeën aan en bieden draaiboeken, trainingen en (beperkte) faciliteiten aan. Daarmee kunnen de intermediairs in de regio activiteiten opzetten die aansluiten bij de campagne.

Ook 'het veld' kan projectaanvraag indienen

Om lokale activiteiten te stimuleren die aansluiten bij de landelijke campagne heeft de Nederlandse Hartstichting in 2000 'Geld voor een gezond idee' gelanceerd. Lokale organisaties konden plannen voor lokale activiteiten indienen, voor gehele of gedeeltelijke financiering. Allerlei organisaties hebben plannen ingediend, al dan niet gezamenlijk.

Het gaat echter niet iedereen met een 'gezond idee' gemakkelijk af om anderen in de regio enthousiast te krijgen en een projectvoorstel te schrijven. Om daarbij te helpen, heeft de Hartstichting hulpmiddelen aangereikt: producten die met een kleine aanpassing geschikt te maken zijn. Voorbeelden daarvan zijn een concept uitnodigingsbrief voor collega-organisaties om te praten over een idee, een blauwdruk voor deze bijeenkomst en sheets met ruimte voor het logo van de eigen organisatie. Ook heeft de Hartstichting hulp geboden bij het opstellen van een begroting.

ZorgOnderzoek Nederland Medische Wetenschappen (ZonMw) stimuleert projecten binnen het stimuleringsprogramma 'gezond leven'.

7.5 Campagne: hepatitis B-vaccinatie voor werkers in de gezondheidszorg

In deze paragraaf beschrijven we een campagne voor een hepatitis B-vaccinatie voor werkers in de gezondheidszorg aan de hand van de volgende opzet:
1 Inleiding en randvoorwaarden
2 Probleem- en determinantenanalyse
3 Ontwerpen (doel – doelgroep – interventie)
4 Evaluatie.

1 Inleiding en randvoorwaarden
In 2001 heeft het Nationaal Hepatitis Centrum in opdracht van het ministerie van vws en szw een voorlichtingscampagne over hepatitis B verzorgd voor medewerkers in de gezondheidszorg. De campagne is gefinancierd door ZorgOnderzoek Nederland (nu: ZonMw).

2 Probleem- en determinantenanalyse
Medewerkers in de gezondheidszorg vormen een belangrijke risicogroep voor hepatitis B. Het bevorderen van vaccinatie tegen hepatitis B bij risicogroepen maakt deel uit van het hepatitis B-preventiebeleid in Nederland. Uit eerder onderzoek is gebleken dat veel mensen binnen de gezondheidszorg met een indicatie voor vaccinatie, niet gevaccineerd zijn tegen hepatitis B (6).

De verschillen in vaccinatiegraad zijn groot. Van het (para)medische personeel in algemene ziekenhuizen is 85% gevaccineerd of volgt een vaccinatieprogramma. Dit in tegenstelling tot andere sectoren, bijvoorbeeld psychiatrische ziekenhuizen (41%) of verpleeghuizen (50%). Een opvallend gegeven is dat in de psychiatrische ziekenhuizen 28% van de respondenten zich bewust niet laat vaccineren; dit is in andere sectoren maximaal 6%.

Opmerkelijk is dat van de medewerkers van de civiele dienst en transportdienst, verpleeghuizen en verstandelijk gehandicaptenzorg een hoog percentage (resp. 26, 26 en 17) zich wel wil laten vaccineren. Dit in tegenstelling tot werknemers in psychiatrische ziekenhuizen waar dit slechts 11% is (6).

De meeste medewerkers zijn overtuigd van het belang van vaccinatie. Desondanks zijn werknemers die risicovormende beroepen uitoefenen in de zorg onvoldoende op de hoogte van iatrogene besmetting.

3 Ontwerpen (doel – doelgroep – interventie)

Doel
Doel van de campagne was het verhogen van de hepatitis B-vaccinatiegraad onder werkers in de gezondheidszorg die regelmatig met bloed(producten) in aanraking (kunnen) komen. Voor werkers in algemene ziekenhuizen was het streven 90% gevaccineerden.

Doelgroepen
De campagne onderscheidde de volgende doelgroepen onder werkers in de zorg:
- verpleegkundigen, artsen en laboratoriumpersoneel;
- snijdende specialisten, röntgenologen, intensivisten, verloskundigen, OK-personeel en IC-verpleegkundigen;
- medewerkers civiele dienst en transportdienst;
- medewerkers thuiszorg, kraamzorg en verpleeghuizen;
- medewerkers psychiatrische ziekenhuizen en verstandelijk gehandicaptenzorg;
- huisartsen, tandartsen, huisartsassistenten, tandartsassistenten en mondhygiënisten.

Studenten en uitzendkrachten in de gezondheidszorg behoorden niet tot de doelgroepen van het project. De vaccinatiegraad onder deze groepen is naar verwachting laag.

Interventie
In het kader van de campagne zijn folders ontwikkeld, met op de (sub)doelgroepen afgestemde inlegvellen. Voorafgaand aan de verspreiding zijn de mensen via artikelen in vakbladen op de komst van de voorlichtingscampagne geattendeerd.

Gekozen is om het voorlichtingsmateriaal te verspreiden in nauwe samenwerking met de werkgevers(instellingen) en overkoepelende organisaties. Het grootste deel van de folders (meer dan 50%) is gegaan naar de algemene ziekenhuizen. Alle huisartsen en tandartsen hebben de folder via het tijdschrift *de Huisarts* en *het Tandartsenblad* ontvangen. Op het inlegvel werd de arts verzocht de informatie door te geven aan respectievelijk dokters- en tandartsassistenten. Verloskundigen hebben de informatie via het *Tijdschrift voor verloskundigen* ontvangen.

4 Evaluatie
Een extern onderzoeksbureau heeft de voorlichtingscampagne geëvalueerd. Doel was gegevens te verkrijgen waarmee nieuwe ingangen kunnen worden gezocht om nog doelgerichter de vaccinatiegraad onder specifieke doelgroepen binnen de gezondheidszorg te verhogen.

In totaal zijn 365.000 folders verspreid onder de verschillende doelgroepen. Het bereik wisselde per (sub)doelgroep. Gemiddeld vond 90% dat de folder nuttige informatie gaf. Voor de inlegvellen lag dit percentage op 87.

Bewustwording/kennis
Werknemers in risicovormende beroepen zijn echter onvoldoende op de hoogte van het risico van besmetting tijdens hun werk (iatrogene besmetting). Dit ondanks het feit dat in de voorlichting voor 'risicovormende beroepen' daarop nadrukkelijk is gewezen.

Attitude

Met uitzondering van werkers in de psychiatrische ziekenhuizen, zijn de meeste medewerkers overtuigd van het belang van vaccinatie (in het algemeen). De twee belangrijkste argumenten om zich te laten vaccineren (voordelen) waren: 'Door vaccinatie beperk ik de kans op besmetting zoveel mogelijk', gevolgd door 'Vaccinatie is echt noodzakelijk in mijn functie'.

Mensen die het belang van vaccinatie inzien, zijn overigens niet altijd overtuigd van de noodzaak om zelf gevaccineerd te worden gezien de eigen functie. Zij schatten hun risico laag in. Mensen die vinden dat zij voorzichtig werken, menen dat zij dan geen vaccinatie nodig hebben.

Uit ander onderzoek is gebleken dat (meer) medewerkers zijn te overtuigen van het nut van vaccinatie wanneer de directie en het management een actief vaccinatiebeleid voeren, meer drang uitoefenen en uitgebreide voorlichting over vaccinatie geven.

Barrières

Misschien wordt vaccinatie niet altijd aangeboden in de sectoren waar een groot deel van de respondenten aangaf wel gevaccineerd te willen worden (medewerkers van civiele dienst en transportdienst, verpleeghuizen en verstandelijk gehandicaptenzorg).

Samenvatting

De taak van verpleegkundigen in lokale en regionale gezondheidsvoorlichtingsprojecten varieert van verwijzing tot ontwikkeling en/of uitvoering. In alle gevallen moeten verpleegkundigen op de hoogte zijn van het aanbod en de inhoud van relevante voorlichtingsactiviteiten. Soms fungeren zij als intermediair (schakel) naar de doelgroep.

Landelijke voorlichtingscampagnes dienen om een onderwerp op de maatschappelijke agenda te plaatsen en onder de aandacht van velen te brengen. Om de volgende stappen van gedragsverandering te ondersteunen, is ook een combinatie van interventies nodig. Lokale organisaties zijn daarvoor meer geschikt omdat zij direct contact (kunnen) hebben met de doelgroep. Landelijke en lokale activiteiten vullen elkaar hierbij aan. Campagnes worden planmatig opgezet aan de hand van een model, zoals het Preffi, het proceed-precede-model of het intervention mapping model.

Literatuurverwijzingen

1. Baart e.a., 1996.
2. Peters, 2003; Molleman, 2003.
3. Green en Kreuter, 1991.
4. Bartholomew e.a., 1998.
5. Cuijpers e.a., 2000.
6. Schoen, 2001.

8

PROFESSIONEEL KADER

8.1 Ethisch kader 217

8.2 Beroepsprofiel als kader 219

8.3 Beleidskader 220

8.4 Financieel kader 223

8.4.1 Subsidie 227

8.4.2 Sponsoring 228

Samenvatting 229

Tot nu toe zijn we ervan uitgegaan dat een signaal van gezondheidsproblemen aanleiding is voor een initiatief. En dat een initiatief leidt tot een voorlichtings- of gezondheidsbevorderingsprogramma dat dan ook uitgevoerd wordt. In de praktijk is dat niet altijd zo. Of dat in de praktijk gebeurt, hangt van méér factoren af dan van inhoudelijke betrokkenheid, deskundigheid en een goed draaiboek.

Voordat je als professional een probleem 'oppakt' dienen zich ethische en beroepsinhoudelijke vragen aan. Bij de voorbereiding van een project komen bovendien beleid en financiën om de hoek kijken. In dit hoofdstuk bespreken we achtereenvolgens kort deze verschillende kaders voor ontwikkelen en uitvoeren van gezondheidsvoorlichting en gezondheidsbevordering.

8.1 Ethisch kader

Ethische vragen gaan over 'moeten' en 'mogen'
Bij gezondheidsvoorlichting dienen de volgende ethische vragen zich aan: 'Moeten we op morele gronden iets doen aan dit probleem?' en 'Mogen we, bij dit probleem, mensen beïnvloeden door middel van voorlichtingstechnieken?'.

Nog vóór de vraag of het de taak is van een beroepsgroep of -organisatie, om een bepaald probleem op te lossen (zie paragraaf 1.1), doet zich de vraag voor óf een probleem of situatie eigenlijk wel aangepakt moet worden. Wat zijn de morele gronden daarvoor? In de regelethiek vormen vier principes de grondslag voor ethische beslissingen: rechtvaardigheid, geen kwaad doen, weldoen, en autonomie. Naast de regelethiek is de zorgethiek ontwikkeld, om (meer) recht te doen aan de eigenheid van de zorgsituatie en de relatie tussen zorgvrager en zorgverlener. Voor gezondheidsvoorlichting aan groepen en voor gezondheidsbevordering biedt de regelethiek een bruikbaar handvat. We lichten die kort toe aan de hand van keuzemomenten die zich voordoen bij het ontwikkelen van gezondheidsvoorlichting en gezondheidsbevordering.

Keuze van een probleem
Moet de minder gezonde voedingswijze van mensen met een lagere sociaal-economische positie als probleem worden aangepakt? De epidemiologische gronden staan vast, maar wat is de morele verantwoording? Een belangrijk ethisch principe is dat van *rechtvaardigheid*. In dit kader is dat te vertalen in het verminderen van ongelijkheid, zoals de genoemde sociaal-economische gezondheidsverschillen. Of bieden van gelijke kansen op gezondheid.

De aanpak heeft meer kans van slagen als de mensen om wie het gaat, zich in de keuze van het probleem en de aanpak kunnen vinden. Het is daarom belangrijk de doelgroep al in een vroeg stadium te betrekken (doelgroepparticipatie). Wanneer wijkbewoners hondenpoep en onveiligheid een groter probleem vinden dan hun gezondheid en gezond gedrag, moet je in elk geval ook aandacht besteden aan deze problemen. Zie hiervoor 'Wat leeft het meest?' in paragraaf 5.3.

Kun je dat wel maken?

In Maastricht vindt het project 'Hartslag' plaats. In vier wijken met inwoners met een lage sociaal-economische positie vinden allerlei activiteiten plaats, gericht op gezonde voeding, bewegen en stoppen met roken. In deze wijken neemt een aantal mensen deel aan een schuldsaneringsregeling. Dat houdt in dat hun inkomen drie jaar lang 94% van het bijstandsniveau is. Daarna wordt hun schuld kwijtgescholden.

Kun je bij deze mensen wel aankomen met een boodschap over goede voeding? Is het eigenlijk wel mogelijk om te zorgen voor goede voeding met een inkomen onder bijstandsniveau? Een diëtiste en budgetdeskundige hebben dat laatste uitgezocht. Het blijkt mogelijk, met veel passen en meten, maar er blijft dan echt niets over voor een cadeautje of een extraatje. Een of twee keer in de week frites eten is goedkoper! Is het acceptabel om mensen in de schuldsaneringsregeling te informeren hoe ze toch gezond kunnen eten? Met tips over goedkope, maar goede voeding?

Om mensen te helpen met een beperkt budget toch gezond te eten, is een boekje samengesteld met goedkope én gezonde weekmenu's. Door samen te werken met het Team Integrale Schuldsanering ontvangen deelnemers aan de cursus Budgetteren het menuboekje en bespreken ze het thema gezonde voeding (1).

Keuze van doelgroep en interventie

Mag je een interventie richten op een bepaalde groep? Het morele principe *geen kwaad doen* stelt eisen aan de keuze van doelgroep en interventie. Zo zou je de volgende eisen of vragen kunnen formuleren:
– De doelgroep mag niet gestigmatiseerd worden.
– De interventie moet waarden en normen van de doelgroep respecteren.
– De interventie moet privacy respecteren.
– (In hoeverre) mag een interventie gebruikmaken van angst? Mag een interventie angst veroorzaken?
– (In hoeverre) mag groepsdruk gebruikt worden?

Het principe 'weldoen' sluit hierbij aan. Het is niet voldoende als een interventie 'geen kwaad doet'. De interventie moet ook voordelen opleveren. Voordelen die zwaarder wegen dan de nadelen. Maar wie maakt dat uit? In elk geval moeten voordelen en nadelen in de interventie aandacht hebben bij het kiezen of ontwerpen van een interventie.

Keuze van de boodschap
Bij de ontwikkeling van de interventie en het formuleren van de boodschap komt het vierde principe, *autonomie*, het sterkst tot uitdrukking. De boodschap en de manier waarop die aan de doelgroep wordt overgebracht, moet mensen immers vrijlaten: zij bepalen uiteindelijk zelf wat zij wel en niet doen. Mensen kunnen alleen weloverwogen beslissingen nemen wanneer zij goed geïnformeerd zijn. Daarom moet de informatie volledig en juist zijn, of in ieder geval niet misleidend zijn. Welke keuze mensen ook maken, respect voor die keuze is het uitgangspunt en het sluitstuk van voorlichting (2).

Leg overwegingen en keuzes vast in het projectplan of draaiboek
Eigen waarden en normen spelen altijd mee bij keuzes. Bespreek daarom je overwegingen met vakgenoten of collega's uit de organisatie. Je kunt daarbij gebruikmaken van een stappenplan om ethische vraagstukken te hanteren (3). Daarin wordt het ethische probleem geïdentificeerd en geëxpliciteerd (stap 1) en vervolgens geanalyseerd (stap 2). In stap 3 vindt een afweging plaats van argumenten en een inventarisatie van handelingsmogelijkheden. In stap 4 wordt de keuze gemaakt voor een bepaalde aanpak met de daaruit voortvloeiende acties.

De overwegingen en de uitkomst leg je vast, in de onderbouwing van een activiteit of project. Je legt daarmee verantwoording af over de keuzes die je gemaakt hebt. Je laat zo zien aan collega's, de organisatie, externen en subsidiegevers, dat je zorgvuldig te werk bent gegaan. Je wordt dan bovendien niet verrast door vragen hierover.

8.2 Beroepsprofiel als kader

Het beroepsprofiel van de verpleegkundige (4) biedt een (inhoudelijk) kader voor deze vraag. Het maakt duidelijk dat preventie en (gezondheids)voorlichting geven tot het verpleegkundig beroep behoort, zowel groeps- als individueel gericht, en dat de verpleegkundige beschikt over de benodigde competenties. Dat wil overigens niet zeggen dat je altijd alle problemen en vragen die je pad kruisen, moet oppakken. Dat hangt namelijk ook af van de taak- en doelstelling van de eigen en andere organisaties.

Daarom moet er ook een antwoord komen op de vraag of het jouw taak is in jouw organisatie om gezondheidsvoorlichting (of gezondheidsbevordering) uit te voeren om zo bij te dragen aan de oplossing van een probleem. Voor een ziekenhuis is gezondheidsvoorlichting, met uitzondering van groepsvoorlichting aan patiënten, mogelijk geen primaire taak. Dat kan anders zijn bij de thuiszorg, een GGZ-instelling, bij de GGD of bij het werken als praktijkverpleegkundige. Ook in de bedrijfsgezondheidszorg kan gezondheidsvoorlichting of gezondheidsbevordering een vanzelfsprekende taak zijn. Overigens is het best mogelijk dat de instelling nog niet op alle terreinen actief is geweest met gezondheidsvoorlichting. Een probleem of vraag kan dan een prikkel vormen om op dit gebied alsnog iets te ontwikkelen.

Verpleegkundige competenties
- De verpleegkundige kan specifieke kenmerken van risicopopulaties, symptomen van en reacties op ziekte of stoornis signaleren en interpreteren. Op basis hiervan kan ze primaire, secundaire en tertiaire preventie toepassen. Dit kan variëren van signaleren tot initiëren en coördineren.
- De verpleegkundige kan gezondheidsvoorlichting geven. Dit kan variëren van het geven van informatie met het oog op kennisoverdracht tot het geven van informatie gericht op gedragsverandering en de bestendiging daarvan.
- De verpleegkundige kan bijeenkomsten organiseren, programma's opstellen, voorlichtingsmateriaal toepassen en meewerken aan landelijke screeningsprogramma's.
- De verpleegkundige kan een bijdrage leveren aan het instellingsbeleid. Dit loopt uiteen van het uitvoeren van zorg binnen de doelstelling tot het meedenken over ontwikkelingen die van belang zijn voor de beleidsontwikkeling van de instelling.
De verpleegkundige kan deelnemen aan samenwerkingsverbanden en netwerken, met beroepsgenoten en andere deskundigen (4).

8.3 Beleidskader

Beleid van een organisatie is (mede)bepalend
Het is gemakkelijker gezondheidsvoorlichting of gezondheidsbevordering op te zetten als deze past binnen het beleid van de organisatie. Wanneer een organisatie zich wil profileren op het gebied van beweging voor mensen met een chronische ziekte maakt een project om (gezonde) jongeren te stimuleren meer te bewegen of niet te gaan roken weinig kans. Wanneer een organisatie belang heeft bij samenwerking met het lokale ziekenhuis en de thuiszorg, zal een projectvoorstel dat daarbij aansluit meer kans maken gehonoreerd te worden. Zo zijn de prioriteiten van de organisatie van belang. Dat kunnen inhoudelijke prioriteiten zijn, maar ook profilering en positionering in het veld. Ook het imago van een organisatie en het belang voor het netwerk kunnen van belang zijn. Overigens geven soms praktische redenen de doorslag.

Hoe het ook zij, de uitkomst van voorgaande overwegingen bepaalt of je als professional een initiatief neemt. Pas daarna begint het plannen maken.

Wat krijgt prioriteit?

'We hebben met veel mensen in Utrecht-Zuidwest gesproken. Niet alleen uit de gezondheidszorg, maar ook met politie, woningbouwvereniging, buurtwerk en migrantenorganisaties. En niet te vergeten met veel bewoners zelf. Met sleutelfiguren en ervaringsdeskundigen. We hebben niet alleen interviews gehouden. We hebben ook groepsgesprekken georganiseerd waaraan zowel ervaringsdeskundigen als professionals deelnamen. Die gesprekken hebben een aantal problemen in de wijk aan het licht gebracht, zoals eenzaamheid bij ouderen, cara bij kinderen, spanningsklachten en gebrek aan veilige speelplaatsen.

Naar aanleiding daarvan hebben we met de wijkcommissie, de huisartsen, de thuiszorg en de gemeenteraad besproken welke problemen we het eerst zullen aanpakken. Twee problemen sprongen eruit: ze kwamen erg veel voor en het leek mogelijk om er wat aan te doen. Dat waren astma bij kinderen, mede in verband met slechte, vochtige woningen, en spanningsklachten bij Marokkaanse bewoners.

De spanningsklachten leken in eerste instantie te ingewikkeld om snel op te pakken en snel resultaat te kunnen bereiken. Je wilt graag dat mensen merken dat er wat gebeurt en dat het helpt. Daarom is het astma-probleem als eerste opgepakt. In tweede instantie zijn we aan de slag gegaan met de spanningsklachten.'

HERA BORST,
gezondheidswetenschapper,
wijkgezondheidswerker, Utrecht

Gemeenten zijn verantwoordelijk voor lokaal gezondheidsbeleid
De taak 'ziekte voorkomen en gezondheid bevorderen' is, in de Wet op de Collectieve Preventie Volksgezondheid (WCPV), neergelegd bij gemeenten. De wijzigingen in deze wet (per 1 januari 2003) maken nog duidelijker wat de taken van de gemeenten zijn. Zo moeten gemeenten zorgen voor veiligheid en infectieziektebestrijding, maar ook voor voorlichting aan hun inwoners en bevordering van hun gezondheid. Sinds 1999 zijn gemeenten verplicht beleid te ontwikkelen voor de gezondheid van hun inwoners (gemeentelijk gezondheidsbeleid). Zij moeten dat elke vier jaar in een rapport vastleggen.

Lokaal gezondheidsbeleid

'We hebben inmiddels een lokaal gezondheidsbeleid in bijna alle gemeenten in onze regio. Via de community-benadering kunnen we in de gemeenteraad onderwerpen op de agenda krijgen. Daar kan dan iets aan gebeuren. Als basis daarvoor dient onder andere een gezondheidsenquête. Daaruit kunnen we opmaken waar we iets aan zouden kunnen doen. Dan kijken we ook wat er al aan gedaan wordt in de gemeente. We bekijken wat er leeft in de gemeente om een aanknopingspunt en draagvlak te vinden.'

ARIANNE HAZEBROEK,
epidemioloog, GGD Zuidoost-Brabant

Overheid zet een koers uit
Meestal zorgt de (rijks)overheid ervoor dat, behalve gemeenten, organisaties in het veld projecten opzetten en uitvoeren. De overheid zet daarin een koers uit door prioriteiten aan te geven en geld beschikbaar te stellen. Zo draagt het ministerie van Volksgezondheid Welzijn en Sport bij aan de financiering van alcoholvoorlichtingscampagnes. De rijksoverheid heeft daarnaast ZorgOnderzoek Nederland Medische Wetenschappen (ZonMw) ingesteld. Deze organisatie formuleert prioriteiten en criteria, selecteert en financiert projecten die daaraan voldoen.

PROFESSIONEEL KADER

Kernpunten programma preventie 2003-2007 ZonMw
1 Programmaprioriteiten:
- chronische aandoeningen
- psychische aandoeningen en gedragsproblemen
- infectieziekten
- bevordering van gezond gedrag
- strategieën, methoden en organisatiestructuren.
2 De keuze van de prioriteiten is ingegeven door mogelijke gezondheidswinst, kosten en beïnvloedbaarheid van risicofactoren.
3 Specifieke doelgroepen: kinderen en jongeren, migranten, ouderen en zwangere vrouwen.
4 Het programma stimuleert een evidence based preventiepraktijk.
5 Kennisoverdracht en implementatie zijn essentieel voor elk programmaonderdeel (5).

Stimuleringsprogramma 'Gezond leven' van ZonMw
Binnen dit programma worden onder meer deze projecten uitgevoerd:
- Een kind-kindbenadering ter bevordering van een gezonde leefstijl bij Marokkaanse en Nederlandse kinderen met diabetes (Sint Lucas-Andreasziekenhuis).
- Op maat gesneden gezondheidsbevordering voor scholen (GGD Zuidelijk Zuid-Limburg).
- Life21. Jongeren van 12-18 jaar door actieve participatie betrekken bij de invulling van hun eigen leefstijl (GGD Eindhoven).
- De allochtone zorgadviseur in de wijk (GG&GD Amsterdam).
- Straks lekker slapen en gezond en veilig weer op. Een leefstijlprogramma ter bevordering van een veilige nachtrust en weer opstaan zonder vallen bij ouderen (GGD Fryslân).
- Het Kijk- en Vertelboek: de begeleiding van peuters en kleuters met diabetes mellitus naar een gezond leven (TNO Preventie en gezondheid).
- Hee broedoe? (hoog bloed): een onderzoek naar het perspectief van Creoolse Surinamers, Ghanezen en Nederlanders op hypertensie en de aanpassingen in leefstijl die daarvoor gewenst zijn, en de noodzaak om de werkwijze binnen de eerstelijnsgezondheidszorg ten aanzien van hypertensie daarop af te stemmen.

Er zijn altijd gemeenten die zich vooral richten op de zichtbare problemen die overlast geven en weinig prioriteit toekennen aan voorlichting over Aids en SOA. Dat gebeurt ook nogal eens in gemeenten met een sterk godsdienstige inslag. Alsof mensen daar geen SOA oplopen. Misschien worden er daar wel weinig SOA's gediagnosticeerd omdat mensen zich liever ergens anders laten onderzoeken waar de sociale controle minder groot is. Dat kan bijvoorbeeld op een SOA-polikliniek in een aantal grote steden waar je zonder verwijzing naartoe kunt. Dus het feit dat er weinig SOA's vastgesteld worden betekent nog niet dat mensen in deze gemeenten het bij één partner houden of altijd veilig vrijen. Jongeren beginnen steeds eerder met seks, en juist bij jongeren neemt het aantal SOA's toe. Een reden om aandacht te blijven besteden aan seksuele voorlichting én SOA/Aids-voorlichting.

PERSOONLIJKE MEDEDELING,
GGD-verpleegkundige soa/aids-bestrijding

Bij de regionale GGD is veel kennis
Een organisatie die partner kan zijn in een project of je de weg kan wijzen, is de regionale GGD. De GGD is vaak betrokken bij het formuleren van het gezondheidsbeleid. Bij een GGD is immers veel informatie aanwezig over de gezondheid van de inwoners van een gemeente, en over activiteiten en instellingen die van belang zijn voor hun gezondheid. Maak er gebruik van.

Niet-overheidsinstellingen bepalen mede de koers
Categorale en non-profitorganisaties, zoals de Nederlandse Hartstichting, het Astma Fonds, het Aids Fonds en de Stichting SOA-bestrijding, het Trimbos-instituut, het Voedingscentrum en het Centrum Gezondheidsbevordering op de Werkplek, bepalen mede wat er op een bepaald terrein gebeurt. Door voorwaarden te scheppen en financiering van projecten te koppelen aan voorwaarden kunnen zij ontwikkelingen in een bepaalde richting stimuleren. Ook bij hun prioriteiten kun je aansluiting zoeken. Dat vergroot de kans dat een subsidieaanvraag gehonoreerd wordt.

Daarnaast kun je denken aan organisaties en verenigingen die zich met een onderwerp bezighouden (Nationaal Hepatitis Centrum, Vereniging Borstvoeding Natuurlijk, enz.) en aan patiënten- en cliëntenorganisaties (reumapatiënten vereniging, hiv-vereniging, vereniging van ouders van couveusekinderen, Stichting Labyrinth).

8.4 Financieel kader

Gezondheidsvoorlichting oppakken vraagt om goede voorwaarden
Voor een professionele, methodische aanpak van voorlichting en gezondheidsbevordering moet er voldoende tijd, geld en deskundigheid beschikbaar zijn. Dat geldt zowel voor kleinschalige voorlichting, zoals een eenmalige bijeenkomst als voor projecten.

Is er een budget?
Een organisatie met gezondheidsvoorlichting als reguliere taak, heeft daarvoor waarschijnlijk een budget (uren en geld voor materiële kosten) en voert binnen dat budget

activiteiten uit. Daarom is het belangrijk bij de eigen organisatie na te gaan of er een budget beschikbaar is voor voorlichting. Doe dat ook bij andere organisaties waarmee je in een project wilt samenwerken (zie paragraaf 5.3). Wanneer een budget ontbreekt, zal de financiering op een andere manier geregeld moeten worden.

Wat kost een cursus?

'Luchtiger leven' voor COPD-patiënten
De cursus bestaat uit vijf bijeenkomsten van twee uur. De kosten bedragen € 16 per persoon, inclusief cursusmateriaal. Als de partner ook deelneemt, wordt voor deze persoon € 9 gerekend.
Een aantal zorgverzekeraars geeft een bijdrage in de cursuskosten als u aanvullend bent verzekerd. Hiervoor hebt u het certificaat nodig dat u aan het einde van de cursus ontvangt. U kunt ook bij uw eigen zorgverzekeraar informeren of deze regeling ook daar geldt (6).

Is er een bijdrage van de zorgverzekeraar?
Vroeger richtten zorgverzekeraars zich vrijwel uitsluitend op curatieve zorg op individuele indicatie, nu oriënteren ook zij zich steeds meer op preventie. Zo is er een voorzichtige trend om 'zorgproducten' met een preventief doel aan verzekerden aan te bieden of te vergoeden. In 2002 zijn nieuwe tarieven vastgesteld voor verschillende onderdelen van hartrevalidatie, onder meer voor de informatiemodule en de module psycho-educatie. Soms vergoeden verzekeraars (een deel van de) kosten van cursussen voor gewichtsvermindering en gezond bewegen. Wel worden een formele verwijzing en indicatiestelling verlangd. Dat is precies waar het soms wringt: gezondheidsvoorlichting en gezondheidsbevordering zijn meestal bedoeld voor een groep mensen met een verhoogd risico, niet voor individuen met klachten.

Zorgverzekeraars stellen eisen aan 'preventieproducten'
Zorgverzekeraars zullen over het algemeen pas een 'product' vergoeden wanneer de kwaliteit vaststaat, de doelmatigheid is aangetoond en het product aansluit bij de vraag van hun verzekerden, of aansluit bij de behoefte van hun andere klanten, zoals werkgevers. Geleidelijk aan bieden meer zorgverzekeraars werkgevers preventieproducten aan.

Niet alle initiatieven op het gebied van gezondheidsvoorlichting met een preventief doel komen zonder meer voor een bijdrage of vergoeding in aanmerking. In de ontwikkel- en pilotfase van een voorlichtingsactiviteit staan de effectiviteit en doelmatigheid vaak (nog) niet vast, maar soms is al wel aannemelijk te maken dat de activiteit een positief effect heeft op gezondheidsgedrag. Daarom kan het toch de moeite waard zijn in deze fase de stap naar een zorgverzekeraar te zetten.

Rol van verzekeraars in preventie

Beleid
Verzekeraars spelen een bescheiden rol in de preventie buiten de activiteiten die via de AWBZ worden gefinancierd, zoals het vaccinatieprogramma voor zuigelingen en kleuters. [...] Ze stellen zich voorzichtig op ten aanzien van andere preventieactiviteiten. Als reden voeren zij aan, dat het effect moeilijk is te meten, zowel financieel, als in termen van gezondheidswinst. Hoe bereken je wat na vijftien of twintig jaar het voordeel is van preventieprogramma's? Bovendien is het moeilijk om na te gaan of mensen hun gezonde(re) gedrag volhouden. Verder willen verzekeraars zelf de vruchten plukken van hun preventieactiviteiten. Als dat effect pas jaren later optreedt, zijn de verzekerden misschien al naar een concurrent overgestapt.
Het solidariteitsprincipe (gezonden en zieken dragen evenveel bij in premies) werkt hier remmend: mensen met gezond gedrag mag de verzekeraar geen lagere premie aanbieden. Ook andere prikkels om als verzekeraar een actieve rol te vervullen bij het opzetten van preventieactiviteiten ontbreken.
[...] Preventieactiviteiten waarbij zij momenteel betrokken zijn, hebben vooral te maken met de sociale zekerheid (rugadviezen, RSI-programma's). De activiteiten zijn met name gericht op de individuele verzekerde en diens vraag, betreffen met name secundaire preventie en zijn meestal incidenteel (7).

Activiteiten
Verzekeraars denken in de toekomst meer proactief te werken op het gebied van preventie, vooral vanuit strategische overwegingen zoals klantenbinding en profilering.
Zo bieden steeds meer zorgverzekeraars preventieve activiteiten aan via het (aanvullende) verzekeringspakket, zoals deelname aan gezondheidscursussen, preventieve cursussen of sportschool. Ze vergoeden dan (een deel van) de kosten. De meeste zorgverzekeraars bieden hun klanten een internetsite met gezondheidsinformatie. Bij sommige bestaat de mogelijkheid om per e-mail vragen te stellen aan de diëtist, verloskundige of fysiotherapeut. Een enkeling heeft een telefonische gezondheidslijn, waar verpleegkundigen antwoord geven op vragen.
Een enkele vergoedt een diagnostische 'health check' en geeft de deelnemer een 'leefstijladvies' mee of verwijst hem naar de huisarts. Aan de health check werken onder meer verpleegkundigen en diëtisten mee (8).
Preventie kan ook op een andere manier gestalte krijgen. Zo werkt een zorgverzekeraar in het kader van kwaliteit van preventie alleen samen met kraamzorgaanbieders die borstvoeding op de juiste wijze stimuleren, om zo optimale gezondheidswinst voor moeder en kind te behalen (8).

Vaak is extra financiering nodig
Het gereserveerde budget van een organisatie is vaak niet groot genoeg om (grote) nieuwe activiteiten uit te voeren, laat staan om ze te ontwikkelen of om projecten op te zetten. Dan is aanvullende financiering nodig, uit de organisatie zelf of uit externe bron. Daarbij kun je denken aan inkomsten door subsidie, aanbieden van (commerciële) producten en diensten of aan sponsoring.

Zoeken naar financiële bronnen is in ieder geval nodig, wanneer er helemaal geen budget voor gezondheidsvoorlichting bestaat.

Financieringsbronnen
- Bijdrage van eigen organisatie en samenwerkingspartners
- Bijdrage van zorgverzekeraar
- Subsidie:
    - van overheid
    - van categorale of non-profitorganisaties
- Andere externe bronnen:
    - bijdrage van deelnemers
    - sponsoring
    - verkoop van producten en diensten

Kunst om juiste personen te benaderen
Binnen die organisaties moet je de juiste afdelingen en personen zien te vinden: mensen die warmlopen voor het onderwerp en in de positie zijn dat binnen hun organisatie op de agenda te zetten. Binnen een gemeente kan het uitmaken of je een project aankaart bij de ambtenaar voor welzijn, ouderen- of jongerenbeleid of voor lokaal gezondheidsbeleid.

Goed 'verhaal' bij de juiste mensen
In alle gevallen moet je een goed 'verhaal' hebben: een duidelijk en onderbouwd idee, van probleem tot en met een (voorlopig) plan. Dat verhaal moet ook duidelijk maken waarom je juist die organisatie benadert. En dat je dat niet alleen doet vanwege de financiering, maar liefst ook vanwege andere inbreng. Maak duidelijk wat het gemeenschappelijk belang is. Bereid je voor op eventuele bezwaren of belemmeringen. Geef aan welke voordelen de andere organisatie heeft door mee te doen. Zorg ervoor dat het voor beide partijen winst oplevert en maak dat ook de ander duidelijk. Uiteindelijk moet je eerst de mensen meekrijgen om de financiering rond te krijgen. Een degelijk projectplan kan helpen de ander over de streep te trekken.

8.4.1 SUBSIDIE

Subsidie is een financiële vergoeding voor welomschreven activiteiten en doelen. De subsidie wordt toegekend onder strikte voorwaarden. Bovendien moet de ontvanger van de subsidie de uitgaven achteraf verantwoorden. Een subsidieaanvraag wordt ingediend bij een organisatie die in de positie verkeert een financiële bijdrage te leveren. Dat kan een klassieke subsidieverstrekker zijn zoals gemeentelijke, provinciale of rijksoverheid, maar ook een categorale organisatie (zie kader Informatie'leveranciers' in paragraaf 5.2.1).

Projecten met subsidie uit het programma 'Gezond leven' van ZonMw

Wandelen in de wijk
Samen met ouderen en stedenbouwkundigen gaat TNO onderzoeken hoe je een wijk zo kunt (her)inrichten dat deze ouderen uitnodigt meer te gaan wandelen.

Life21
In Eindhoven heeft de GGD met jongeren groepsgesprekken gevoerd over gezondheid. De jongeren gaan de inhoud van het project bepalen: zij kiezen een thema over gezondheid, bedenken welke mogelijkheden er zijn om jongeren te stimuleren gezonder te leven en voeren het project uit. Uit een voorstudie bleek dat 'moeilijk bereikbare groepen', zoals jongeren met een lagere sociaal-economische status en allochtone jongeren, zich door deze aanpak aangesproken voelen. De motivatie en betrokkenheid van de deelnemende jongeren is groot.

Kind-kind benadering
Het kinderdiabetesteam van het Lucas-Andreasziekenhuis (Amsterdam) gaat samen met (Marokkaanse en Nederlandse) kinderen met diabetes van acht tot twaalf jaar zoeken naar een manier om een gezond leven te leiden met diabetes. Zij onderzoeken hoe de kinderen hun ziekte en hun leefregels beleven. Kinderen hebben een actieve rol bij het nemen van beslissingen over hun gezondheid. Dergelijke participatie heeft een positief effect op therapietrouw.
Het project betrekt de kinderen bij het bedenken van activiteiten die een gezonde leefstijl kunnen bevorderen. Ook hulpverleners en ouders worden erbij betrokken, maar de kinderen staan centraal (9).

Een professioneel financieel 'plaatje' is een visitekaartje
In een subsidieaanvraag worden het probleem en de voorgenomen interventie in een projectplan beschreven. Daarin moet tevens duidelijk vermeld staan welke kosten aan

het project verbonden zijn (begroting), op welke posten ze betrekking hebben en voor welke kosten financiering gevraagd wordt.

Salariskosten zijn via de leidinggevende of afdeling Personeelszaken op te vragen. Vaak wordt voor deelname aan een project een uurtarief berekend. Ook veel externe medewerkers doen dat, waarbij ze al dan niet de tariefrichtlijn van hun beroepsorganisatie hanteren.

Soms zijn financiers bereid tijdelijke kosten op zich te nemen, maar niet bereid om vaste kosten te betalen. Voor activiteitskosten (voorbereiding, organisatie, materiaal) is financiering vaak gemakkelijker te verkrijgen dan voor personele kosten. Sommige financiers zijn eerder bereid een bijdrage te leveren, wanneer de aanvragende organisatie en andere participanten ook zelf een financiële bijdrage leveren. Zo heeft een project vaak een combinatie van financiers.

Begroting uitvoeringsproject

Kennismakingsactiviteit, zoals gratis conditietest, demonstratie
Personele kosten:
- coördinator (uur x tarief)
- medewerker promotie (werving) en organisatie (uur x tarief)
- overleg en instructie vier uitvoerenden (4 x uur x tarief)
- uitvoering (uur x tarief)

Materiële kosten
- kosten van mailing (repro en porto) naar relevante organisaties
- advertentie in lokale dagbladen en huis-aan-huisbladen
- ontwerp en druk flyers en posters
- attentie voor deelnemers
- huur zaal
- huur materialen
- transportkosten
- reiskosten uitvoerenden

8.4.2 SPONSORING

Bij sponsoring wordt een tegenprestatie verwacht
Ook in de gezondheidszorg heeft sponsoring zijn intrede gedaan. Bij sponsoring stelt de ene partij middelen (in natura of geld) ter beschikking in ruil voor diensten van de andere partij. Zo kan een sponsor gratis producten of hebbedingetjes aanbieden, accommodatie ter beschikking stellen of een financiële bijdrage leveren. De tegen-

prestatie kan bestaan uit naamsvermelding op uitnodigingen en programmaboekjes, een stand of uitdelen van folders van de sponsor gedurende een activiteit.

Er moet een waarborg zijn voor inhoudelijke onafhankelijkheid
Zorg ervoor dat je inhoudelijk geen water bij de wijn doet. Dan creëer je immers afhankelijkheid van de sponsor. Je verliest daarmee je geloofwaardigheid. Maak daarom vooraf goede afspraken over de voorwaarden waaronder je akkoord gaat met sponsoring.

Tips voor sponsoring
1. Zoek dichtbij (in eigen kring) naar sponsors.
2. Begin vroeg met het leggen van contacten. Het kost enige tijd om te achterhalen welke mensen (namen!) zich in een bedrijf bezighouden met sponsoring. Bovendien hebben de meeste sponsors enige tijd nodig om te beslissen.
3. Zorg ervoor dat je niet alleen iets vraagt, maar ook iets te bieden hebt.
4. Stuur het sponsorverzoek aan de persoon in het bedrijf die zich bezighoudt met sponsoring.
5. Neem na twee weken contact op om te vragen of de brief is aangekomen. Vraag of er al bekend is op welke termijn een beslissing wordt genomen.
6. Maak duidelijk waarvoor sponsorgeld gebruikt wordt. Wees daarbij zo specifiek mogelijk: voor full-color drukwerk, voor de huur van accommodatie.
7. Bewaak de inhoudelijke onafhankelijkheid.
8. Zet afspraken zwart op wit.

Gebaseerd op Dijkstra (2001).

Samenvatting

Gezondheidsvoorlichting kent behalve een ethische en beroepsinhoudelijke context ook een beleids- en financieel kader. De ethische context wordt bepaald door afwegingen op basis van ethische principes als 'rechtvaardigheid', 'geen kwaad doen', 'goed doen', en 'autonomie'. Het beroepsinhoudelijk kader wordt bepaald door het beroepsprofiel, het type organisatie waarin de professional werkt en doelstellingen van de organisatie. Beleid van de eigen en andere organisatie(s), en overheidsbeleid stellen kaders waarbinnen een voorstel voor een voorlichtingsactiviteit moet passen om uitgevoerd te kunnen worden. De kaders zijn richtinggevend. Het is belangrijk daarbinnen te zoeken naar mogelijkheden, door aan te sluiten bij prioriteiten. De GGD beschikt over veel informatie over gezondheidsbevorderingsactiviteiten en -prioriteiten in de regio. Tot slot vormt de financiering een belangrijk kader. Activiteiten moeten binnen een budget worden uitgevoerd. Bijdragen aan financiering kunnen komen uit de reguliere begroting, (project)subsidie en sponsoring. Soms vergoedt een zorgverzekeraar de kosten van bewezen effectieve 'preventieproducten'.

Literatuurverwijzingen

1   Steenbakkers, 2000.
2   Verheul en Van den Bergh, 1996.
3   Van Willigenburg e.a., 1998.
4   Leistra, 1999.
5   Voorstel programma preventie 2003-2007, 2002.
6   Folder Thuiszorg Stad Utrecht, 2002.
7   Rutz, 2001.
8   Kraak, 2002.
9   ZonMw, 2002.

Verklarende woordenlijst

Allochtone zorgconsulent
Zie zorgconsulent.

ASE-model
Theoretisch model voor (beredeneerd, bewust) gedrag van mensen. Het model beschrijft de factoren die van invloed zijn op het totstandkomen van gedrag (gedragsdeterminanten). Attitude (A), Sociale invloed (S) en Eigen effectiviteit (E) bepalen de intentie tot gedragsverandering.

Attributie
De oorzaak aan iets toeschrijven. Bijvoorbeeld de oorzaak van een ziekte, van succes of van falen toeschrijven aan... (factoren van buiten, toeval, eigen kracht of zwakte).

Attitude
Houding, denkbeelden en opvattingen ten aanzien van een bepaald onderwerp.

Best practice (in gezondheidsbevordering)
Een samenhangend geheel van processen en activiteiten, dat past bij de uitgangspunten, theorieën en evidence van gezondheidsbevordering en dat rekening houdt met de omgeving, waarvan verwacht mag worden dat het in een bepaalde situatie leidt tot beoogde gezondheidsbevorderingsresultaten.

BRAVO
Gezondheidsgedrag wat betreft *B*ewegen, *R*oken, *A*lcohol- en drugsgebruik, *V*oeding en *V*eilig vrijen. Sommigen voegen daar aan toe: Veiligheid in en om het huis en Ontspanning.

Collectieve preventie
Bewaking en bevordering van de volksgezondheid, voorzover deze samenhangt met collectieve risico's (risico's voor de gehele bevolking of grote groepen in de bevolking).

Communicatiekenmerken
Factoren die van invloed zijn op communicatie, zoals cultuur, waarden, normen, gedragscodes, gewoonten, opvattingen, zelfbeeld, interesse, taal en dagelijks taalgebruik, gebruik van media en voorkeur voor manier van leren.

Communicatieproces of -reeks
Reeks van elementen die deel uitmaken van communicatie: ontvanger, boodschap, middel, kanaal en zender; of, in vraagwoorden: voor wie, waartoe, wat, hoe, door wie?

Communitybenadering
Communitybenadering wordt ook wel aangeduid als sociale-netwerkbenadering of lokaal initiatief. Bij de ontwikkeling, het aanbod en de uitvoering van een project in een lokale gemeenschap (wijk of gemeente) wordt gebruikgemaakt van sociale structuren. Zie ook: wijkgericht werken.

Demografische kenmerken
Leeftijd, sekse, leefvorm, kinderen, woonomgeving, sociaal-economische status (SES).

Determinanten
Beïnvloedende factoren

Determinanten van gezondheid
Factoren die (een positieve of negatieve) invloed hebben op de gezondheid van mensen. Volgens Lalonde: fysische factoren, endogene factoren, sociale factoren, leefstijl en zorg.

Determinanten van gedrag
Factoren die bijdragen aan het totstandkomen of in stand blijven van bepaald gedrag.

Doelgroep
Mensen met een gemeenschappelijk gezondheidsprobleem of -gedrag, die met dezelfde communicatieve interventie te bereiken zijn.

Draaiboek
Beschrijving van geplande activiteiten. De beschrijving is stap voor stap, gefaseerd naar tijd en persoon, zodat het draaiboek kan dienen als handleiding voor gebruik tijdens de voorbereiding en/of uitvoering van activiteiten.

Doel
Gewenst resultaat van een interventie.

Effectevaluatie
Verzamelen van gegevens over de *resultaten* van het project, het programma of de activiteit.

Eigen effectiviteit
De verwachting van mensen over de mate waarin ze in staat zijn uit te voeren wat ze zich voornemen.

Evaluatie (procesevaluatie, effectevaluatie, zie daar)
Verzamelen van gegevens over het resultaat en/of het proces van een programma, project of activiteit.

Evidence based
Gebaseerd op gegevens uit kwantitatief en/of kwalitatief wetenschappelijk onderzoek. Welke gegevens als 'evidence' gelden in het veld van de ziektepreventie en gezondheidsbevordering is nog aan discussie onderhevig. Gezondheidswinst is moeilijk aan te tonen, zeker in kortlopende projecten. Belangrijke aandachtspunten bij het verzamelen van evidence zijn:
- procesvariabelen en/of uitkomstvariabelen;
- welke variabele of parameter wordt gemeten (de keuze hiervan wordt mede bepaald door de gestelde doelen);
- methode van onderzoek en onderzoeksopzet.

Gedrag
Handelen, doen.

Gedragsintentie
Bereidheid of voornemen om bepaald gedrag te vertonen.

Gedragsverandering, stap, fase
Op weg naar nieuw gedrag zijn achtereenvolgens de volgende stappen (fasen) te onderscheiden
- Van der Burgt e.a.: Openstaan, Begrijpen, Willen, Kunnen, Doen en Blijven doen;
- Kok: Aandacht, Bewustwording, Intentie, Barrières, Gedragsverandering, Gedragsbehoud.
- Gerards: Bewustwording, Afweging, Besluitvorming, Gedragsverandering, Gedragsbehoud, Preventie van terugval.
- Prochaska en DiClemente: Precontemplatie, Comtemplatie, Preparatie, Actie, Behoud.

Gezondheidsgedrag
Gedrag dat de gezondheid ten goede komt of bedreigt. Deze gedragingen maken deel uit van iemands leefstijl.

Gezondheidsbescherming
Gezondheidsbescherming is het geheel van activiteiten en maatregelen dat ertoe bijdraagt dat mensen minder worden blootgesteld aan schadelijke stoffen en schadelijke omstandigheden.

Gezondheidsbevordering
Gezondheidsbevordering is een combinatie van gezondheidsvoorlichting en omgevingsveranderingen die samen gezond gedrag en gezonde leefcondities stimuleren (1).

Vaak wordt met het woord gezondheidsbevordering ook het geheel van planmatige activiteiten aangeduid dat tot doel heeft de gezondheid te bevorderen. Zie ook: ziektepreventie.

Gezondheidsvoorlichting (GVO)
Gezondheidsvoorlichting omvat alle combinaties van leerervaringen die bedoeld zijn om op vrijwillige basis gedrag te stimuleren (1). Gezondheidsvoorlichting is, naast voorzieningen en wet- en regelgeving, een middel voor gezondheidsbevordering en ziektepreventie.

GVO
Gezondheids*v*oorlichting en -*o*pvoeding; zie gezondheidsvoorlichting.

Health belief-model
Theoretisch model dat de gedragsintentie beschrijft als uitkomst van de subjectieve inschatting van de kans op ziekte (waargenomen kans) maal de subjectieve inschatting van de ernst van de ziekte (waargenomen ernst).

Health counselingsmodel
Een model (2) voor begeleiding bij verandering van gezondheidsgedrag. Het model onderscheidt drie fases: voorbereiding van het advies, uitvoeren van het advies en nazorg. Binnen de fasen worden stappen onderscheiden.

Implementatie
Implementatie is een procesmatige en planmatige invoering van vernieuwingen en/of veranderingen van bewezen waarde met als doel dat deze een structurele plaats krijgen in het (beroepsmatig) handelen, het functioneren van organisatie(s) of in de structuur van de gezondheidszorg.

Intermediair
Persoon of groep die als tussenschakel fungeert in de communicatie naar een (eind)doelgroep. Het kan gaan om een sleutelfiguur van de doelgroep of om een beroepsbeoefenaar die (meer) contact heeft met de doelgroep.

Interventiemix
Combinatie van interventies. In gezondheidsvoorlichting wordt een combinatie van interventies toegepast om aan te sluiten bij de verschillende fases van gedragsverandering en verschillende leerstijlen binnen een doelgroep.

Intervention mapping
Planningsmodel voor GVO (3).

Leefstijl
Min of meer stabiel patroon van gedragingen op het gebied van voeding, kleding, huisinrichting, relaties en recreatie.

Modeling
Modeling is een leerprincipe, gebaseerd op imitatie. Met het woord modeling wordt ook de voorlichtingsmethodiek aangeduid die op dit principe is gebaseerd. Daarbij worden rolmodellen ingezet die voor de doelgroep aantrekkelijk en herkenbaar zijn.

Norm (Nederlandse norm voor bewegen)
Nederlandse norm voor bewegen: minimaal een halfuur per dag matig zware inspanning, gedurende minimaal vijf dagen per week geldt als norm voor de minimale hoeveelheid beweging voor een goede gezondheid.

Peer (peer education)
Een 'peer' (Engels) is een groepsgenoot: iemand met dezelfde achtergronden en communicatiekenmerken als de beoogde doelgroep, afkomstig uit de doelgroep.

Peer education of de voor-en-door-methode is een voorlichtingsmethodiek waarbij een peer voorlichting geeft aan de doelgroep.

Pilot
Proef-uitvoering.

Pretesten
Ter becommentariëring voorleggen van een concept-voorlichtingsproduct aan mensen uit de doelgroep of mensen die de doelgroep goed kennen. Op basis van het commentaar wordt het concept verbeterd.

Procesevaluatie
Verzamelen van gegevens over het verloop van het project, het programma of de activiteit.

Programma
Kader of richtinggevende uitgangspunten voor beleid. Landelijke organisaties en subsidiegevers stellen vaak een programma op voor enkele jaren. Een dergelijk programma wordt nader uitgewerkt in projecten of biedt een handvat om ingediende projectvoorstellen (of subsidieaanvragen) te beoordelen.

Project
Activiteit of samenstel van activiteiten gericht op een welomschreven resultaat. Een (gesubsidieerd) preventie- of gezondheidsbevorderingsproject moet passen binnen het 'programma' van de opdracht- of subsidiegever.

Richtlijnen goede voeding
Richtlijnen goede voeding zijn opgesteld om tekorten te voorkomen en ter preventie van welvaartsziekten
- Zorg voor een goed lichaamsgewicht.
- Zorg voor een gevarieerde voeding.
- Wees matig met vet, met name met verzadigd vet.
- Wees matig met cholesterol.
- Gebruik een ruime hoeveelheid complexe koolhydraten en voedingsvezel; wees matig met suikers.
- Wees matig met alcohol.
- Wees matig met keukenzout.

vet:	30 à 35 energieprocent
	maximaal 10 energieprocent verzadigd vet
cholesterol:	maximaal 33 mg/MJ
koolhydraten:	55 energieprocent
	maximaal 15 à 25 energieprocent mono- en disachariden
voedingsvezel:	3 g per MJ
zout:	maximaal 9 gram per dag (bij voorkeur jodiumhoudend keukenzout gebruiken)

Risicofactor
Factor die de (statistische) kans op ziekte vergroot.

Risicoperceptie
Iemands subjectieve inschatting van zijn kans op ziekte.

Rolmodel
Iemand die identificatiemogelijkheden biedt voor een bepaalde doelgroep en een voorbeeldfunctie vervult voor die doelgroep.

RUMBA
Rumba-eisen zijn de criteria waaraan de formulering van een doel moet voldoen: *r*elevant, *u*nderstandable, *m*easurable, *b*ehavioral, *a*ttainable.

SES
Sociaal-economische status.

SMART
Smart zijn de criteria waaraan de formulering van een doel moet voldoen: *s*pecifiek, *m*eetbaar, *a*cceptabel, *r*elevant, *t*ijdgebonden.

Sociale kaart
De sociale kaart (in een regio) beschrijft welke instellingen en personen op een bepaald terrein of onderwerp werkzaam zijn, hun taken en activiteiten. In het kader van gezondheidsvoorlichting en gezondheidsbevordering omvat de sociale kaart niet alleen instellingen en activiteiten uit de gezondheidszorg, maar ook uit de sectoren welzijn, sport en onderwijs. De kaart vermeldt ook provinciale of landelijke organisaties die op het betreffende terrein van belang (kunnen) zijn.

Stages of change-model
Het stages of change-model (4) heet ook wel het transtheoretisch model. Het beschrijft vijf fases van gedragsverandering. In de beschrijving staat het begrip contemplatie (overwegen van gedragsverandering) centraal.

Transtheoretisch model
Zie stages of change-model.

Tupperware-model van voorlichting
Voorlichtingsbijeenkomsten bij iemand thuis, die zelf een aantal mensen voor deze bijeenkomst in haar/zijn huis heeft uitgenodigd.

Veldwerk
Veldwerk houdt in dat de voorlichter naar plaatsen gaat waar de doelgroep is of vaak komt ('vindplaatsen') om de doelgroep te kunnen bereiken. In Engelstalige literatuur wordt dit outreachend werken genoemd.

Vetc
Voorlichter Eigen Taal en Cultuur. Persoon, afkomstig uit een niet-Nederlandstalige groep en cultuur, die is opgeleid als gezondheidsvoorlichter. De Vetc'er geeft de voorlichting in de taal van de doelgroep en aangepast aan de cultuur van de groep.

Voorlichting (zie gezondheidsvoorlichting)

WCPV
Wet Collectieve Preventie Volksgezondheid. Op basis van deze wet hebben de gemeentelijke, provinciale en landelijke overheid de taak om voor hun burgers maatregelen te treffen in het kader van 'ziektepreventie', bijvoorbeeld preventie van infectieziekten, vermindering van sociaal-economische gezondheidsverschillen. De overheden zijn verantwoordelijk voor het ontwerpen van regelgeving, creëren van voorzieningen en (laten) uitvoeren voorlichting.

Wijkgericht werken
Aanpak van gezondheidsbevordering, waarbij de activiteiten gericht worden op een bepaalde wijk of buurt en waarbij de aanpak gebaseerd is op
- een integrale visie op gezondheid;
- samenwerking met verschillende sectoren (niet alleen gezondheidszorg, maar ook sport en recreatie, welzijnswerk, onderwijs, overheden);
- actieve participatie van de bewoners van de wijk bij het ontwikkelen en uitvoeren van de activiteiten.

Ziektepreventie
Ziektepreventie is het voorkómen van een ziekte of een risicofactor voor een ziekte. Middelen om het doel ziektepreventie te realiseren zijn voorlichting, voorzieningen en voorschriften. In dit boek ligt de nadruk op stimuleren van gezond gedrag. Vaak wordt met het woord ziektepreventie ook het geheel van planmatige activiteiten aangeduid dat tot doel heeft ziekte te voorkomen. Zie ook Gezondheidsbevordering.

Zorgconsulent
(Allochtone) zorgconsulenten zijn opgeleid om een schakel te vormen tussen allochtone patiënten en hulpverleners. Ze bemiddelen in de communicatie en bevorderen een adequate hulpverlening. Meestal zijn ze tevens voorlichter in de eigen taal en cultuur (Vetc'er).

Literatuurverwijzingen

1 Green en Kreuter, 1999.
2 Gerards, 1997.
3 Bartholomew, Parcel en Kok, 1998.
4 Prochaska en DiClemente, 1994.

BIJLAGEN

1   Checklist 'Verzoek om een voorlichtingsprogramma voor een groep te verzorgen'   241

2   Checklist 'Verzoek om een voorlichtingsbijeenkomst op te zetten en/of uit te voeren voor een bestaande groep'   245

3   Pretest (beknopt)   249

4   Evaluatieformulier van een bijeenkomst   253

5   Evaluatieformulier van een cursus   257

6   Open dag (open huis)   261

7   Stand   263

8   Persbericht voor een cursus voor mensen met chronische klachten   267

9   Adressen   269

Bijlage 1
Checklist 'Verzoek om een voorlichtingsprogramma voor een groep te verzorgen'

VOORBEELD

Je krijgt een telefoontje met de vraag of je voorlichting wilt verzorgen aan een groep. De voorlichting wordt al enige tijd gegeven, eenmaal per drie maanden. Voordat je ja of nee zegt, wil je meer achtergrondinformatie hebben.

AANPAK BIJ EEN VERZOEK OM GROEPSVOORLICHTING TE VERZORGEN
MET EEN BESTAAND PROGRAMMA

Verhelder het verzoek
- Ga na van wie het verzoek afkomstig is: wie, uit welke organisatie of discipline. Wie is de formele opdrachtgever? En wie coördineert de voorlichting? Wie is je contactpersoon?
- Waarom wordt de vraag nu gesteld? Wat is de aanleiding een nieuwe voorlichter te zoeken?
- Waarom wordt de vraag aan jóu gesteld? Waarom niet aan je collega, of iemand van een andere discipline of een andere organisatie? Of krijgen meer mensen het verzoek?
- In welk kader wordt de voorlichting als reguliere activiteit gegeven?

Verhelder de inhoud

Doelgroep
- Wie zijn de deelnemers precies? Nemen ze vrijwillig deel?
- Hoe zijn ze als groep bij elkaar gekomen (geworven, groep in het kader van)? Hoeveel deelnemers zijn er?
- Waarin komen de deelnemers overeen en waarin verschillen ze?
- Wat is de beginsituatie van de deelnemers: wat weten ze over? Wat denken ze over? (gedragsdeterminanten)
- Welke taal- en cultuurkenmerken zijn van belang?

Doel
- Wat is het doel van de bijeenkomst? Is het een eenmalige bijeenkomst? Of een van een reeks?

Boodschap
- Wat is het onderwerp van de voorlichting? Welke boodschap draagt men uit?

Kanaal
- Hoe ziet het programma eruit? Welke werkvormen worden gebruikt? Welke werkvormen ga ik uitvoeren?
- Wat zijn de ervaringen tot nu toe met het voorlichtingsprogramma? Zijn er evaluatiegegevens bekend?
- Van welk voorlichtingsmateriaal maakt men gebruik?

Zender(s)
- Zijn er ook andere sprekers/voorlichters tijdens deze bijeenkomst(en)? Wie zijn de andere voorlichters?

Verhelder je rol/ruimte
- Bespreek welke ruimte er is om je rol in te vullen: wat je volgens het programma 'moet' en wat je 'mag'. Ga na welke ruimte er is om af te wijken van het programma.

Bespreek praktische zaken
- Wanneer vindt de bijeenkomst plaats: datum, tijdstip, tijdsduur?
- Wie regelt praktische zaken (koffie, thee; zaal open; materiaal aanwezig; apparatuur aanwezig)?
- Is er een financiële vergoeding voor de uitvoering? En voor de voorbereiding?
- Hoeveel voorbereidingstijd is naar schatting nodig?

Bespreek hoe je met het verzoek verder omgaat
Neem bij voorkeur even bedenktijd en geef aan hoeveel bedenktijd je wilt hebben. Ook als de vraag helder is, moet je immers nog een aantal vragen voor jezelf beantwoorden, waar de ander niets mee te maken heeft.
- Weet ik genoeg van het onderwerp? Ben ik deskundig genoeg in het geven van voorlichting?
- Vind ik het tot mijn taak horen (van mijn organisatie, van mijn discipline, van mijzelf)?
- Vind ik het interessant of leuk?
- Heb ik tijd?

Bespreek wat er verder nodig is
Bespreek wat je nog meer wilt weten om een beslissing te kunnen nemen: heb je aanvullende informatie nodig? Wil je het programma en het materiaal bekijken? Wil je contact met degene die de voorlichting tot nu toe heeft uitgevoerd?
- Geef ten slotte eventueel aan dat je het verzoek met je collega's of teamhoofd zult bespreken.
- Maak afspraken:
  - Spreek af wanneer je aanvullende informatie krijgt.
  - Vraag de ander het verzoek en de bijbehorende informatie op schrift te zetten en toe te sturen.
  - Spreek af wanneer je uiterlijk een beslissing neemt. Spreek ook af wie wie belt, op welke datum.

Bijlage 2
Checklist 'Verzoek om een voorlichtingsbijeenkomst op te zetten en/of uit te voeren voor een bestaande groep'

VOORBEELD

Je krijgt een telefoontje met de vraag of je een groep voorlichting wilt geven. Het gaat om een bestaande groep. De voorlichting is voor die groep geen vast onderdeel van de activiteiten, maar het onderwerp is nu actueel. Het verzoek is een programma op te zetten en uit te voeren. Voordat je ja of nee zegt, wil je meer achtergrondinformatie hebben.

AANPAK BIJ EEN VERZOEK OM GROEPSVOORLICHTING TE VERZORGEN
MET EEN BESTAAND PROGRAMMA

Verhelder het verzoek
- Ga na van wie het verzoek afkomstig is: wie, uit welke organisatie of discipline. Wie is de formele opdrachtgever? En wie is aanspreekpunt?
- Wat is de aanleiding voor de voorlichting? Als er een probleem is, wie ervaart dat als probleem: de organisatie/de medewerkers of de groep? Is er een conflict, waarvoor deze voorlichting een oplossing moet bieden?
- Is 'voorlichting' een idee van de organisatie en medewerkers of van de doelgroep zelf? Is de doelgroep betrokken bij de keuze van het onderwerp en de aanpak (voorlichting)?
- Wat wil de organisatie met de bijeenkomst bereiken?
- Waarom voert degene die het verzoek doet de voorlichting niet uit? Of diens collega? Waarom is de vraag aan jóu gesteld? Waarom niet aan je collega, of iemand van een andere discipline of een andere organisatie? Of krijgen méér mensen het verzoek?

Een deel van deze verhelderingsvragen is bedoeld om oneigenlijke argumenten op het spoor te komen. Je kunt ermee achterhalen of je niet voor het karretje van iemand anders gespannen wordt. Uiteindelijk wil je gezondheidsvoorlichting verzorgen als het om een gezondheidsprobleem gaat waar organisatie en doelgroep samen iets aan willen doen. Daarbij is het overigens soms wel strategisch iemand van buiten de organisatie te vragen de voorlichting te verzorgen. Soms voldoet een externe beter aan eisen die aan de 'zender' gesteld worden (zie paragraaf 2.2.4). Bovendien is hij geen partij in een mogelijk bestaand conflict.

Verhelder de inhoud

Doelgroep
- Hoe zijn ze als groep bij elkaar gekomen (geworven, groep in het kader van)?
- Hebben ze de keuze om te komen naar de bijeenkomst?
- Hoe groot is de groep (meestal)?
- Wat zijn overeenkomsten en verschillen binnen de groep?
- Wat is de beginsituatie: wat weten ze over? Wat denken ze over? (probleem en gedragsdeterminanten)
- Welke taal- en cultuurkenmerken zijn van belang?

Doel
- Wat is het doel van de bijeenkomst?

Boodschap
- Wat is het onderwerp van de voorlichting? Welke boodschap draagt men uit?

Kanaal
- Staat de vorm 'bijeenkomst' vast? Waarom is voor deze vorm gekozen? Is het een eenmalige bijeenkomst? Of een van een reeks?

Zender
- Zijn er ook andere sprekers/voorlichters tijdens deze bijeenkomst(en)? Waarom is voor een aantal voorlichters gekozen?
- Wie zijn de andere voorlichters? Welke boodschap dragen zij uit?

Soms wordt het probleem tijdens dit gesprek niet voldoende duidelijk. Of is er onvoldoende informatie beschikbaar hoe de doelgroep het probleem ziet, welke kennis zij hebben, wat zij denken, welke opvattingen en welke mogelijkheden zij zelf zien. Vraag dan bij het verhelderen van de mogelijkheden (zie hierna) of er gelegenheid is voor een voorgesprek met een contactpersoon of iemand uit de groep zelf. Zo'n oriënterend gesprek kan belangrijke aanvullende informatie opleveren.

Verhelder de mogelijkheden en ruimte (vrijheid) bij het opzetten van de voorlichting
- Bespreek welke ruimte er is om je rol in te vullen: wat je 'moet' en wat je 'mag'.
- Op welke termijn wil men de voorlichting laten plaatsvinden?
- Zijn er eisen wat betreft dag in de week, tijdstip, tijdsduur en locatie?
- Eventueel: Is een voorgesprek mogelijk met een contactpersoon of iemand uit de groep zelf?

- Kan de groep betrokken worden bij het opstellen van het programma?
- Hoe ziet de besluitvorming over het programma eruit? Met wie heb je te maken als je het programma opzet? Is er een beoordelingsmoment waarop de organisatie het fiat geeft aan het concept? Hoe komen de afspraken daarvoor tot stand?
- Is er financiële ruimte om voorlichtingsmateriaal aan te schaffen?
- Is er een financiële vergoeding voor de ontwikkeling en uitvoering? Komt die overeen met de richtlijnen van je beroepsgroep? Of: komt die overeen met het bedrag dat je werkgever in rekening brengt? Is er onderhandelingsruimte? Zijn er redenen om een bijdrage te leveren wanneer er geen financiële vergoeding is?

Parkeer praktische zaken tot een later tijdstip
- Wie regelt praktische zaken (koffie, thee; zaal open, zaalinrichting; materiaal aanwezig; apparatuur aanwezig)?

Bespreek hoe je met het verzoek verder omgaat
Neem bij voorkeur bedenktijd en geef aan hoeveel bedenktijd je wilt hebben. Ook als de vraag helder is, moet je immers nog een aantal vragen voor jezelf beantwoorden, waar de ander niets mee te maken heeft.
- Weet ik genoeg van het onderwerp?
- Vind ik het tot mijn taak horen (van mijn organisatie, van mijn discipline, van mijzelf) voorlichting te ontwikkelen? En uit te voeren?
- Vind ik het interessant of leuk?
- Heb ik tijd?
- Is er voldoende financiële ruimte om kwaliteit te kunnen leveren?

Bespreek wat er verder nodig is
Bespreek wat je nog meer wilt weten om een beslissing te kunnen nemen. Wil je aanvullende informatie?
- Geef eventueel aan dat je het verzoek intern, met je collega's of teamhoofd, zult bespreken.
- Maak afspraken:
  - Spreek af wanneer je aanvullende informatie krijgt.
  - Vraag de ander het verzoek en de bijbehorende informatie op schrift te zetten en toe te sturen.
- Spreek af wanneer je uiterlijk een beslissing neemt of een volgend gesprek wil over randvoorwaarden. Spreek ook af wie wie belt, op welke datum.

Bijlage 3
Pretest (beknopt)

Vragenlijst over de folder '...'

Onze organisatie wil graag weten wat mensen van deze folder vinden. Daarom vragen we u en anderen om hun mening. Het gaat niet om uw kennis, maar om wat u vindt. Uw mening is voor ons belangrijk om de folder te verbeteren.

De eerste vraag gaat over de voorkant van de folder. Wij willen graag weten of de folder er interessant uitziet.

1 Als u naar de voorkant kijkt, denkt u dan dat anderen de folder zullen pakken en inkijken?
   - ☐ Ja, want...
   - ☐ Nee, want...
   - ☐ Weet niet...

De volgende vragen gaan over bladzijde 1 tot 4 van de folder
2 Is de folder gemakkelijk te lezen?
   - ☐ Ja, want...
   - ☐ Gaat wel, want...
   - ☐ Nee, want...
   - ☐ Anders, want...

3 Zijn er stukken niet goed te lezen?
   - ☐ Nee
   - ☐ Ja; kunt u hieronder opschrijven welke stukken tekst niet goed te lezen of onduidelijk zijn?
   - ☐ Moeilijk / onduidelijk op bladzijde 1 is:...
   - ☐ Moeilijk / onduidelijk op bladzijde 2 is:...
   - ☐ Moeilijk / onduidelijk op bladzijde 3 is:...
   - ☐ Moeilijk / onduidelijk op bladzijde 4 is:...

4 Is de hoeveelheid informatie goed?
   - ☐ Ja, niet te veel, niet te weinig
   - ☐ Nee, te veel informatie. Te veel is:...
   - ☐ Nee, te weinig informatie. Ik mis:...

5 Staat er in de tekst iets wat u niet gelooft of wat volgens u onjuist is?
   - ☐ Nee
   - ☐ Ja, namelijk...

6 Staat er in de tekst iets wat u vervelend vindt?
   - ☐ Nee
   - ☐ Ja, namelijk...

7 Wat vindt u van de tekeningen? U kunt meer dan één hokje aankruisen.
   - ☐ Leuk, vrolijk
   - ☐ Kinderachtig
   - ☐ Treurig

   - ☐ Informatief
   - ☐ Saai
   - ☐ Onduidelijk

   - ☐ Passend
   - ☐ Niet passend
   - ☐ Anders, namelijk...

want...

8 Vindt u de tekeningen duidelijk?
   - ☐ Ja
   - ☐ Nee, ik vind de volgende tekening niet duidelijk:
   - ☐ de tekening op pagina 2, want...
   - ☐ de tekening op pagina 3, want...

De volgende vragen gaan over de adviezen over... op bladzijde... in de folder.

9 Staan er adviezen in de folder die niet uitvoerbaar zijn?
   - ☐ Nee
   - ☐ Ja, namelijk...

10 Is na het lezen van de folder duidelijk hoe u...?
- ☐ Ja, dat is duidelijk
- ☐ Een beetje
    - ☐ wel duidelijk is:...
    - ☐ niet duidelijk is:...
- ☐ Nee, dat is niet duidelijk, want...

Tot slot vragen wij uw oordeel over de gehele folder

11 Is de informatie interessant?
- ☐ Ja, want...
- ☐ Nee, want...

12 Zou u de folder aan anderen aanraden?
- ☐ Ja, want...
- ☐ Nee, want...
- ☐ Anders, namelijk...

U kunt hieronder opmerkingen en adviezen schrijven om de folder te verbeteren.

Hartelijk bedankt voor uw medewerking.
Als u deze vragenlijst en folder inlevert, ontvangt u als dank een attentie.

Bijlage 4
Evaluatieformulier van een bijeenkomst

TOELICHTING BIJ HET INVULLEN

We willen graag van u horen wat u van de cursus vindt. Uw mening is voor ons belangrijk. Door uw mening te geven helpt u ons de cursus verder te verbeteren.

Kruis het antwoord aan dat voor u het meest van toepassing is. Meestal is er ruimte om uw antwoord toe te lichten.

1. Hoe wist u dat deze bijeenkomst zou plaatsvinden?
   - ☐ Via huisarts / fysiotherapeut / apotheek / thuiszorgmedewerker
   - ☐ Via een poster
   - ☐ Via een folder
   - ☐ Via een bericht in de krant
   - ☐ Anders, namelijk...

2. Wat was voor u een reden om deel te nemen aan de bijeenkomst?
   - ☐ Ik heb zelf last van...
   - ☐ Ik heb mensen in mijn omgeving die last hebben van...
   - ☐ Ik denk dat het voor mij belangrijk is te weten wat ik kan doen om...
   - ☐ Anders, namelijk...

3. Wat vond u van de duur van de bijeenkomst?
   - ☐ Precies goed
   - ☐ Te kort
   - ☐ Te lang

4. Wat vindt u van het tijdstip van deze bijeenkomst? (van... tot... uur)
   - ☐ Prettig
   - ☐ Onprettig

5   Wat vindt u van deze ruimte?
    - ☐ Goed
    - ☐ Redelijk
    - ☐ Slecht
    Toelichting:...

6   Hoe bereikbaar is dit gebouw voor u?
    - ☐ Goed
    - ☐ Redelijk
    - ☐ Slecht
    Toelichting:...

7   Heeft u voldoende informatie gekregen?
    - ☐ Ja, dat was precies goed
    - ☐ Nee, ik miste informatie, namelijk informatie over...
    - ☐ Nee, er was te veel informatie. Overbodige informatie was...

8   Aan welk onderdeel van de bijeenkomst heeft u het *meest* gehad?
    - ☐ Aan de presentatie (lezing)
    - ☐ Aan de discussie na de presentatie
    - ☐ Aan de demonstratie
    - ☐ Aan de oefeningen
    - ☐ Aan het gesprek in kleine groepen
    Toelichting:...

9   Aan welk onderdeel van de bijeenkomst heeft u het *minst* gehad?
    - ☐ Aan de presentatie (lezing)
    - ☐ Aan de discussie na de presentatie
    - ☐ Aan de demonstratie
    - ☐ Aan de oefeningen
    - ☐ Aan het gesprek in kleine groepen
    Toelichting:...

10 Wat vindt u van de inhoudelijke bijdrage van... aan de bijeenkomst?
    - ☐ Goed, namelijk...
    - ☐ Gaat wel, namelijk...
    - ☐ Slecht, namelijk...

11 Wat vindt u van de manier waarop... de bijeenkomst heeft begeleid?
    - ☐ Goed, namelijk...
    - ☐ Gaat wel, namelijk...
    - ☐ Slecht, namelijk...

12 Wat denkt u met de informatie uit deze bijeenkomst thuis te kunnen doen?

13 Heeft u nog andere opmerkingen over de bijeenkomst?

14 Welk cijfer geeft u aan de bijeenkomst als geheel?

15 Zou u anderen aanraden naar deze bijeenkomst te gaan?
- ☐ Zeker, want...
- ☐ Ja, want...
- ☐ Misschien, want...
- ☐ Nee, want...
- ☐ Zeker niet, want...

16 Heeft u suggesties om de bijeenkomst te verbeteren?

Hartelijk bedankt voor uw medewerking!

Bijlage 5
Evaluatieformulier van een cursus

Deze tekst is een bewerking van de evaluatievragenlijst van de cursus 'Leren leven met een chronische ziekte' (1).

TOELICHTING BIJ HET INVULLEN

We willen graag van u horen wat u van de cursus vindt. Uw mening is voor ons belangrijk. Door uw mening te geven helpt u ons de cursus verder te verbeteren.

Kruis het antwoord aan dat voor u het meest van toepassing is. Meestal is er ruimte om uw antwoord toe te lichten.

Voorbeeldvraag 1
Hoe vond u de kennismakingsbijeenkomst?
- ☐ Goed
- ☐ Redelijk
- ☐ Slecht
  Toelichting:...

Wanneer u de bijeenkomst goed vond, kruist u het bovenste vakje aan.
Bij Toelichting kunt u aangeven waarom u de bijeenkomst goed vond.

Voorbeeldvraag 2
Ik vond de sfeer in de groep over het algemeen

	1	2	3	4	5	
Heel slecht						Goed

1 = heel slecht
2 = slecht
3 = matig
4 = redelijk goed
5 = goed

Als u de sfeer in de groep redelijk goed vond, zet u een kruisje in vakje 4.

Voorbeeldvraag 3
Hebt u suggesties om de cursus te verbeteren?

1. Hoe vond u de eerste bijeenkomst (kennismakingsbijeenkomst)?
   - ☐ Goed
   - ☐ Redelijk
   - ☐ Slecht

   Toelichting:...

2. Hoe vond u de grootte van de groep?
   - ☐ Goed
   - ☐ Te groot
   - ☐ Te klein

3. Hoe vond u het aantal bijeenkomsten?
   - ☐ Precies goed
   - ☐ Te veel
   - ☐ Te weinig

4. Hoe vond u de duur van de bijeenkomsten?
   - ☐ Precies goed
   - ☐ Te kort
   - ☐ Te lang

5. Hoe vond u het tijdstip van de bijeenkomsten? (van... tot... uur)
   - ☐ Prettig
   - ☐ Onprettig

6. Hoe vond u de ruimte waar de bijeenkomsten werden gehouden?
   - ☐ Goed
   - ☐ Redelijk
   - ☐ Slecht

   Toelichting:...

7. Hoe bereikbaar was het gebouw voor u waar de bijeenkomsten werden gehouden?
   - ☐ Goed
   - ☐ Redelijk
   - ☐ Slecht

   Toelichting:...

8   Hoe vond u de sfeer in de groep over het algemeen?

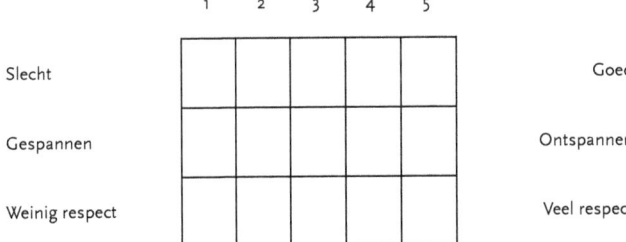

9   Hoe vond u de begeleiding tijdens de bijeenkomsten over het algemeen?

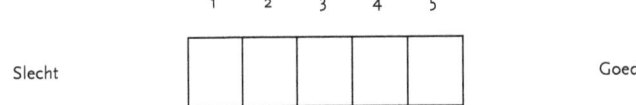

10 Hebt u nog opmerkingen over de begeleiders?...

11 Welk onderdeel van de cursus vond u het leukst en waarom?...

12 Welk onderdeel van de cursus vond u het minst leuk en waarom?...

13 Aan welk onderdeel van de cursus heeft u het meest gehad en waarom?...

14 Hoe leerzaam of nuttig vond u de cursus over het geheel gezien?
    □ De cursus vond ik leerzaam / nuttig
    □ De cursus vond ik soms leerzaam / nuttig
    □ De cursus vond ik niet leerzaam / nuttig
    Toelichting:...

15 Vindt u de cursus geschikt voor mensen met...?
    □ Ja
    □ Enigszins
    □ Nee
    Toelichting:...

16 Vindt u dat de cursus aansluit bij uw problemen?
    □ Ja
    □ Enigszins
    □ Een beetje
    □ Nee
    Toelichting:...

17 Hebt u iets gemist in de cursus?
- ☐ Nee
- ☐ Ja, namelijk...

18 Vindt u bepaalde onderdelen van de cursus overbodig?
- ☐ Nee
- ☐ Ja, namelijk...

19 Voelt u zich door de cursus... (gesteund, minder alleen, minder somber, enz.)?
- ☐ Ja
- ☐ Een beetje
- ☐ Nee

20 Kunt u / doet u meer... sinds u de cursus volgde?
- ☐ Ja, namelijk...
- ☐ Enigszins, namelijk...
- ☐ Nee

21 In grote lijnen ben ik over de cursus

	1	2	3	4	5	
Niet tevreden						Tevreden

22 Welk rapportcijfer zou u de cursus willen geven (1 = slecht; 10 = uitstekend)? Ik geef het cijfer...

23 Zou u iemand met... de cursus aanraden?
- ☐ Ja, zeker
- ☐ Misschien
- ☐ Nee
- ☐ Zeker niet

Toelichting:...

24 Hebt u nog opmerkingen over de cursus?...

25 Hebt u suggesties voor verbetering van de cursus?...

Hartelijk dank voor uw medewerking!

Literatuurverwijzing

1 Cuijpers en Zoutewelle, 1998.

Bijlage 6
Open dag (open huis)

OPEN DAG

Een open dag of een open huis is vooral geschikt om de relatie met genodigden en bezoekend publiek te verbeteren en de beeldvorming over de organisatie bij de bezoekers positief te beïnvloeden (Openstaan, aandacht). Doelgroepen voor een open dag of een open huis zijn dan ook de 'genodigden', zoals besturen en medewerkers van organisaties waarmee men samenwerkt, gemeentebestuur, wethouders en andere relaties. Daarnaast kan deze activiteit zich richten op een breder publiek van belangstellenden.

Het programma van de open dag moet informatief en aantrekkelijk zijn. Bezoekers moeten een beeld kunnen krijgen van het werk van de organisatie. Door het gebouw kunnen lopen heeft op zichzelf informatiewaarde, maar dit moet aangevuld worden met presentaties, demonstraties, exposities en de mogelijkheid om antwoord te krijgen op allerlei vragen.

VOORBEREIDING

- Verstuur de uitnodigingen bijtijds, minimaal een maand tevoren. Vermeld daarin of er activiteiten voor kinderen zijn en of kinderopvang aanwezig is.
- Nodig instellingen en personen uit de directe omgeving ('de buren') persoonlijk uit.
- Om een idee te krijgen van het aantal te verwachten bezoekers is het nuttig met de uitnodiging een antwoordkaart mee te sturen die zonder kosten teruggestuurd kan worden (via een antwoordnummer of een gefrankeerde envelop). Vermeld liefst ook een e-mailadres of faxnummer waar belangstellenden zich kunnen aanmelden.
- Nodig een breder publiek van belangstellenden uit via huis-aan-huisbladen en/ of een lokaal dagblad. Vermeld ook daar activiteiten en/of opvang voor kinderen. Neem in de advertentie een antwoordcoupon op waarmee belangstellenden zich zonder kosten kunnen aanmelden (terugzenden naar antwoordnummer). Vermeld in de antwoordcoupon de mogelijkheid informatie aan te vragen, zoals een routebeschrijving.
- Zorg voor voldoende gastheren en -vrouwen die de bezoekers ontvangen. Zij moeten voldoende geïnformeerd zijn om bezoekers de weg te wijzen, te attenderen op

programmaonderdelen en te verwijzen naar degenen die specifieke vragen kunnen beantwoorden. Zorg dat er voldoende medewerkers zijn die niet gebonden zijn aan een bepaalde plaats (entree, informatiestand).
- Maak een duidelijke plattegrond van het gebouw, het terrein en de activiteiten. Vermeld duidelijk de plaats van toiletten, liften, catering/kantine en EHBO-post. Zorg voor een duidelijke bewegwijzering, die begint bij bushalten, een station en parkeerplaatsen.
- Richt een EHBO-post in.

Bijlage 7
Stand

INLEIDING

Onder een stand verstaan wij een ruimte met een visuele presentatie van informatie. Deze vorm wordt ook wel aangeduid met 'informatieve tentoonstelling'. Soms is de stand groot opgezet, met gebruik van verschillende media: tekst, beeld, bewegend beeld, geluid en tastbare voorwerpen. Een dergelijke stand kan een onderdeel zijn van een informatiemarkt, expositie of beurs. Vaak gaat het om een kleinschalige stand, zoals een informatiehoek of een informatiewand.

Een stand is een geschikt middel voor informatieoverdracht aan allerlei publieksgroepen, ook die met een laag opleidingsniveau. Wel moeten de gekozen media in de stand afgestemd zijn op de beoogde groepen. Wanneer een voorlichter aanwezig is, kan deze de aanwezige mensen aanspreken, informatie toelichten, korte gesprekken aangaan en vragen beantwoorden.

RAKEN AAN BELEVINGSWERELD VAN BEZOEKERS

Meestal wordt een stand geplaatst in een hal of andere ruimte van een organisatie zoals een gezondheidscentrum of bibliotheek. De stand moet de aandacht en interesse van de aanwezigen trekken en deze als 'bezoekers' naar zich toe halen om de informatie te bekijken. Daarom verdient het aanbeveling niet alleen een rationele invalshoek te gebruiken, maar ook gebruik te maken van een aansprekende, emotionele invalshoek. Die prikkelt de aandacht en nodigt uit om te gaan kijken. Om daarna de functie 'informatie aanbieden' te realiseren, moeten de informatie en informatieroute goed gestructureerd zijn.

REIZENDE STANDS

Niet altijd hoeft een organisatie zelf een stand te ontwerpen. Soms hebben (landelijke) organisaties expositiepanelen te leen of te huur, bijvoorbeeld via de Stichting Expotheek Nederland. Een voorbeeld daarvan is 'Etenstijd' van het Voedingscentrum. Daar zijn meestal wel kosten aan verbonden, in elk geval transport- en verzekeringskosten, maar in de prijs zit ook vaak een deel van de ontwikkelkosten verdisconteerd. Toch kan dit goedkoper zijn dan zelf een stand ontwerpen en (laten) maken.

VOORBEREIDEN VAN EEN STAND

Doel
- Formuleer het doel van de stand. Is het doel dat het publiek even stilstaat bij het onderwerp (Openstaan, aandacht)? Is de bedoeling dat het publiek geïnspireerd en gemotiveerd wordt (Willen, intentie)? Wil je bereiken dat het publiek meer begrip toont voor mensen met bepaalde gezondheidsproblemen (sociale steun)?
- Stel vast voor welk gebruik de stand bedoeld is. Houd daarbij al rekening met de toekomstige locaties ervan. Het maakt uiteraard nogal een verschil of de stand eenmalig in de wachtruimte van een praktijk wordt opgezet of een aantal keren in centrale ruimten van verschillende grote organisaties wordt geplaatst.
- Met een stand profileer je de eigen organisatie, ook als je een reizende tentoonstelling plaatst. Het is belangrijk de bezoekers duidelijk te maken wat je als organisatie beweegt om over het onderwerp informatie te verschaffen. Je kunt dan ook duidelijk maken wat je organisatie nog meer te bieden heeft. Zo kun je bekendheid geven aan de (activiteiten van de) eigen organisatie.

Strategie
- Ga na welk budget beschikbaar is.
- Onderzoek of er bestaande stands geschikt en beschikbaar zijn.
- Zo niet, stel dan op basis van het geformuleerde doel eisen op voor de inhoud van de informatie. Ga na welke combinatie van middelen geschikt is om dat doel te bereiken.

Vormgeving
- Stel daarna eisen voor de vormgeving op. De vormgeving bepaalt mede of een product de aandacht trekt. De vormgeving moet de boodschap ondersteunen. Denk daarbij ook aan andere 'overtuigingsmiddelen', zoals kleurgebruik en belichting.
- Bepaal een rode draad. Bezoekers kunnen het geheel meestal niet overzien. Daarom moet de stand de bezoekers de informatie stap voor stap aanreiken. Door de wijze waarop de stand is opgebouwd, wordt de informatie in een kader geplaatst. Bij een grotere stand bepaalt de volgorde de looproute van de bezoekers (1). Overigens is het aan te bevelen de mogelijkheid voor bezoekers te scheppen afzonderlijke onderdelen te bekijken, die elk op zichzelf informatief zijn.
- Maak een ontwerp van de stand, wanneer het gaat om kleinschalig gebruik.

Productie
- Geef vervolgens aan, aan welke functionele eisen het product moet voldoen. Moet de stand bemenst zijn? Van welke afstand moet de informatie te lezen zijn? Hoeveel mensen moet de stand tegelijkertijd kunnen 'herbergen'? Hoeveel mensen moeten tegelijk bij een informatiewand kunnen staan? Hoeveel en welke folders, brochures en andere middelen moeten een plaats krijgen?

- Wanneer een stand voor grootschalig gebruik ontworpen moet worden, bepaal dan ten slotte de ontwerpeisen. Hoe groot mag of moet het product zijn? Wat is het maximumgewicht? Moet het lichtgewicht en/of opvouwbaar zijn? Wat zijn de eisen voor de gebruiksvriendelijkheid? Hoe schadebestendig moet het product zijn? Moet het voor transport in een gewone personenauto passen?

Organisatie
- Stel een kleine groep met coördinator aan die het ontwerp- en productieproces begeleidt.
- Zorg voor adequate publiciteit: tijdig en gericht.

Randvoorwaarden
- Zorg ervoor dat de stand verzekerd is, tijdens transport en tijdens gebruik.

GEBRUIK

- Zorg bij een grote stand voor een plattegrond.
- Geef de looproute duidelijk aan, zowel op de plattegrond, als in de stand.
- Wanneer de stand deel uitmaakt van een grote beurs, markt of expositie, ga dan na of een duidelijke plattegrond aanwezig is van het gebouw, het terrein en de activiteiten. Controleer of de plaats van toiletten, liften, catering/kantine en EHBO-post duidelijk aangegeven is. Wanneer je aanwezig bent in de stand, zorg dan dat je zelf weet waar de toiletten enzovoort te vinden zijn.

Literatuurverwijzing

1   Vos, 1991.

Bijlage 8
Persbericht voor een cursus voor mensen met chronische klachten

Op (datum) start ... (naam organisatie) met de cursus *Handig zelfstandig!*, een cursus voor mensen met langdurige gezondheidsproblemen die informatie willen over chronische gezondheidsklachten, hulpverleningsmogelijkheden en voorzieningen in ... (wijk, gemeente). De cursus van 6 bijeenkomsten vindt plaats op ... (dag en tijd) in ...

Langdurige gezondheidsklachten hebben veel invloed op het leven van elke dag. Je kunt niet meer wat je daarvoor nog wel kon en je moet steeds aan anderen uitleggen wat er aan de hand is. Leren omgaan met de beperkingen en problemen van de ziekte is niet gemakkelijk. Soms is het ook moeilijk contacten te onderhouden. Dan kunnen gevoelens van eenzaamheid ontstaan. Ook weten mensen vaak niet welke voorzieningen er bestaan en waar zij voor hulp terecht kunnen.

Voor deze mensen organiseert de ... (organisatie) in samenwerking met ... (organisatie) de cursus *Handig zelfstandig!*. In deze cursus krijgen de deelnemers informatie over verschillende thema's, zoals het leven met een chronische aandoening, mogelijkheden voor hulp en voorzieningen. Deelnemers krijgen de gelegenheid kennis te maken met contactpersonen van hulpverleningsinstellingen. Ook kunnen ze hulpmiddelen uitproberen. Daarnaast leren deelnemers vaardigheden om met de klachten om te gaan. Bij iedere bijeenkomst staat een bepaald thema centraal. Deelnemers voeren tussen de bijeenkomsten thuis enkele opdrachten uit.

De cursus *Handig zelfstandig!* bestaat uit 6 bijeenkomsten. Ze worden gehouden op 6 achtereenvolgende ... dagen van ... tot ... De cursus begint op ... (datum). De bijeenkomsten vinden plaats in ... (gebouw van organisatie) op ... (adres). De groep bestaat uit acht tot tien deelnemers. De cursus wordt begeleid door ... (naam, functie, organisatie).
    De cursus en het cursusmateriaal zijn gratis. Van de deelnemers wordt ... euro gevraagd als bijdrage in de kosten voor koffie en thee tijdens de bijeenkomsten.

Vóór aanvang van de cursus heeft iedere deelnemer een kennismakingsgesprek. Wanneer u denkt dat de cursus iets voor u is, kunt u een afspraak maken voor een gesprek. Dat gesprek verplicht u tot niets. U beslist daarna pas of u wilt deelnemen.

Voor meer informatie en/of aanmelding kunt u bellen naar ... (naam contactpersoon, organisatie), telefoon ... van maandag t/m vrijdag van ... uur tot ... uur. E-mail: ...

Bijlage 9
Adressen

Centrum Gezondheidsbevordering op de Werkplek (centrum GBW), Woerden
 0348 43 76 83
 website: www.gbw.nl

Centraal Bureau voor de Statistiek
 website: www.cbs.nl

Expotheek Nederland, Leiden
 071 52 76 504
 website: www.expotheek.nl
 e-mail: info@expotheek.nl

GGD Nederland, Utrecht
 030 25 23 004
 website: www.ggd.nl
 Hier zijn de adressen van alle GGD's te vinden.

Ministerie van Volksgezondheid Welzijn en Sport, Den Haag
 website: www.minvws.nl

Nationaal Infopunt gezondheid Allochtonen (zie: NIGZ)
 website: www.vetc.nl
 e-mail: vetc@nigz.nl

Nationaal kompas
 website: www.nationaalkompas.nl

Nationale Atlas Volksgezondheid
 website: www.zorgatlas.nl

Nationaal Instituut voor Gezondheidsbevordering en Ziektepreventie (NIGZ), Woerden
 0348 34 76 00
 website: www.nigz.nl; www.nigz.nl/kennis/preffi
 e-mail: nigz@nigz.nl

Nationaal Hepatitis Centrum, Amersfoort
 website: www.hepatitis.nl
 e-mail: info@hepatitis.nl
 Infolijn: 033-42 20 988

Nederlands Astma Fonds (NAF), Leusden
 website: www.astmafonds.nl
 infolijn: caralijn 0800 227 2 596; astmajongerenlijn 0800 024 2 444 (ma-do 19-21 uur)

Nederlandse Hartstichting, Den Haag
 website: www.hartstichting.nl
 e-mail: infolijn@hartstichting.nl
 infolijn: 0800 300 0 300 (maandag-vrijdag 9-17 uur)

Nederlandse Kankerbestrijding/Koningin Wilhelmina Fonds, Amsterdam
 website: www.kwf.nl
 hulp- en informatielijn: 0800 022 6 622

Nederlands Kenniscentrum Arbeid en Klachten bewegingsapparaat, Rotterdam
 010 46 33 537
 website: www.kenniscentra.nl
 e-mail: info@kenniscentrumakb.nl

Rijks Instituut voor Volksgezondheid en Milieu (RIVM), Bilthoven
 030 27 49 111
 website: www.rivm.nl
 Hier zijn ook te vinden het Nationaal Kompas www.rivm.nl/nationaalkompas en de Nationale Atlas Volksgezondheid www.rivm.nl/zorgatlas

Stichting soa-bestrijding
 website: www.soa.nl
 infolijn aids-SOA: 0900 aids-soa

Stichting Aidsfonds
 website: www.aidsfonds.nl

Stichting Consument en Veiligheid, Amsterdam
   website: www.consafe.nl
   e-mail: infodesk@consafe.nl
   infolijn: 020 51 14 567

Stivoro, Den Haag
   website: www.stivoro.nl
   e-mail: info@stivoro.nl
   infolijn: 0900 9390

TNO, Delft
   015 26 96 969
   e-mail: infodesk@tno.nl

TNO-Preventie en Gezondheid (TNO-pg), Leiden
   071 51 81 818
   website: www.tno.nl; Kerngebied Preventie en Gezondheid
   e-mail: info@pg.tno.nl

Trimbos-instituut, Utrecht
   website: www.trimbos.nl
   drugs-infolijn: 0900 1995

Voedingscentrum, Den Haag
   070 30 68 888
   website: www.voedingscentrum.nl
   e-mail: voedingscentrum@vc.agro.nl
   infolijn: Voedingstelefoon 070 30 68 810 (ma-vrij, 12-16 uur)

ZorgOnderzoek Nederland Medische wetenschappen (ZoNMw), Den Haag
   070 34 95 111
   website: www.zonmw.nl

Literatuur

Baart, P., Roerink, G. & Selie, M. (1996). *Gezondheidsbevordering op de werkplek. Een toekomstig element van bedrijfsvoering.* Den Haag/Amsterdam: Centrum GBW/NIA.

Bartolomew, L.K., Parcel, G.S. & Kok, G. (1998). Intervention mapping: a process for designing theory- and evidence-based health education programs. *Health Education & Behavior 25*, 545-563.

Blok, S. & Gilssenaar, F. (2002). Kolven in een designstoel. De kolfkamertjes van het AMC. *Nursing* (november), 34-35.

Blom, J. (2002). Voedselkeuze vooral bepaald door smaak. Onderzoek drs. Sonja van Dillen (Wageningen Universiteit). *Voedingsmagazine 15*(5), 19.

Boekaerts, M. & Simons, P.R. (1993). *Leren en instructie.* Assen: Dekker & Van de Vegt.

Bool, M. & Blekman, J. (2003). *Standaardisatie van preventieve methodieken en interventies. Consensusdocument GGZ-preventie en verslavingspreventie.* Utrecht: LSP, Trimbos-instituut.

Brinkman, J. (1995). *Communiceren met effect. Overtuigen van individuen, groepen en het grote publiek.* Groningen: Wolters-Noordhoff.

Brug, J., Assema, P. van & Kok, G. (1998). Misconceptie van vet, groente en fruit; oorzaken en implicaties voor voedingsvoorlichting. *Tijdschrift Sociale Gezondheidszorg 76*(1), 7-23.

Brug, J., Schaalma, H. & Kok, G. (2000). *Gezondheidsvoorlichting en gedragsverandering. Een planmatigeaanpak.* Assen: Van Gorcum.

Brussaard, T. (2000). Aandacht voor de voeding van Turkse, Marokkaanse en Nederlandse kinderen en hun moeders. *Voeding Nu 2*(1), 9-11.

Burgmeijer, R.J.F. & Reijneveld, S.A. (2001). *Motieven om te stoppen met borstvoeding. Gegevens uit de PGO-peiling JGZ '97-'98 in vergelijking met gegevens uit de literatuur.* Leiden: TNO Preventie en gezondheid, TNO-PG/JGD/2001.051.

Burgt, M. van der & Verhulst, F. (2003). *Doen en blijven doen. Voorlichting en compliancebevordering door paramedici.* Houten: Bohn Stafleu Van Loghum.

Colland, V.T. (1999). *Astma, thuis en op school. Cursus voor kinderen met astma.* Nederlands Astma Fonds.

Colland, V.T, Elderen, T. van, Schreurs, K. e.a. (2000). *Het bevorderen van zelfzorg bij patiënten met hartfalen. Handleiding bij het werkboek voor patiënten met hartfalen: Beter omgaan met hartfalen.* Utrecht/Leiden: Faculteit Sociale Wetenschappen.

Crébas, A. (2001). Zwanger tussen twee culturen. Een onderzoek naar gezondheidsvoorlichting voor allochtone vrouwen, opgezet rond een zwangerschapscursus. *Amsterdam: Stichting perinatale zorg en Consumenten & Kenniscentrum.*

Cuijpers, P. & Zoutewelle, C. (1998). *De cursus 'Leren leven met een chronische ziekte'. Een handreiking voor begeleiders en organisatoren.* Utrecht: Trimbos-instituut.

Cuijpers, P., Jonkers, R., Keijsers, J.F.E.M. (2000). *Leefstijlcampagnes in Nederland. Analyse en aangrijpingspunten voor kwaliteitsverbetering.* Leiden: ZorgOnderzoek Nederland.

Deenen, Th.A.M. e.a. (2000). *Gezondheidsvoorlichting in de verpleegkundige beroepsuitoefening.* Leiden: SMD.

Dochy, F.J. & Luyk, S.J. van (1987). *Handboek vaardigheidsonderwijs* (p. 54-55). Lisse: Swets & Zeitlinger.

Donker, F.J.S. (1999). *Mind your heart. Risk factor education in secondary prevention of coronary heart disease* (proefschrift Universiteit Nijmegen). Veldhoven: Verhagen.

Dral, M. (2002). *Stand van zaken werkboek groepsconsultatiebureau.* Utrecht: NIZW.

Drewes, M. & Haastrecht, P. van (1998). *Voorlichting geven in de eigen taal. Methodiekboek.* Woerden: NIGZ.

Dijkstra, N. (2000). Bewegingsstimulering. Een zaak voor GGD'en. *GGD nieuws 8* (oktober), 26-30.

Dijkstra, N. (2001). Bewegingsstimulering. Financiering en ondersteuning van projecten. *GGD nieuws 1* (februari), 21-24.

Dwarkasing, A. (2000). Turkse vrouwen laten zich zien. *Trouw*, 3 november.

Fidancan, G. & Mechelen, P. van (2000). *De allochtone zorgconsulent. Eindrapportage van de eerste fase van het gelijknamige project.* Utrecht: Forum.

Gerards, F. (1997). *Health counseling. Het adviesgesprek in de (para)medische en verpleegkundige zorg.* Baarn: Nelissen.

Gezondheidsraad (2003). *Overgewicht en obesitas.* Den Haag: Gezondheidsraad. Publicatienummer 2003/07.

Green, L.W. & Kreuter, M.W. (1999). *Health promotion planning: an educational and ecological approach* (3rd ed). Mountain View, CA: Mayfield.

Hamel, M. (2003). Voorlichting à la Tupperware. *Nursing 9* (februari), 42-45.

Hommels, L.M. & Molleman, G.R.M. (2000). *Handboek Preffi.* Woerden: NIGZ.

Hopman-Rock, M., Jong, R.J. de & Staats, P.G.M. (1999). *Projectbeschrijving implementatie van de preventieprogramma's omgaan met artrose en hup met de heup.* Leiden: TNO preventie en gezondheid.

Huff, R.D. & Kline, M.V. (1999). *Promoting health in multicultural populations. A handbook for practitioners.* Thousand oaks: Sage publications.

In Den Haag hoge diabetessterfte onder Hindostanen (1998). *Vlees in voeding* 15(2), 11-12.

Informatiedienst Voedingscentrum (2001). www.voedingscentrum.nl

Jansen, M.C.J.F., Dis, S.J. van & Kok, F.J. (1996). *Landelijk enquêteonderzoek leefstijl- en risicofactoren voor hart- en vaatziekten.* Den Haag: Nederlandse Hartstichting.

Koelen, M. (2001). Heet hangijzer. *Tijdschrift Gezondheidsvoorlichting* 18(3), 14-15.

Korswagen, C.J.J. (red.) (1993). *Drieluik mondelinge communicatie. Deel III: Doeltreffend leiding geven en deelnemen aan informatie-, discussie- en vergaderbijeenkomsten.* Houten: Bohn Stafleu Van Loghum.

Kraak, H. (2002). Preventie van ziekte en ziektekosten heeft de aandacht van verzekeraars. *Voeding Nu* 4(1), 28-29.

Kramer, M. (2000). Hoe gebruik ik een pretestvragenlijst? *Tijdschrift Gezondheidsvoorlichting* 17(2), 16-17.

Lang, G. & Molen, H.T. van der (1995). *Psychologische gespreksvoering, een basis voor hulpverlening* (zevende druk). Baarn: Nelissen.

Leistra, E., Liefhebber, S., Geomini, M. & Hens, H. (1999). *Beroepsprofiel van de verpleegkundige.* Maarssen: Elsevier/De Tijdstroom.

Leren leven met pijnklachten. Cursus voor Turkse en Marokkaanse vrouwen. Werkboek voor begeleiders (1997). Amsterdam-Zuid/NieuwWest: Riagg.

Maertens, N. & Maris, N. (1992). *Patiëntgericht voorlichten. Leerboek voor verpleegkundigen.* Utrecht: Landelijk Centrum GVO.

Mechelen, W. van, Vet, R. de & Twisk, J. (2000). BRAVO: meer Bewegen, niet Roken, minder Alcohol, gezondere Voeding, voldoende Ontspanning. *Tijdschrift Sociale Gezondheidszorg* 78(4), 193-194.

Meer, C.P. van & Robroek, W.C.L. (1994). Vaardigheidstraining. In: J.W.M. Kessels & C.A. Smit, *Handboek opleiders in organisaties.* Deventer: Kluwer Bedrijfwetenschappen.

Mierlo, F. van, Enk, A. van, Hoevenaars, A. e.a. (2001). *Preventie van depressie in verzorgingshuizen. De draaiboeken.* Utrecht: Trimbos-instituut, landelijke ondersteuning preventie geestelijke gezondheidszorg.

MIM nieuws (2002). Evaluatie van MIM veelbelovend. Interview met promovenda Marian Hanrahan. *MIM nieuws* 17, mei, p. 1.

MIM nieuws (2002). MIM: een evaluatie. *MIM nieuws* 17, mei, p. 2-5.

Molen, H.T. van der, Kluytmans, F. & Kramer, M. (1995). *Gespreksvoering, vaardigheden en modellen.* Heerlen/Groningen: Open Universiteit, Wolters-Noordhoff.

Molleman, G.R.M., Peters, L.W.H., Hommels, L.M. e.a. (2003). *Preventie Effectmanagement Instrument Preffi 2.0 Scorebook.* Woerden: NIGZ.

Oers, J. van (2002). *Volksgezondheid toekomstverkenning. Gezondheid op koers.* Bilthoven: RIVM.

Os, M. van, Perrée, P. & Cremers, S. (1996). *Cursus ouder worden, gezond blijven. Handleiding voor organisatie en uitvoering.* Woerden: NIGZ.

Paulussen, Th. (1997). *Jongeren en de preventie van hart- en vaatziekten. Een leefstijl- en determinantenanalyse.* Den Haag: Nederlandse Hartstichting.

Pool, A., Pool-Tromp, C., Veltman-van Vugt, F.& Vogel, S. (2001). *Met het oog op de toekomst.* Utrecht: NIZW, 2001.

Prochaska, J.O. & DiClemente, C.C. (1994). Stages of change and decisional balance for twelve problem behaviors. *Health Psychology* 13(1), 39-46.

Programmavoorstel Gezond Leven. Nieuws over preventie van ZorgOnderzoek Nederland. (2001). *Pre-Post* 3(6) (special Gezond Leven).

Ramsaransing, G.N., Kesarlal-Sadoeram, S.M., Leeuwen F.L. van e.a. (1999). Suikerziekte bij Hindostanen. Een interventieproject. *Epidemiologisch Bulletin* 34(4), 9-12.

Remmerswaal, J. (2000). *Handboek groepsdynamica. Een nieuwe inleiding op theorie en praktijk.* Baarn: Nelissen.

Remmerswaal, J. (2001). Groep en deelnemers. In: I. Bakker, G. Blokland & H. Wijnen, *Samen delen. Methodiekboek voor opvoedingsondersteuning in groepen.* Utrecht: NIZW.

Rijkers, T. (1999). *Effectief opleiden voor praktijkbegeleiders*. Baarn: Nelissen.

Rutz, S.I., Busch, M.C.M., Jansen, J. e.a. (2001). *Brancherapport Volkgezondheid 2001. Deelrapport Preventie*. Bilthoven: RIVM.

Sadhoeram, S.M. e.a. (1997). De voeding van Surinaams Hindostaanse vrouwen met diabetes in Den Haag. *Epidem. Bul. 's-Gravenhage 3*(1), 21-25.

Savelkoul, M. (2000). *Sociale steun bij reuma. Probleemoplossen en sociale steun zoeken door mensen met reuma. Handleiding voor cursusleiders*. Hoensbroek: Coördinatiecentrum Chronisch Zieken-Limburg, Synchron.

Schoen, T., Leeuwen-Gilbert, P. van (2001). Vaccinatiegraad hepatitis B in de gezondheidszorg soms onacceptabel laag. *Infectieziekten Bulletin 13*(06), 227-228.

Schulz, A., Regt, W. de (2001). Gezonde wijken in Rotterdam. *Pre-Post 3*(7), 20-21.

Staats, P.G.M., Westhoff, M.H., Tak, E.C.P.M. e.a. (1999). *'Hup met de heup', een advies- en trainingsprogramma voor mensen met heupartrose. Verslag van de effectevaluatie*. Leiden: TNO-PG. Rapportnummer PG/VGZ/99.040.

Steenbakkers, M., Ruland, E., Ronda, G. (2000). *Hartslag Limburg, samen gezond: Integrale gezondheidsbevordering in gemeenten, buurten, huisartspraktijken en in het ziekenhuis*. Aanmelding voor de Preffi-prijs 2000. www.ggdzzl.nl

Stralen, Pleun van (2003). GGD zoekt 'jonge' vrijwilligers voor kroeg en baan. *Eindhovens Dagblad*, 15 maart.

Tak, E.C.P.M., Hopman-Rock, M., Westhoff, M.H. e.a. (1999). *Omgaan met artrose van knie en/of heup. De evaluatie van een leefstijlprogramma*. Leiden: TNO Preventie en Gezondheid. Rapportnummer PG/VGZ/00.020.

Terra, H., Mechelen-Gevers, E. van, Burgt, M. van der (2000). *Doen wat kan. Patiëntenvoorlichting door verpleegkundigen*. Maarssen: Elsevier.

Thuiszorg stad Utrecht (2002). *Cursus beter slapen*. Folder. Utrecht: Thuiszorg Stad Utrecht.

Tuenter, S. (2001). *Allochtone ouderen beter voorgelicht*. Utrecht: Wetenschapswinkel Biologie. Disciplinegroep Didactiek van de Biologie, Universiteit Utrecht.

Valk, S. van der (red.) (1998). *Tien jaar voorlichting in de eigen taal en cultuur*. Woerden: NIGZ.

Verheul, E. & Bergh, B. van den (1996). *Wankel evenwicht. Ethiek van preventie en GVO*. Woerden: NIGZ.

Voorham, A.J.J. & Kocken, P.L. (2000). Kenmerken van de voorlichter bij het effect van seniorenvoorlichting. Een kwantitatieve procesevaluatie. *Tijdschrift Sociale gezondheidszorg 78*(5), 303-308.

Voorlichtingsvideo over de methodiek VETC (1998). Woerden: Landelijk Steunpunt VETC/NIGZ.

Voorstel programma preventie 2003-2007. Samenvatting. Den Haag: ZonMw.

Wagenaar, W.A. (1996). Het houden van een presentatie. Rotterdam: *NRC-Handelsblad*.

Waldhober, Q., Höppener, P. & Janssen, I. (1998). *Soa-/aidsvoorlichting aan vluchtelingen door de GGD*. Utrecht: Pharos, Steunpunt gezondheidszorg voor vluchtelingen.

Wensing, M., Splunteren, P. van & Hulscher, M. (2000). *Praktisch nieuw. Implementatie van vernieuwingen in de gezondheidszorg*. Assen: Van Gorcum.

Wiegersma, W. (2000). Voedings- en beweegstatus achterstandsgroepen snel verbeteren. *Voeding nu 2*(7/8), 21-23.

Wieling, I. & Stoorvogel, L. (1996). *Een gezond begin. Draaiboek voor beroepskrachten die voorlichting willen geven aan groepen (Turkse en Marokkaanse) ouders over een gezonde ontwikkeling van 0 tot 2 jaar.* Amsterdam: Project capabel en GG&GD Amsterdam.

Willigenburg, T. van, Beld, A. van den & Verweij, M.F. (1998). *Ethiek in praktijk* (tweede druk). Assen: Van Gorcum.

Wit, B. de (red.) (1997). *Leren leven met pijnklachten. Cursus voor Turkse en Marokkaanse vrouwen. Werkboek voor begeleidsters.* Amsterdam: Riagg Amsterdam-Zuid/Nieuw West, sector preventie, innovatie en onderzoek.

Woerkum, C. van & Meegeren, P. van (1999). *Basisboek communicatie en verandering.* Amsterdam: Boom.

WVC (1986). *Nota 2000. Over de ontwikkeling van gezondheidsbeleid: feiten, beschouwingen en beleidsvoornemens.* Tweede kamer vergaderjaar 1985-1986, 19500 nrs. 1-2. Rijswijk: Ministerie van WVC.

ZON wil gezond leven in Nederland bevorderen. Nieuwe methoden en strategieën in ontwikkeling (2000). *Voedingsmagazine* 13(5), 2-5.

ZorgOnderzoek Nederland (1997). *Met het oog op toepassing. Beleidsnota implementatie ZON 1997-1999.* Den Haag: ZorgOnderzoek Nederland.

ZonMw (2002). *Gezond leven. Een eerste jaar zoektocht naar vernieuwing.* Den Haag: ZonMw.

Register

A

analyse gedragscomponent	149
analyse gedragsdeterminanten	152
analyse gezondheidsprobleem	145
ASE-model	27
attitude	28

B

beamer	87
beïnvloedingsmethodieken	68
beleidskader	220
beroepsprofiel	219
best practice	171
boodschap	49
–, angstaanjagende	49
brainstorm	97
BRAVO (bewegen, roken, alcohol- en druggebruik, voeding en ontspanning)	18

C

campagnes	208, 212
communicatiematrix	176
communicatieproces	34
communicatieve vaardigheden	60
computer	87

D

demonstratie	71, 73, 99
denkpauze	97
determinanten van gedrag	27
determinanten van gezondheid	16
doelen	45, 169
–, formuleren	46, 48, 169
–, haalbare	47
–, meetbare	47
doelgroep	43, 166
doelgroepkenmerken	168
draaiboek	75, 125, 126

E

effectevaluatie	134, 186
effectieve elementen	53
eigen effectiviteit	27
ethisch kader	217
evaluatie voorlichting	133, 134, 135, 185
evaluatie uitvoering	138

F

feedback	54
financieel kader	223
financieringsbronnen	226
flap-over	87

G

gedrag, determinanten van	27
–, gezond	14
–, ongezond	14
gedragscomponent, analyse	149
gedragsdeterminanten	27, 32, 153
–, analyse	152
gedragsdoel	32
gedragsintentie	27
gedragsverandering	34, 89

gezondheid, determinanten van 16
gezondheidsbescherming 22
gezondheidsbevordering 15, 23, 26, 36
gezondheidsbevordering
   op de werkplek 200
gezondheidsbevorderingsideeën 178
gezondheidsgedrag 18
gezondheidsprobleem, analyse 145
gezondheidsvoorlichting 15, 26
groepen, werken met 83
groepsconsultatiebureau 94, 95
groepsgesprek 70, 72, 89, 96
   –, structuur 90
   –, werkwijze 90
groepsvoorlichting 41

H
health belief-model 29
health counseling-model 31
HPDP (health promotion and
   disease prevention) 25

I
implementatie 188
intermediairs 175
interventieprogramma's 179
interventies 171, 173
intervention mapping 210

K
Kolb, leercirkel van 52
kwaliteitszorg 190

L
Lalonde, model van 16
laptop 88
leefstijl 17, 19, 20
leercirkel van Kolb 52
leerstijl 52
lezing 70, 72, 85
lokaal gezondheidsbeleid 221
lotgenoten 58

M
model van Lalonde 16

O
oefenen 100
oefening 71, 73
overheadprojector 87

P
peers 58
plakbriefjes 98
planning 181, 182
precede-proceed-model 210
preffi 210
presentatie 70, 72, 85
pretest voorlichtingsmateriaal 123, 184
preventie 15

R
risicoperceptie 29
rollenspel 103, 104
rondje 97
RUMBA 48

S
SMART 48, 169
sociale invloed 27
sociale kaart 157
spel 105
sponsoring 228
stages of change-model 31
stappenreeks voorlichting 31
subsidie 227

T
training 7, 73
trechteren 91

V
veldwerk 174
vetc'er (voorlichter eigen taal
   en cultuur) 58

voorlichting, evaluatie	133, 134, 135
–, stappenreeks	31
–, voorbereiding	111
voorlichtingsmateriaal	121, 183
–, pretest	123, 184
voorlichtingsmatrix	35
voorlichtingsmiddelen	121
vraaggericht werken	37

W
werkvormen	70, 72
wijkgericht werken	159

Z
zender	56
ziektepreventie	23, 24
zorgverzekeraar	224

Over de auteurs

MARIEKE VAN DER BURGT heeft als docent geneeskunde en gezondheidsvoorlichting gewerkt aan de opleidingen verpleegkunde en fysiotherapie van Fontys Hogescholen Eindhoven. Zij heeft meegewerkt aan landelijke preventieprojecten bij GGD Nederland. Daarnaast verzorgt zij trainingen en nascholingen aan diverse beroepsgroepen in de gezondheidszorg. Momenteel is zij werkzaam als docent aan het Rijn IJssel College ROC in Arnhem.

ELS VAN MECHELEN-GEVERS is na haar functie als diëtist werkzaam geweest als docent gezondheidskunde en gezondheidsvoorlichting aan de opleiding verpleegkunde van Fontys Hogescholen Eindhoven. Daarnaast verzorgde zij trainingen en nascholingen aan diverse beroepsgroepen in de gezondheidszorg. Momenteel is zij publicist op het terrein van patiëntenvoorlichting en gezondheidsvoorlichting.

GPSR Compliance
The European Union's (EU) General Product Safety Regulation (GPSR) is a set of rules that requires consumer products to be safe and our obligations to ensure this.

If you have any concerns about our products, you can contact us on

ProductSafety@springernature.com

In case Publisher is established outside the EU, the EU authorized representative is:

Springer Nature Customer Service Center GmbH
Europaplatz 3
69115 Heidelberg, Germany

www.ingramcontent.com/pod-product-compliance
Ingram Content Group UK Ltd.
Pitfield, Milton Keynes, MK11 3LW, UK
UKHW051249180426
11947UKWH00020B/1624